구강 내 장치 가이드북

구강 내 장치 가이드북

수면무호흡증 · 코골이방지장치 · 교합안정장치 · 마우스가드

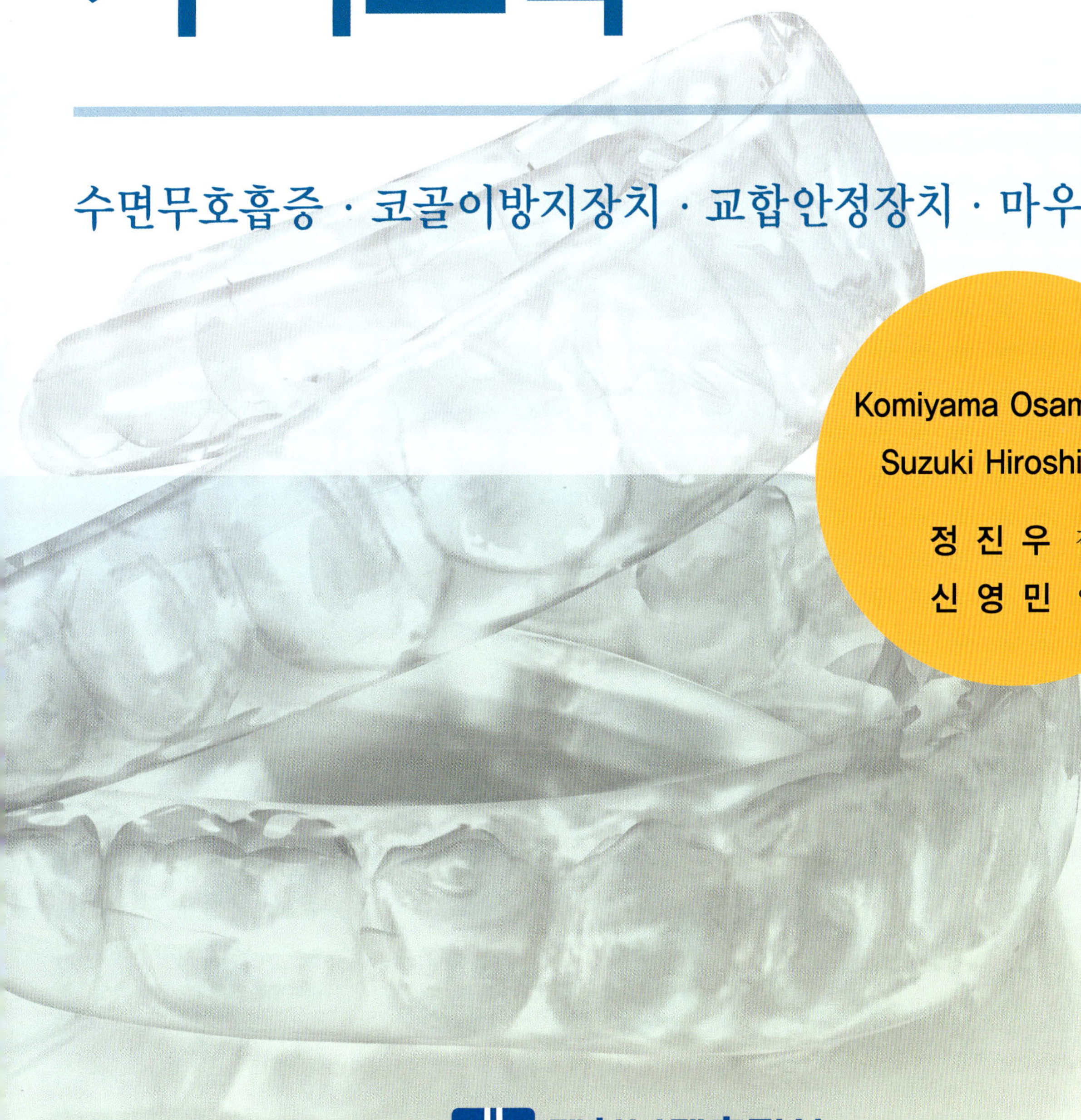

Komiyama Osamu 감수

Suzuki Hiroshi 편저

정 진 우 감수

신 영 민 역

dh 대한나래출판사

DaehanNarae Publishing, Inc.

SK V1 Tower 1507
Younmujang 5 gagil 25, Sungdong-gu,
Seoul 04782, Korea
TEL: +82-2-922-7080
FAX: +82-2-922-0841
E-mail: nrpub@naver.com
Website: www.nrbooks.kr

Original Japanese Title: 臨床のためのオーラルアプライアンスガイドブック
[監修] 小見山 道 [編著] 鈴木浩司

Printed in Korea

구강 내 장치 가이드북

발행일 2020년 10월 10일
저자 Komiyama Osamu 감수·Suzuki Hiroshi 편저
감수 정진우
역자 신영민
발행인 최용원
편집디자인 김애선
표지디자인 김애선
교정·교열 최용원
발행처 **대한나래출판사** (등록 제2012-000051호/1994.6.10)
주소 서울시 성동구 연무장 5가길 25, 성수역 SK V1 Tower 1507호 (성수동 2가 315-61)
전화 (02) 922-7080
팩스 (02) 922-0841
이메일 nrpub@naver.com
홈페이지 www.nrbooks.kr

ISBN 978-89-5741-735-5

정가 70,000원

Komiyama Osamu (小見山 道) [감수]

일본대학 마츠도치학부 구강건강과학강좌(악구강기능치료학분야) 교수
일본대학 마츠도치학부 부속병원 턱관절·교합과 과장

1989년	일본대학 마츠도치학부 졸업
1990년	일본대학 마츠도치학부 총의치보철학강좌
1998년	일본대학 박사(치학)
2003년	일본대학 마츠도치학부 강사
2003~2005년	루벤카톨릭대학 치학부 객원교수
2011년~	일본대학 마츠도치학부 부교수
2016년~	일본대학 마츠도치학부 교수(악구강기능치료학분야)
	일본대학 마츠도치학부 부속병원 입·얼굴·머리의 통증 외래책임자

[연구분야]

이갈이가 생기는 기전의 신경과학적검토, 구강안면영역의 관련통 메커니즘 해명, 설통증병태의 검토, 수면이 구강안면영역의 감각기능에 끼치는 영향 등의 악기능 및 구강안면통증에 관한 연구, 교합접촉면적과 이악물기의 강도에 관한 검사방법, CAD/CAM 크라운의 접착이나 적합성, 비금속 클래스프 덴처의 클래스프 디자인 등의 치과보철학에 관련된 연구

Suzuki Hiroshi (鈴木 浩司) [편저]

일본대학 마츠도치학부 구강건강과학강좌(악구강기능치료학분야) 부교수
일본대학 마츠도치학부 부속병원 스포츠건강치과장/악뇌기능센터코골이 외래책임자

1993년	일본대학 마츠도치학부 졸업
1997년	일본대학 대학원 마츠도치학연구과 수료
2006년	일본대학 마츠도치학부 구강기능학강좌 전임강사
2007년	상파울로주립대학 치학부 객원연구원
2012년	시드니대학 건강과학부 객원연구원
2019년~	일본대학 마츠도치학부 부교수(악구강기능치료학분야)

[연구분야]

근력발휘 시의 하악 동태에 관한 해명, 커스텀메이드 마우스가드의 새로운 역할에 관한 검토, 구강주위근의 근력 트레이닝과 수면상태에 관한 연구, 스포츠 선수의 수면상태와 경기력 향상에 관한 연구, 신규수면시무호흡증치료용 구강 내 장치에 관한 검토, 저서 "실천 스포츠 덴티스트 스포츠 치과 최전선에서의 전투"(공저, 永末書店), "요설 스포츠 치과의학"(공저, 医学情報社) 등

[집필담당]

PART1, 나이트가드, 수면무호흡·코골이방지장치, 외상 예방용 마우스가드, 하악 고정용 마우스가드, 미백용 트레이, 3DS 트레이, 보습용 마우스피스, 연고 트레이, 칼럼

집필진

Iwata Yoshihiro (岩田 好弘)

일본대학 마츠도치학부 구강건강과학 조교수(전임급)

2011년 일본대학 마츠도치학부 졸업
2016년 일본대학 대학원 박사후기과정 수료(악구강기능학)
2017년~ 일본대학 마츠도치학부 구강건강과학강좌 조교수(악구강기능치료학분야)

[연구분야] 스포츠치학, 수면치과의학, 보철이공계치학, 스포츠선수에 대한 치과적 공헌과 가능성에 관한 검토

[집필담당] 교합안정장치(턱관절 치료용 장치)

Sakaki Mika (榊 実加)

일본대학 마츠도치학부 구강건강과학강좌(악구강기능치료학분야)

2012년 일본대학 마츠도치학부 졸업
2014~2015년 덴마크·오프스대학 치학부 객원연구원
2017년 일본대학 대학원 마츠도치학부연구과 수료
2018년~ 일본대학 마츠도치학부 연수의

[연구분야] 구강안면통학, 치과보철학

[집필담당] 나이트가드

Okubo Masakazu (大久保 昌和)

일본대학 마츠도치학부 유상의치보철학 강좌 전임강사

1992년 일본대학 마츠도치학부 졸업
1996년 일본대학 대학원 마츠도치학연구과 박사과정 수료
2007년~ 일본대학 마츠도치학부 유상의치보철학강좌 전임강사

[연구분야] 구강안면통증학, 치과보철학, 치의학교육학

[집필담당] 교합안정장치(턱관절 치료용 장치)

Okano Shuichiro (岡野 修一郎)

아오야마아르교정치과 동경
일본대학 마츠도치학부 치과교정학강좌 비상근강사

2011년 일본대학 마츠도치학부 졸업
2012년~ 아오야마아르교정치과 동경 근무
2013년~ 일본대학 마츠도치학부 치과교정학강좌 비상근강사

[전문분야] 치과교정학
Global Invisalign Gallery APAC Award 2017, 2018 수상

[집필담당] 얼라이너형 교정장치, 치열교정용 교합유도장치(functional appliance), 가철식 치열궁 확대장치

집필진

Yamamoto Hiroshi (山本 泰)

일본대학 마츠도치학부 구강외과학강좌 전임강사

2007년 일본대학 마츠도치학부 졸업
2007년 동경의과대학병원 임상연수의
2009년 키노시타회치바니시종합병원 구강외과 의사
2014년 일본대학 마츠도치학연구과 박사(치학) 수료
2014년 키노시타회치바니시종합병원 구강외과 의국장
2016년~ 일본대학 마츠도치학부 구강외과학강좌 전임강사

[연구분야] 구강외과학, 구강병리학
저서 "신 표준구강병리학"(공저, 学建書院)

[집필담당] 설접촉보조장치(PAP), 폐쇄장치, 지혈용 장치

Kitagawa Tsuyoshi (北川 剛至)

일본대학 마츠도치학부 구강임플란트학강좌 전임강사

2000년 일본대학 마츠도치학부 졸업
2004년 일본대학 마츠도치학연구과 박사과정 수료
2010년 일본대학 마츠도치학부 구강악안면임플란트학강좌 조교수
2016년 일본대학 마츠도치학부 구강임플란트학강좌 전임강사

[연구분야] 구강임플란트학, 치과보철학

[집필담당] 임플란트 치료용 템플레이트

감사의 글

이 책을 발행하는 데 큰 도움을 주신 일본대학 마츠도 치학부 부속병원 치과기공실의 石川 栄 씨, 秋葉幸平 씨 및 유한회사 FDM에 깊은 감사를 표합니다. 또한 지도와 조언을 아끼지 않은 스포츠덴티스트클럽의 竹内正敏 선생님께도 감사를 전하고 싶습니다.

일본대학 명예교수 川良美佐雄 선생님, 일본대학 마츠도치학부 가강건강과학강좌 악구강기능치료학분야의 모든 의국원들, 일본대학 마츠도치학부 부속병원 종합진료과, 스포츠건강치과, 코골이 외래의 진료에 참여하신 모든 분께 감사드립니다.

2020년 신춘

Suzuki Hiroshi (鈴木浩司)

서 문

최근 치과 보험진료가 다양해지고 치과치료 기술이 발전하면서 우식이환율이 개선되고 동통의 완화나 치아의 형태회복을 중요시했던 지금까지의 치료보다 오히려 기능회복이나 치과질환 예방에 대한 대응이 중요해졌습니다. 이에 따라 여러 직종의 전문가와 연계하여 환자의 생애주기에 따라 적절한 치과치료를 제공하는 과정도 점차 필요해지고 있습니다. 아래와 같은 생각을 바탕으로 임상을 접하는 자세가 필요합니다.

1. 우식 감소와 함께 지금까지의 충전을 중심으로 한 치료에서 치주 상태의 유지와 안정을 꾀하기 위한 치주질환 예방을 시작으로 하는 건강한 구강 만들기로 비중이 옮겨간다.
2. 전신질환의 예방에 치과치료가 공헌한다.
3. 안면부 외상으로부터 치아와 연조직을 보호하고 안심하고 안전하게 학교생활·스포츠·운동을 즐길 수 있게 한다.
4. 남녀노소 누구나 조화로운 교합, 아름다운 치열을 얻고 유지하는 것에 공헌한다.
5. 잔존치아수의 증가에 따라 고령자에 대한 치과치료나 구강관리의 수요가 높아지고 있지만 치아를 상실할 수 있는 위험이 있다는 점에 대해서도 충분히 고려한다.
6. 결손 보철에 있어서 임플란트 치료를 응용한다.

치과계에서 이러한 문제점에 대해 다양한 각도에서 접근하고 있지만 이 책에서는 구강 내 장치(oral appliance; OA)에 중점을 두고, 특히 thermoforming(열성형: 열을 가해 성형하는 것)을 이용한 기법을 중심으로 정리하였습니다. 열가소성 소재로 만들어진 시트를 가열하고 연화시켜 치열 모형 등의 모델에 가압 혹은 흡인 성형(vacuum forming)한 뒤 냉각을 통해 경화시켜 모델에 맞춰서 정밀하게 성형하는 것을 열성형이라 하며, 이는 현재 많은 치과치료에 응용되고 있습니다. 열성형으로 제작할 수 있는 맞춤형 마우스가드(custom made mouth guard)를 시작으로 교합안정장치, 나이트가드(night guard), 임플란트 치료용 가이드, 미백용 트레이, 교정치료용 각종 장치 그리고 최근에는 수면무호흡증 치료 장치 등 다양한 구강 내 장치의 제작에 응용하는 것이 가능해졌습니다. 일상 임상에 이런 기법을 도입할 때 이 책이 도움이 되면 좋겠습니다.

마지막으로 이 책을 만드는 데 도움을 주신 모든 분들께 깊이 감사드립니다.

감수·집필진을 대표하여
Suzuki Hiroshi (鈴木浩司)

감수자 서문

본 서적은 치과진료실에서 적용할 수 있는 여러 종류의 구강 내 장치들을 치료 목적에 따라서 그 용도와 적응증 등을 효과적으로 기술하고, 제작 및 시적 방법들을 간단 명료하게 집약하여 놓은 번역서로서 임상의 선생님들께 다양한 목적의 구강 내 장치들의 원리와 치료의 기본적 지식을 전달할 수 있으리라 기대합니다.

번역을 담당하신 신영민 교수님과 항상 치과 분야의 좋은 서적 발간에 노고를 아끼지 않으시는 대한나래출판사 최용원 사장님께 감사드리며, 특히 앞으로 턱관절장애와 수면무호흡증 치료 분야에 여러 임상의 선생님들의 관심과 참여가 있으시길 바랍니다.

정 진 우

정 진 우 [감수]

서울대학교 치과대학 졸업
서울대학교치과병원 구강내과 전공의 수료
2000-2002 미국 뉴욕주립대학교 치과대학 Orofacial Pain Clinic, Postdoctoral Associate
2007-2008 미국 USC 치과대학 Orofacial Pain and Oral Medicine Center, Visiting Associate Professor
2014-2015 서울대학교 치의학교육연수원 원장
2015-2017 대한측두하악장애학회 회장
2016-2019 서울대학교치과병원 치의생명과학연구원 원장
2019-현재 대한치과수면학회 회장
2015-현재 서울대학교치과병원 구강내과 과장 및 주임교수
2002-현재 서울대학교 치의학대학원 구강내과진단학교실 교수

역자 서문

올해는 누구에게나 조금 특별한 해가 되었으리라 생각합니다. COVID-19라는 큰 역경 속에서 이를 이겨내기 위해 누구나 힘썼던 해이기 때문입니다. 특히 제가 속한 계명대학교는 대구에서 COVID-19 지역거점병원이었기 때문에 학회나 회의를 참가할 기회가 주어지지 않았고, 교수로서 새로운 지식을 받아들이기 위한 학회 참석이 제한되어 있었습니다. 이런 시기에 결국은 인터넷 강의와 책을 통해서 모자람을 채워야 했고, 여러 권의 책을 읽었으나 대부분은 아무래도 구강외과 서적이었습니다. 하지만 그 중에 이 책은 개원의 선생님들에게도 꽤나 도움이 될 것으로 생각되어 번역을 시작하였습니다.

사실 구강 내 장치물에 대한 지식은 대부분의 선생님들이 가지고 있으리라 생각됩니다. 하지만 이렇게 여러가지 장치물을 임상에 적용하기는 조금 어려워하시는 분들이 많지 않을까요? 저도 구강외과 전문의로서 다양한 장치물을 제작하고 사용하고 있지만, 이에 대한 명확한 지식을 가지고 있었다고는 보기 어려울 것 같습니다. 이 책을 통해 많은 것을 알게 되었고 조금 더 확실하게 임상에 적용을 하고 있습니다. 다른 선생님들도 이 책을 통해 좀 더 윤택한 임상이 되기를 바랍니다.

마지막으로 항상 모자란 저에게 번역 기회를 주시는 대한나래출판사 최용원 사장님, 낯선 역자임에도 불구하고 감수를 도와주신 정진우 교수님, 제 가야 할 길을 항상 앞에서 이끌어 주시는 권대근 교수님, 태어난 지 얼마 안 된 아들 보느라 매일이 전쟁같은 민지, 돌이 된 우리 아들 주원이, 그리고 제 주위 모든 분께 감사드립니다.

신 영 민

신 영 민 [역자]

경북대학교 치과대학 졸업
경북대학교 치과대학 구강악안면외과 수련/박사과정 수료
구강악안면외과 전문의/악안면성형재건외과 인정의, 지도의
(현) 계명대학교 동산의료원 치과학교실 조교수

목 차

Part 1

칼럼

목 차

Part 2

Part 1

구강 내 장치의 제작방법과 사용방법

구강 내 장치란

Appliance라는 단어는 동사로는 '적용하다', 명사로는 '기구', '장치'와 같은 뜻이 있다. 따라서 oral appliance (OA)는 입 안에 넣는 기구나 장치(구강 내 장치)라는 뜻이 된다. 치과에서는 오랫동안 치아결손에 대하여 의치를 저작이나 심미회복의 장치로 사용해 왔다. 하지만 환자의 요구가 다양해지고 치과치료 기술이 발전하면서 보철과나 교정과, 스포츠치과, 수면치과치료, 예방치과, 구강외과, 방사선과, 마취과의 영역 등 많은 분야에서 구강 내 장치를 사용한 치료가 가능해졌다.

또한 지금까지의 진료는 의치나 장치 등의 보철물 대다수를 치과기공사에게 제작을 의뢰하여 완성된 것을 치과의사가 환자에게 장착하는 방식을 통해 이루어졌다. 하지만 열성형에 관한 기술과 기기가 보급되면서 의원 내에서의 제작이 수월하게 되어 진료의 폭이 넓어지고 있다.

구강외상 예방을 목적으로 하는 스포츠 마우스가드나 심미를 의식한 미백용 트레이, 코골이나 수면무호흡증 치료용 장치 등 최근의 사회적 요구에 따라 구강 내 장치에 대한 환자의 요구가 급상승하고 있다. 이것들은 열성형으로 비교적 간단하게 제작할 수 있는 장치들이다.

구강 내 장치를 유용하게 이용함으로써 일상 진료의 수

다양한 구강 내 장치의 가능성

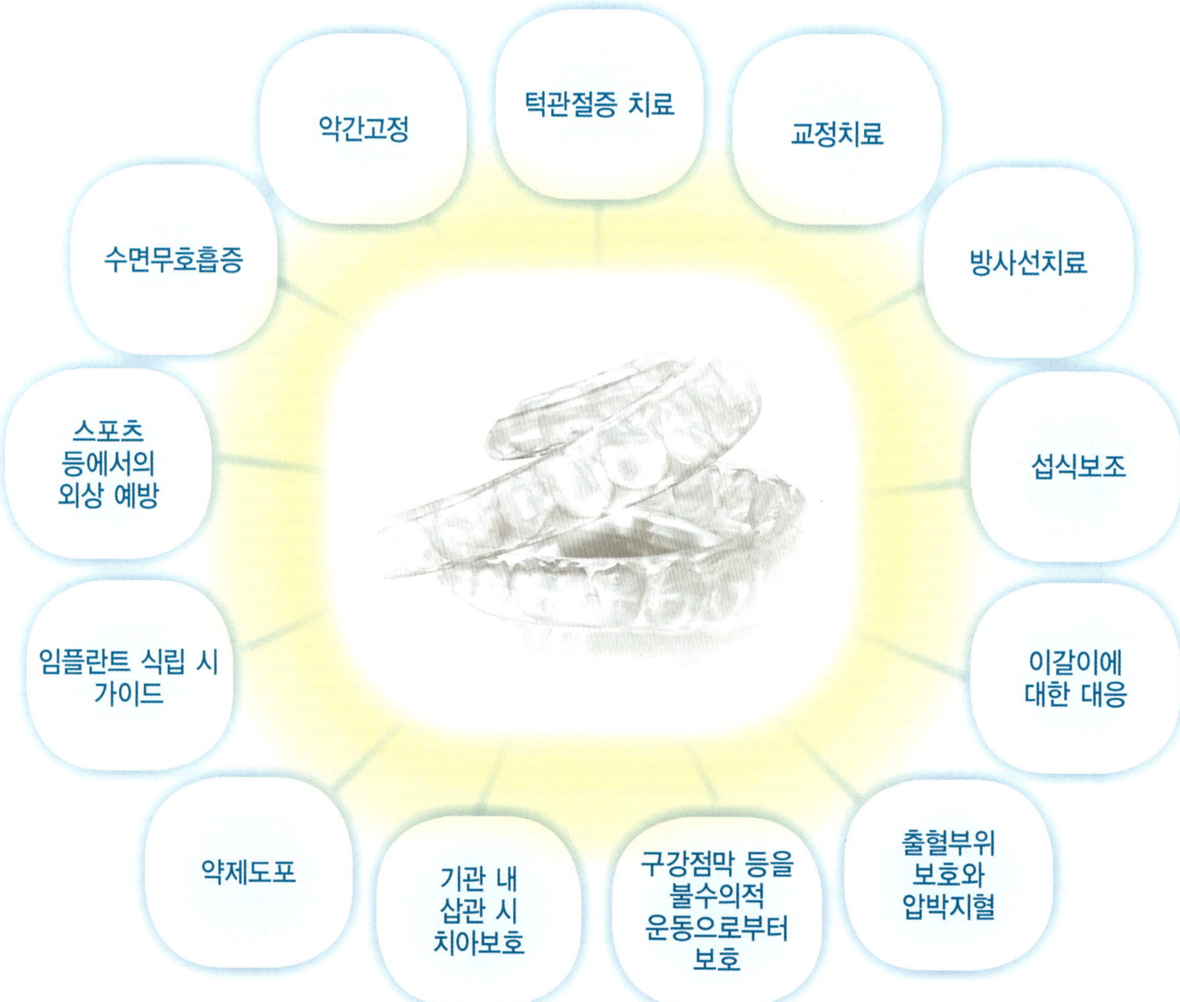
악간고정
턱관절증 치료
교정치료
수면무호흡증
방사선치료
스포츠 등에서의 외상 예방
섭식보조
임플란트 식립 시 가이드
이갈이에 대한 대응
약제도포
기관 내 삽관 시 치아보호
구강점막 등을 불수의적 운동으로부터 보호
출혈부위 보호와 압박지혈

준을 높일 수 있고, 열성형 기술을 구사하여 시간과 경비의 절약이 가능해졌다.

이 장에서 구강 내 장치의 기본을 이해하고, 그 후에 뒤에서 각 구강 내 장치에 대한 실제적인 지식을 알아 가기를 바란다.

구강 내 장치의 사용목적과 그 대상

초고령사회인 현재 치과치료도 건강 수명의 연장에 얼마만큼 공헌할 수 있는지가 중요하다.

이것은 모든 세대를 통틀어 치과의사가 환자에게 진지하게 접근해야 하는 문제이며 그 문제의 해결 방안 중 하나가 구강 내 장치의 활용이다. 구강 내 장치에도 많은 종류가 존재하고 장치별로 각 생애주기에 따른 다양한 사용방법이 있다.

유소년기와 성장기 우식예방을 위한 3DS(dental drug delivery system) 트레이, 교정장치나 스포츠용 구강 내 장치의 사용이 시작된다.

청년기(20세~) 성인이 되더라도 우식의 위험이 낮아지지 않고 치주질환의 위험이 높아진다. 이러한 환자의 요구에 따라 적합한 장치가 필요하다. 예를 들어 우식과 치주병 예방을 위한 3DS 트레이, 이갈이에 대응하기 위한 나이트가드, 성인교정치료를 받은 환자를 위한 장치 등을 사용할 수 있다.

중년기와 노년기(40세~) 치아결손을 해결하기 위해 의치나 임플란트 치료의 수요가 늘어나면서, 이 보철물을 보호하기 위한 목적으로 구강 내 장치가 사용된다. 코골이나 수면 시 무호흡을 자각하고 치료가 필요한 세대이며, 이 시기에 치료용 장치에 대한 요구가 높아진다. 또한 구강기능이 원활하지 못할 가능성이 높아지는 때도 이 시기이며, 이때 섭식 보조나 구강점막을 불수의운동에서 보호하는 것 등을 목적으로 하는 구강 내 장치의 사용이 필요해진다.

이렇게 구강 내 장치는 어떤 세대에 사용하더라도 QOL을 향상시키는 효과가 있다고 말할 수 있다.

보험이 적용되는 구강 내 장치

일본의 경우 2019년 3월 기준 보험혜택을 받을 수 있는 구강 내 장치는 아래와 같다. 보험적용 시 각각 일정한 조건이 있기 때문에 반드시 치과의사가 이를 숙지하고 치료해야 한다(역주: 우리나라에서는 수술용 상부자를 제외한 대부분이 비보험이다).

보험청구를 할 수 있는 구강 내 장치 일람과 산정방법[1]

턱관절 치료용 장치

52쪽

턱관절이나 저작근 등의 동통, 관절잡음, 운동이상 등을 제거하는 목적으로 사용한다.

인상	교합채득	장착	조정	수리
42점	구강 내 장치 1: 187점 2: ×	구강 내 장치 1: 1,530점 구강 내 장치 2: 830점 중 하나를 산정 (모두 장착료 30점을 포함)	220점 (월 1회, 장착일은 산정불가)	234점※

이갈이에 대응하는 구강 내 장치

28쪽

수면 시 이갈이로부터 치아나 보철물을 보호하기 위해 사용한다.

인상	교합채득	장착	조정	수리
42점	구강 내 장치 1: 187점 2, 3: ×	구강 내 장치 1: 1,650점 구강 내 장치 2: 950점 구강 내 장치 3: 800점 (모두 장착료 150점을 포함)	120점 (구강 내 장치 1, 2의 경우에만) (월 1회, 장착일은 산정불가)	234점※ (구강 내 장치 1에 한정)

악간고정용으로 치과용 베이스플레이트를 이용한 장치

주로 구강외과에서 사용하는 것으로 악간고정에 사용한다.

인상	교합채득	장착	조정	수리
42점	×	680점(장착료 30점을 포함) 구강 내 장치 1, 2, 3에 관계없이 3의 점수로 산정	×	×

출혈부위 보호와 압박지혈을 목적으로 레진 등으로 제작한 장치

138쪽

발치 후 지혈과 출혈부위의 감염방지를 목적으로 사용한다.

인상	교합채득	장착	조정	수리
42점	×	680점(장착료 30점을 포함) 구강 내 장치 1, 2, 3에 관계없이 3의 점수로 산정	×	×

수술에 사용하기 위해 제작한 가이드플레이트 (편악이나 양악수술용 스플린트)

수술부위나 위치 관계를 명확하게 하기 위해 사용한다.

인상	교합채득	장착	조정	수리
42점	구강 내 장치 1의 경우만 187점	악변형증 등의 수술의 경우 제작방법에 관계없이 구강 내 장치 1의 점수의 1,530점(장착료 30점을 포함)으로 산정하고, 동일 수술에서 복수의 장치를 사용하는 경우에는 2개 이후는 구강 내 장치 3의 680점(장착료 30점을 포함)으로 산정한다. 악변형증 이외의 수술의 경우 제작방법에 관계없이 구강 내 장치 3의 680점을 산정한다.	×	×

종양 등에 의한 악골절제술 후 수술부위의 보호 등을 목적으로 제작하는 폐쇄장치(obturator)

악안면의 외과적 절제 후에 생기는 감염을 막기 위해 사용한다.

인상	교합채득	장착	조정	수리
230점	187점	1,100점(장착료 300점을 포함) 구강 내 장치 3으로 제작하더라도 상기의 점수를 산정	×	×

기관 내 삽관 시 치아보호 등을 목적으로 제작한 구강 내 장치

기관 내 삽관 시 기구에 의한 치아손상을 방지하려는 목적으로 사용한다.

인상	교합채득	장착	조정	수리
42점	×	680점(장착료 30점을 포함) 구강 내 장치 1, 2, 3에 관계없이 3의 점수로 산정	×	×

불수의운동 등에 의한 교상(咬傷)을 반복하는 환자에게 구강 내 점막 등의 보호를 목적으로 제작하는 구강 내 장치

불수의운동에 의해 발생하는 교상을 방지하는 목적으로 사용한다.

인상	교합채득	장착	조정	수리
42점	×	680점(장착료 30점을 포함) 구강 내 장치 1, 2, 3에 관계없이 3의 점수로 산정	×	×

방사선치료에 사용하는 구강 내 장치

구강암에 대한 방사선치료를 할 때 가이드로 사용한다.

인상	교합채득	장착	조정	수리
222점	×	1,650점(장착료 150점을 포함) 구강 내 장치 1, 2, 3에 관계없이 3의 점수로 산정	×	×

수면무호흡증후군의 경우
1: 수면무호흡증후군에 대한 구강 내 장치 1
2: 수면무호흡증후군에 대한 구강 내 장치 2

34쪽

수면 중 호흡로(呼吸路)를 확보하여 수면 시 무호흡을 개선한다. 의사의 의뢰서가 필요하다.

인상	교합채득	장착	조정	수리
230점	구강 내 장치 1: 283점 2: ×	3,300점(장착료 300점을 포함) 2,300점(장착료 300점을 포함)	120점(장착일이나 장착일부터 1개월 이내 1회에 한정)	234점※

섭식기능 개선을 목적으로 하는 것 (설접촉보호장치)
1: 새롭게 제작한 경우
2: 예전 의치를 사용한 경우

92쪽

혀의 움직임이 나빠진 환자에게 장착하여 혀를 구개에 접촉하기 쉽게 하여 회화나 연하기능을 회복하기 위해 사용한다.

인상	교합채득	장착	조정	수리
230점	187점	2,620점(장착료 120점을 포함) 1,120점(장착료 120점을 포함)	× 치과재활 1(2)로 산정	234점※ 치과재활 1(2)과 같은 날 산정불가

술 후 즉시 악보철장치

종양, 낭종 등에 의한 악골절제가 예정되어 있는 환자에게 술 후 조기의 구음, 저작 및 연하기능의 회복을 목적으로 사용한다.

인상	교합채득	장착	조정	수리
230점	187점	2,800점(장착료 300점을 포함)	220점 (월 1회, 장착일에는 산정불가) 치과재활 1(3)과 함께 산정 가능	234점※

표 안의 용어 해설

구강 내 장치 1 의치상용 아크릴릭레진으로 제작한 것(가열중합레진에 한정됨)

구강 내 장치 2 열가소성수지시트로 제작하거나 상온중합레진을 압접하여 제작한 것으로 교합관계가 부여된 것(역주: 열가소성이란 가열하면 연화되어 변형되고 식으면 다시 굳어지는 성질을 의미한다)

구강 내 장치 3 열가소성수지시트로 제작하거나 상온중합레진을 압접하여 제작한 것으로 교합관계가 부여되지 않은 것

치과재활 1(1) 치과구강재활료 1(1)의 약자. 유상의치 장착 환자에 대해 월 1회 한정하여 산정한다.

치과재활 1(2) 치과구강재활료 1(2)의 약자. 설접촉보조장치를 장착한 환자에 대한 것. 이 장치를 조정·지도 혹은 수리하여, 구강기능의 회복 및 유지·향상을 계획한 경우에 한해 월 4회까지 산정가능하다.

치과재활 1(3) 치과구강재활료 1(3)의 약자. 구개보철이나 악보철에 의해 산정된 장치를 장착하고 있는 경우 이 장치를 조정, 사용에 관한 지도나 훈련, 수리를 시행하고, 구강기능의 회복 및 유지·향상을 계획한 경우에 월 4회까지 산정가능하다.

치과재활 2 치과구강재활료 2의 약자. 시설기준에 해당하는 보험의료기관에서 턱관절 치료용 장치를 장착하고 있는 환자에 대해 지도 혹은 훈련을 실시한 경우에 월 1회에 한해 산정할 수 있다.

※구강 내 장치의 조정과 수리를 같은 날에 시행한 경우에 조정의 비용은 수리에 포함되어 산정할 수 없다. 장착한 달의 수리의 산정은 불가하다.

구강 내 장치의 제작방법

구강 내 장치의 제작방법은 아래와 같이 크게 세 가지로 분류된다.

❶ 직접법(필적법, 筆積法)

❷ 간접법(Thermoforming, 가열중합 등)

❸ 직·간접법(Thermoforming + 필적법)

구강 내 장치에는 여러 종류가 있기 때문에 장치의 목적과 상황에 따라 제작방법을 구분하여 사용한다(역주: 필적은 붓으로 쌓아올린다는 뜻이다. 즉 레진을 조금씩 쌓아올려서 만드는 방법이 필적법이다).

구강 내 장치의 제작방법 분류

제작방법	제작방법의 개요	이 방법을 사용하는 구강 내 장치의 예
직접법 ● 필적법	즉시중합레진을 이용하여 직접 구강 내에서 장치를 제작하는 방법이다. 장치의 수정이나 수리에 적합하다. 내원한 그 날에 바로 장착할 수 있지만 적절한 형태로 만들기 위해서 기술이 필요하다.	• 소수 치아의 즉시의치 • 교합상(bite plate) • 장치 수리
간접법 ● Thermoforming ● 가열중합 등	중합형의 교합장치는 통상의 가철성의치의 제작과 같은 흐름으로 만들어지며 내구성이 우수하다. 한편 thermoforming은 열성형을 의미한다. 열을 가하면 연화되고 식히면 다시 경화되는 플라스틱의 특성을 이용하여, 열가소성수지로 만들어진 시트나 필름을 원하는 형태에 맞춰 성형하는 것을 말한다. 치과영역에서도 thermoforming technique에 의해 제작된 장치가 폭넓게 사용되고 있다.	• 마우스가드 • 나이트가드 • 그 외 여러 용도의 교합장치
직·간접법 ● Thermoforming + 필적법	Thermoforming으로 치아에 접하는 베이스 부분을 제작한 다음, 교합면에 즉시중합레진을 쌓아 구강 내에 넣어 다물게 하고, 중합 후 형태를 조정하는 방법이다.	• 교합장치(턱관절 치료용 장치) 등

1 | 시트의 재질을 선택한다

제작하려는 구강 내 장치의 목적에 따라 시트를 선택한다. 시트의 재질과 두께 혹은 형태는 설계나 사용하는 기계에 따라 시판되는 시트 중에서 선택한다. 재질은 용도에 맞춰 선택한다(아래 표).

Thermoforming에 사용되는 열가소성수지

분류	수지명	치과에서의 용도	일반용도
경성수지	폴리스티렌(Polystyrene)	• 개인트레이 • 교합상	CD케이스, 식품용기 등
	아크릴수지(Acrylic resin)	• 의치상 • 교합장치 • 리테이너(retainer) 등	조명기구, 광학렌즈 등
	폴리카보네이트(Polycarbonate)	• 교합장치 • 서지컬플레이트	수트케이스, 스마트폰의 보디 등
	폴리에틸렌 테레프탈레이트 (Polyethylene Terephthalate; PET수지)	• 교합장치 • 리테이너	페트병
	셀룰로오스유도체(반합성천연소재)	• 의료용 젤	노트, 의류, 건축자재 등
	폴리프로필렌(Polypropylene)	• 근관세정용 팁 • 봉합침 등	각종 용기, 스포츠용품 등
	폴리에틸렌(Polyethylene)	• 레진보울 • 레진스파출라	필름, 전선피복재 등
연성수지	에틸렌·초산비닐중합체 (Ethylene Vinyl Acetate Copolymer; EVA)	• 마우스가드	신발, 산업용 필름 등
	폴리올레핀계 열가역성엘라스토머 (Polyolefin Thermoplastic Elastomer)	• 마우스가드	스포츠용품, 범퍼 등
	스틸렌계 열가역성엘라스토머 (Styrenic Thermoplastic Elastomer)	• 마우스가드	그립, 쿠션 등

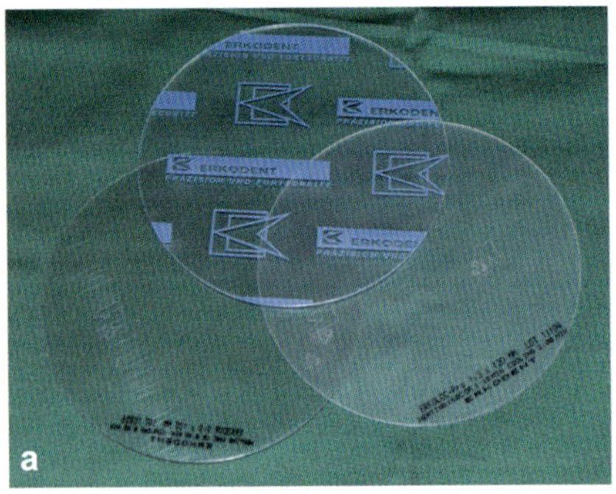
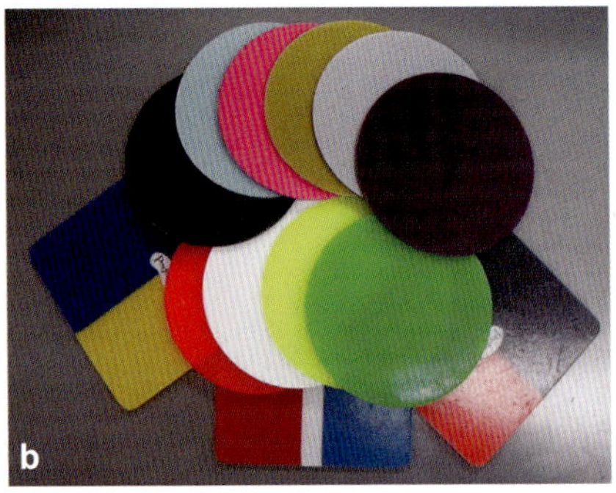
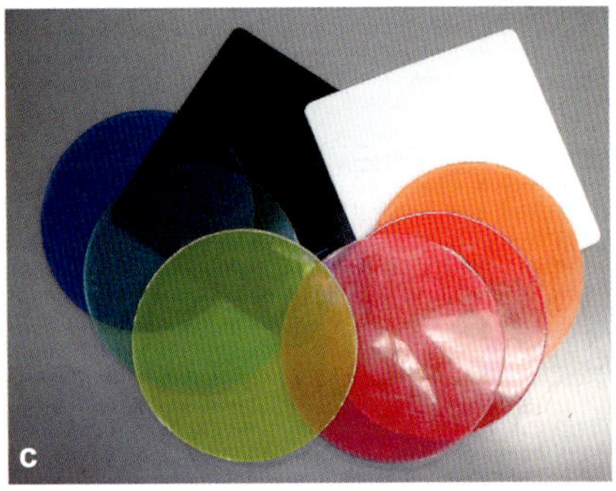

a: 경성수지시트(ERKODENT 등). b: EVA시트. c: 폴리올레핀시트.

2 | 시트의 두께를 선택한다

시트는 1.0mm 이하의 얇은 것부터 5.5mm에 달하는 두꺼운 것까지 여러 가지가 있으며, 구강 내 장치의 설계에 따라서 다르게 선택한다. 얇은 시트는 provisional이나 spacer 등에 이용되고, 교합장치(턱관절 치료용 장치)에 이용되는 시트의 대부분은 1.0~3.0mm 정도의 두께이다. 한편 마우스가드의 시트는 2.0~5.5mm로 가장 두껍다.

또한 경질과 연질시트가 합쳐져 있는 2층 구조의 시트가 시판되고 있으며, 두께의 종류도 다양해지고 있다. 시트의 연질면을 치아에 접촉시켜 장착감(fit)을 높이고, 교합면은 시트의 경질면을 이용하므로 즉시중합레진의 첨가가 가능하다.

아래에서 마우스가드 제작을 예로 들어 thermoforming의 흐름을 소개한다.

Thermoforming으로 제작할 수 있는 구강 내 장치의 예

- 나이트가드 28쪽
- 수면무호흡·이갈이방지장치 34쪽
- 교합장치(턱관절 치료용 장치) 52쪽
- 스포츠 마우스가드(외상 예방용, 하악 고정용) 64쪽
- 각종 교정장치(얼라이너형 교정장치 등) 76쪽
- 미백용 트레이 106쪽
- 3DS용트레이 116쪽
- 임플란트 치료용 템플레이드 156쪽

등

3 | 인상채득 및 작업모형 제작

상악에만 장착하는 장치물을 제작할 때에도 상·하악으로 인상채득을 한다. 또한 상악에 장착하는 장치물은 인상채득 시 특히 상악 전치열이 확실히 덮여 있는지, 구강 전정부가 확실히 채득되어 있는지를 확인해야 한다.

채득된 인상에 경석고를 주입하여 작업모형을 제작하나, 흡인성형기인지 가압성형기인지에 따라 작업모형 제작 방법이 조금 다르기 때문에 주의해야 한다.

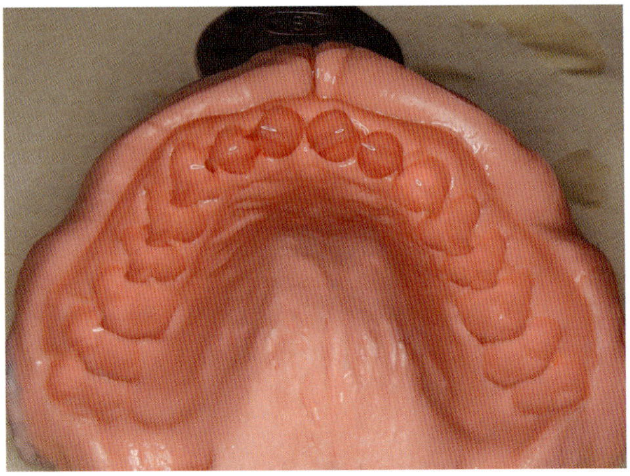

두 종류의 성형기에 맞춘 모형 제작

맞춤형 마우스가드나 미백용 트레이 등 각종 트레이 제작에 이용하는 성형기에는 흡인식과 가압식이 있다. 완성 시 상태가 다소 다르지만 사용법에 큰 차이는 없다.

흡인형성형기

• 본체(예)

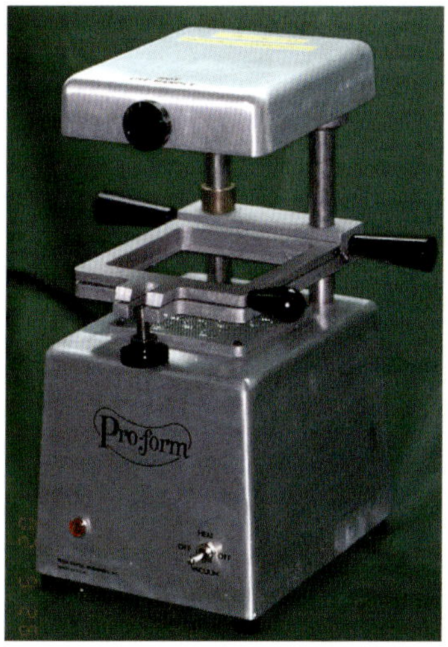

프로폼(GC)

• 이 타입의 성형기에 사용하는 모형

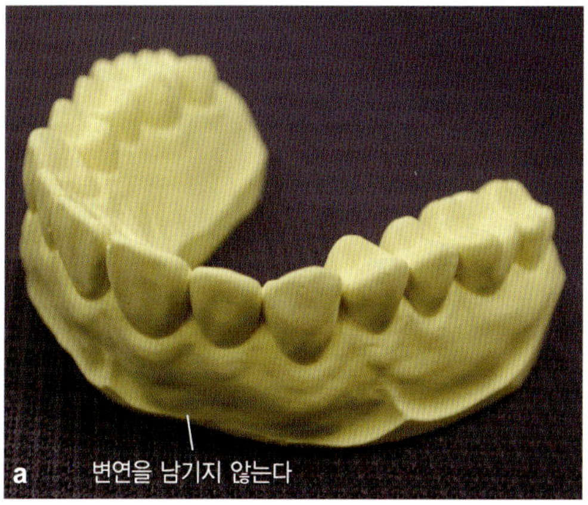

• 완성품의 교합면

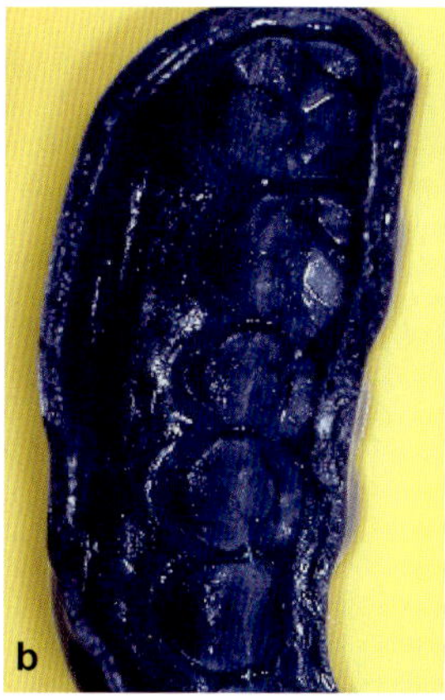

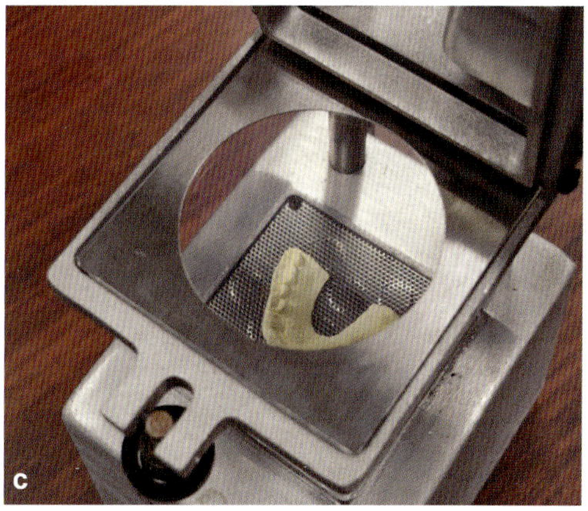

서클트레이(名南치과무역)

작업모형의 변연을 남기지 않는다(a). 시트 성형 시 치경선의 재현성은 가압식에 비해 떨어지나, 교합면은 얇고 변연이 두껍게 만들어진다(b). 또한 흡인형성형기에서는 열원에서 가해지는 열이 균등하지 않기 때문에 연화된 시트의 처짐이 대칭이 아닌 경우가 있다. 따라서 시트에 열을 균등하게 전달하기 위해 서클트레이를 개재하면 좋다(c).

가압형성형기

• 본체(예)

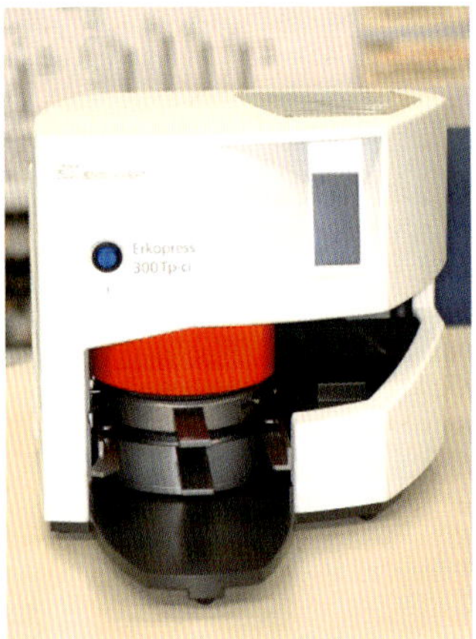

에르코프레스(ERKODENT)

• 이 타입의 성형기에 사용하는 모형

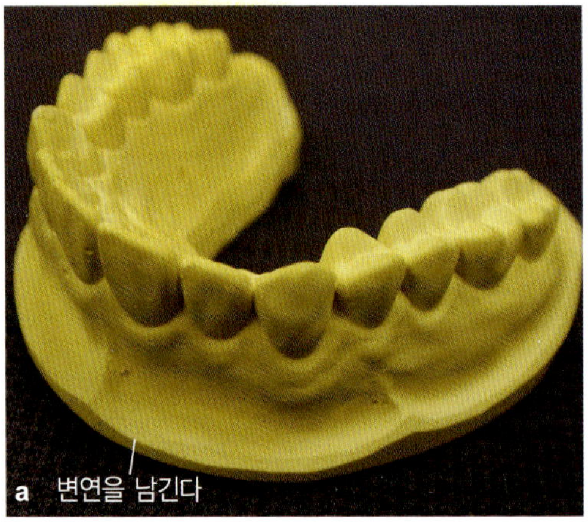

• 완성품의 교합면

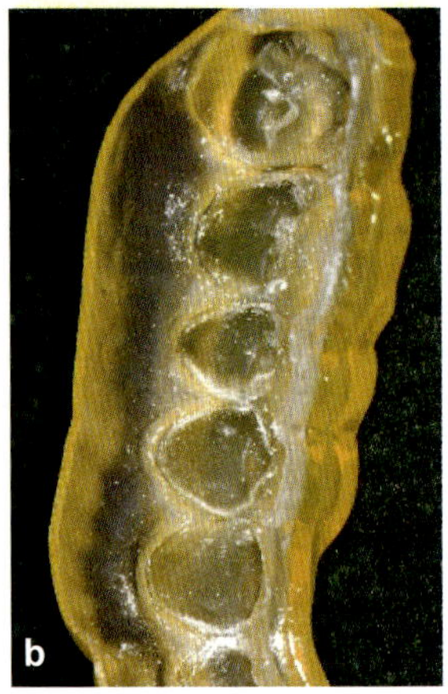

작업모형은 반드시 변연을 남긴다(a). 시트 성형 시 치경선의 재현성이 뛰어나나 교합면이 두껍고 변연은 얇게 만들어진다(b).

구개부는 말발굽형태로 제거해야 제거 시 모형 파손이 줄어들고, 특히 흡인성형기에서는 설측 치경선에 가능한 한 가까워지게 삭제하면 더욱 적합성이 향상된다. 기저면은 가압성형기에서는 전치부의 경사가 가능한 한 수직이 되도록, 흡인성형기에서는 교합평면이 되게 수평이 되도록 고려한다. 또한 전치부의 치축과 평행하게 설정한다.

4 | 장치의 디자인, 외형선의 기입

외상 예방이 목적이라면 전치부의 두께는 3mm 이상 확보해야 한다. 또한 순협측의 외형은 소대를 충분히 피하여 치경선보다 약 4mm 상방으로 한다. 후연은 제2대구치 원심까지로 하고 이를 기본으로 한다. 구개측의 외형은 치경선까지로 하고 발음이나 혀의 느낌 등을 고려하여 설측의 치관풍융부를 삭제하고 조정한다. 환자에 따라서 두께와 길이 등을 적절하게 미세조정 하여 개별적으로 맞춘다.

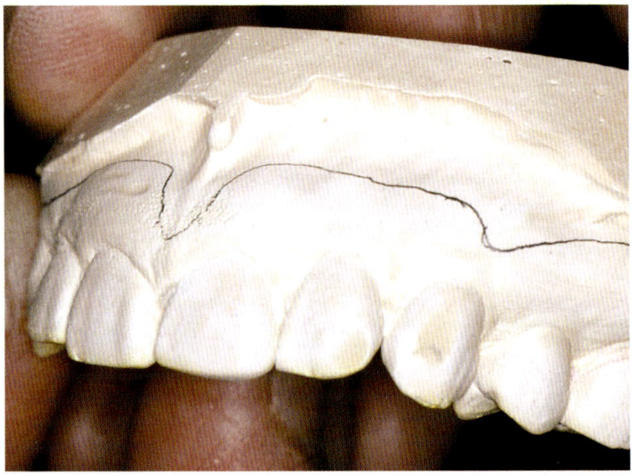

외형선이 기입된 모형.

작업모형에 부가해야 하는 설계

기본외형	• **순협측**	치은협이행부에서 2~4mm 떨어진 위치
	• **구개(설)측**	치경선상이나 약간 넘은 위치
	• **후방연**	제2대구치 원심, 환자의 호흡이 불편해 보이거나 토할 것 같거나 혹은 구토반사 등의 상황이 있다면 환자와 상담하면서 제1대구치 원심까지로 한다(이보다 더 짧아지면 짧아진 치열과 같은 형태가 되면서 악기능에 악영향을 끼칠 가능성이 있다).
두께	• **전치부**	순측면 3~4mm, 구개측 1.5~2mm
	• **구치부**	협측면 2~3mm, 설측면 1.5~2mm (57쪽 참조)
교합거상량	• **전치부**	약 3mm 정도, 안정공극을 크게 넘어서지 않는다.
	• **구치부**	약 1.5~2mm 정도

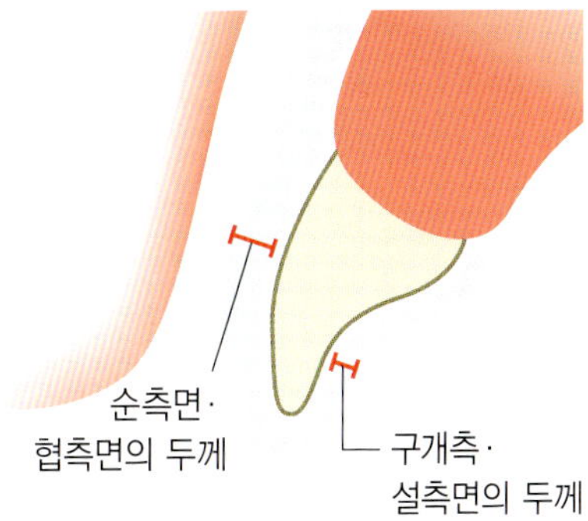

5 | 시트의 압접·성형 (Double Layer의 경우)

① 시트의 압접(첫 번째 층)

작업모형을 성형기의 작업대 중앙에, 폴리올레핀시트를 성형기 상부에 있는 고정부에 정해진 위치로 세팅한 다음 첫 번째 층의 시트를 가열한다.

육안으로 봤을 때 충분히 연화되면(성형기 상부에서 시트의 중앙이 처져서 돔[dome] 형태가 된다) 압접을 개시한다. 압접이 완료되면 바로 제거하지 않고 충분히 냉각한다. 압접을 새로 할 경우에는 시트에 기포가 들어가는 것을 피하기 위해 작업모형이 충분히 식어 있는 것을 확인하고 시행한다.

② 시트의 압접 (두 번째 층: double layer 타입의 경우)

다시 모형을 작업대로 위치시키고, 두 번째 층의 시트 압접을 시작한다. EVA시트를 이용하여 double layer 타입의 마우스가드를 제작할 경우에는 시판되는 표면 청소제를 사용하여 청소함으로써 접착 저하의 원인인 오염이 제거되어 첫 번째와 두 번째 층 사이의 접착을 강하게 할 수 있다.

③ 시트 과잉부의 트리밍(trimming)

압접이 완료된 시트의 과잉부위를 외형선을 따라 가위로 잘라낸다. 장치를 시적할 때 장치가 점막에 닿아 아프거나 입술을 움직일 때 걸리는 부분이 있다면 재조정한다.

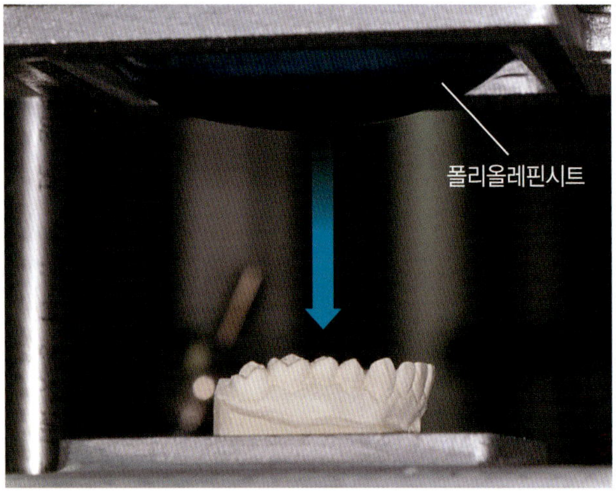

시트의 압접(1회째).

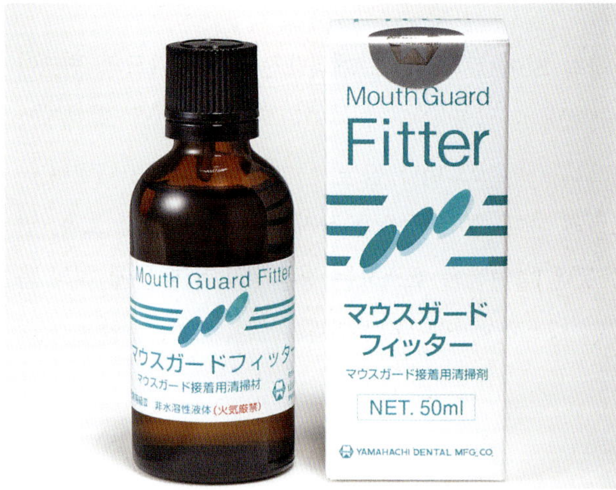

표면청소제(山八치재공업).

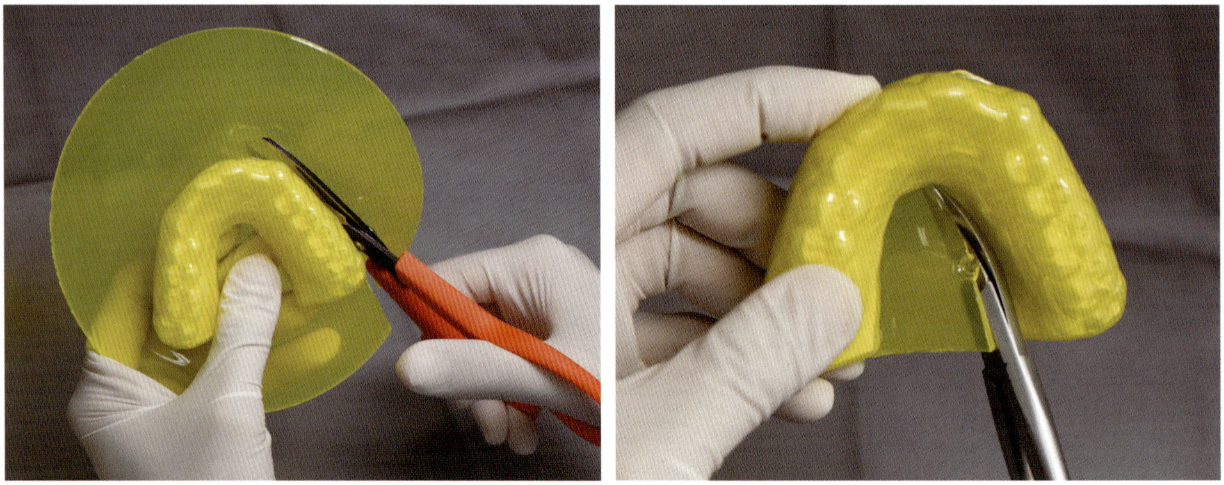
가위를 이용한 트리밍. 말발굽의 안쪽은 크라운 시저(crown scissors)로 자르는 것이 편하다.

6 | 성형된 시트의 제거·서냉(徐冷)·트리밍

압접이 완료되면 비틀지 말고 집어 올리듯이 성형된 시트를 모형으로부터 제거해야 한다. 이때 충분히 냉각되지 않으면 변형되어 적합불량의 원인이 된다. 반대로 차가운 물이나 콜드스프레이를 통한 급냉도 변형의 원인이 되기 때문에 실온에서 서냉시켜야 한다. 다시 한 번 시트의 과잉부위를 가위나 칼로 제거한 후 세세한 부위에 주의하여 외형선을 따라 잘라낸다.

7 | 표면연마, 변연조정

장착 시에 트리밍으로 예리해진 마우스가드의 변연이 연조직에 자극을 가하거나 연조직의 움직임을 방해하지 않도록 카바이드 버나 휠을 이용하여 연마하여 변연을 부드럽게 한다. 특히 설측은 장착 시 혀의 감각과 호흡, 발음 등에 불편감을 호소하는 경우가 많기 때문에 혀의 운동을 방해하지 않도록 유지력에 영향을 주지 않는 범위 내에서 공간을 충분히 확보하도록 처리한다. 크게 제거할 경우에는 스탬프 버(stump bur)를 이용하고, 그 다음에 실리콘포인트로 부드럽게 마무리한다.

연마로 점막에 이행되는 형태가 되면 표면에 히팅건으로 열을 가하여 연화된 부위를 슈퍼시트(매끄럽게 만드는 용도의 시트)로 가볍게 압접하거나 시판되는 마우스가드 연마재를 도포하여 표면을 매끄럽게 만든다.

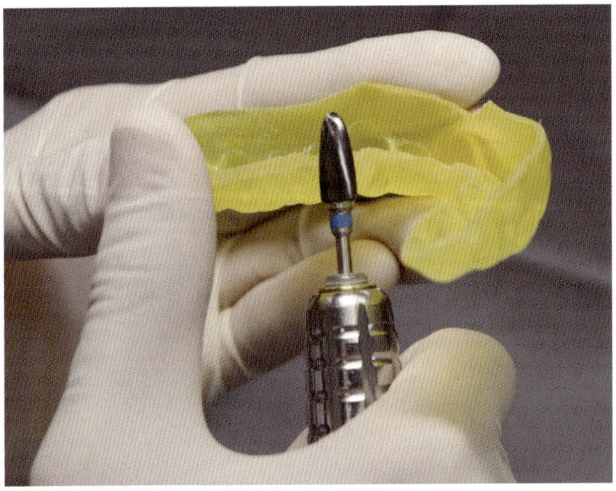

스탬프 버로 크게 제거한 다음에 실리콘포인트로 표면을 부드럽게 만든다.

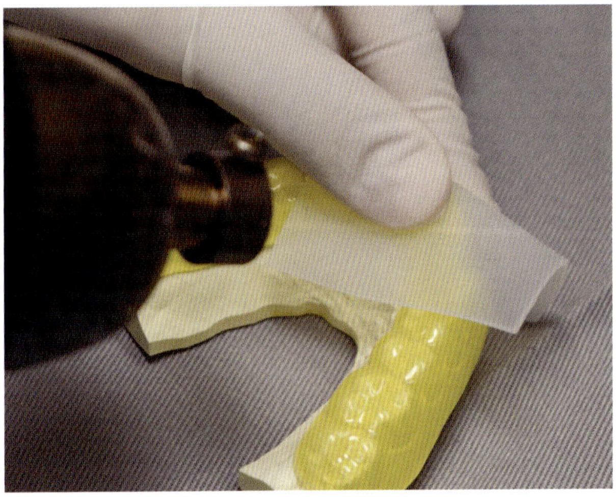

히팅건으로 표면에 열을 가하여 연화된 부위를 슈퍼시트로 누르면 매끄럽게 할 수 있다.

8 | 교합조정

구강 내 장치의 교합조정은 의치와 마찬가지로 교합지를 이용하여 기록한 다음 삭제하여 조정하는 방법과 시트를 히팅건으로 가열·연화시킨 다음 교두압흔(咬頭圧痕)을 부여하는 방법이 있다. 또한 교두압흔의 부여는 교합기상에서 시행하는 방법과 작업모형상에서 장치물을 연화시켜 환자에게 직접 장착해서 다물게 하는 방법도 있다. 직접법으로는 작업모형상에서 장치물의 구치부를 조금 연화시켜(열이나 힘에 의한 변형을 피하기 위해 교합기상에서 시행하는 것이 추천된다) 환자에게 장착한 다음 천천히 교합시킨다. 이때 구치부가 뜨지 않도록 윈손으로 잡으면 좋다. 운동 중의 악위(顎位)는 일정하지 않고 여러 가지 위치를 보이기 때문에 하악이 자유롭게 위치를 잡을 수 있도록 교합면에 닿는 압흔은 깊지 않고 교두정의 압흔 정도만 보이는 정도가 적절하다.

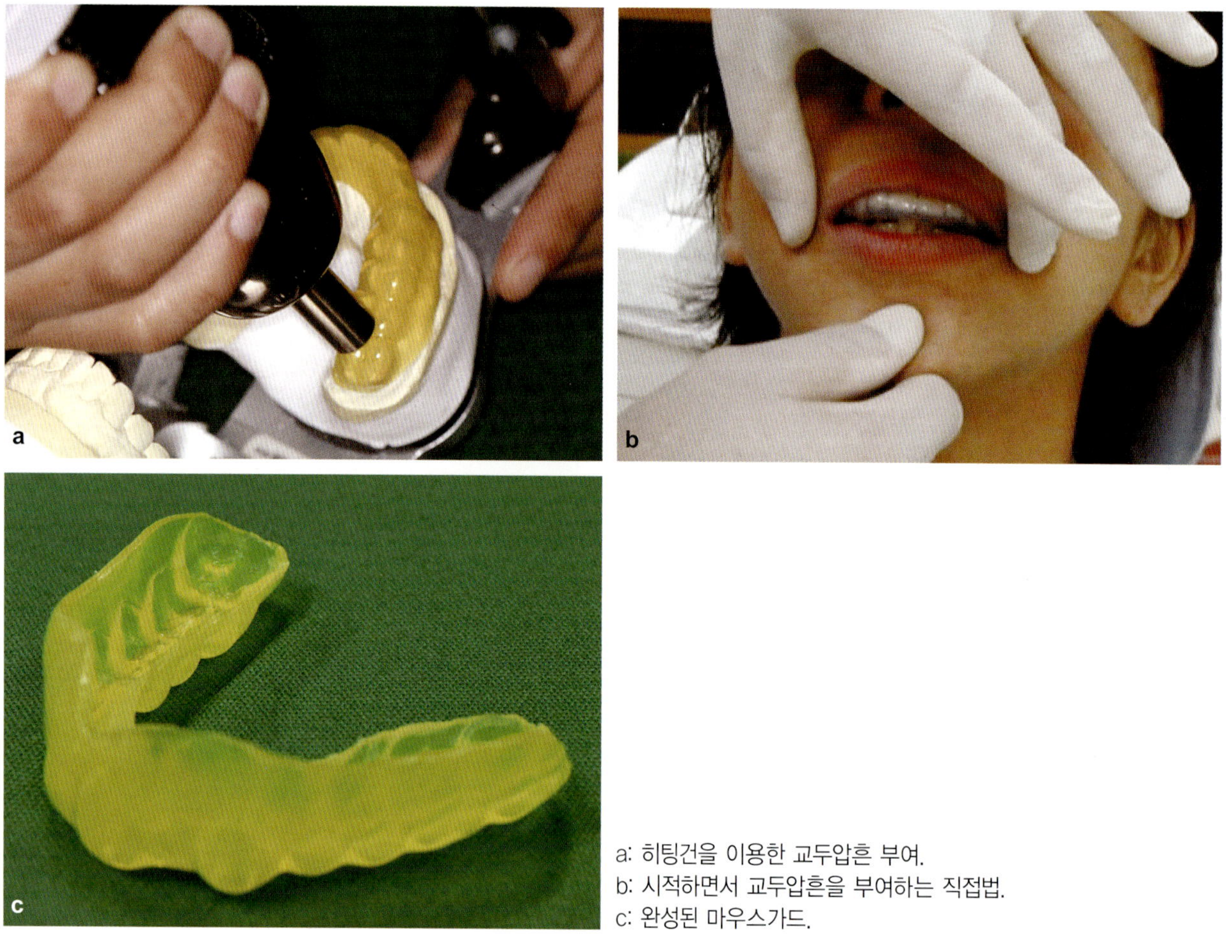

a: 히팅건을 이용한 교두압흔 부여.
b: 시적하면서 교두압흔을 부여하는 직접법.
c: 완성된 마우스가드.

칼럼 정확한 교합위의 결정 없이는 장치를 제작할 수 없다.

교합장치제작에는 초기의 교합위의 결정이 중요하다. 관절원판과 하악과두의 위치관계, 상·하, 전·후, 좌·우의 하악위를 환자의 자각적 증상의 변화에 따라 주의 깊게 검사하여 환자 고유의 교합위에서 장치를 제작한다. 또한 최초로 교합위를 결정할 때에 적절한 교합이 얻어지는 경우는 적다. 일상생활에서 사용하거나 잠잘 때 환자의 저작습관이나 버릇을 시작으로 하는 자각적·타각적 증상의 변화를 확인하면서 장치물을 삭제하거나 즉시중합레진을 첨가하여 조정한다. 이 기간 동안 명확한 조기접촉 등이 없는 한 치아의 삭제·조정은 시행하지 않도록 한다.

제작방법과 설계의 포인트

Thermoforming ❷
폴리에틸렌테레프탈레이트(PET수지)를 이용한 지혈용 스플린트의 제작

1 | 시트의 선택

PET수지시트는 여러 두께의 제품이 판매되고 있다. 교합조정이 용이하고 클래스프가 없어도 유지를 얻기 쉬운 재료이다. 발치 외에 구개나 하악골융기의 수술에도 사용할 수 있으나, 장치가 교합면을 덮기 때문에 교합이나 저작이 곤란한 경우가 있다.

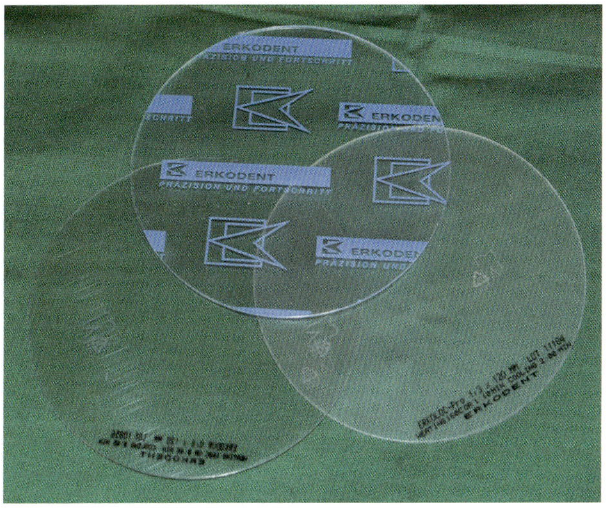

2 | 인상채득, 작업모형 제작

수술 부위와 고정원이 되는 그 주위 조직이 나오도록 인상채득을 시행한다. 작업모형을 제작한 다음에 골융기가 있는 경우 예정된 양의 골융기를 삭제하고 예상되는 술 후의 수술 부위를 모형상에 재현한다. 발치 증례의 경우에는 발치 후의 상태를 상정하여 발치할 치아를 제거한다.

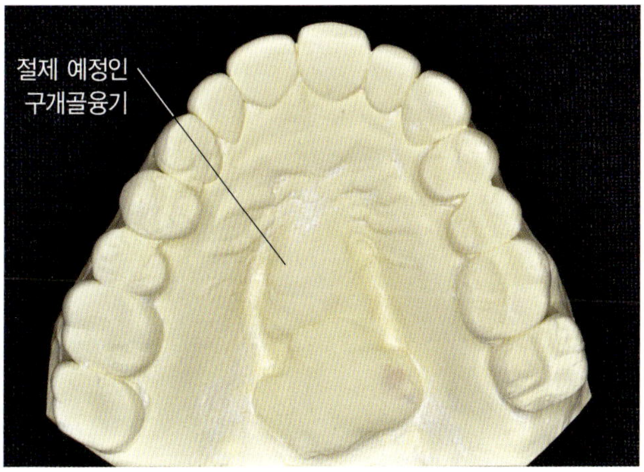

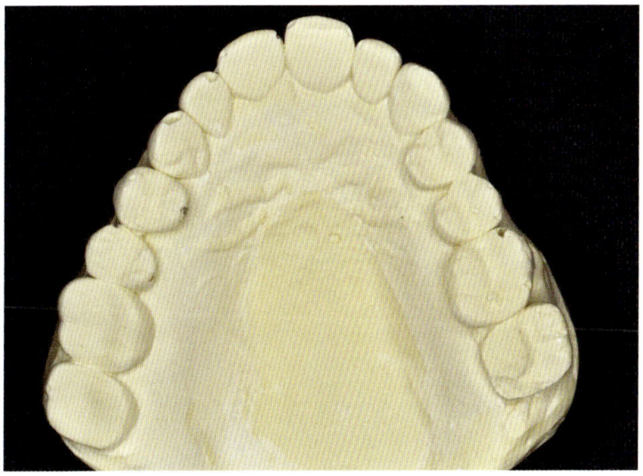

3 | PET수지시트압접·서냉·트리밍

열가소성수지성형기로 PET수지시트를 압접한다. 서냉 후 작업모형에서 꺼내 카바이드 버나 실리콘포인트로 트리밍, 변연형태의 수정, 연마를 시행하여 완성한다.

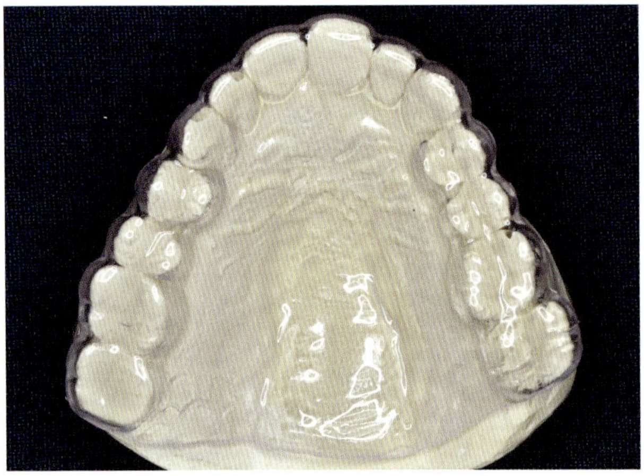

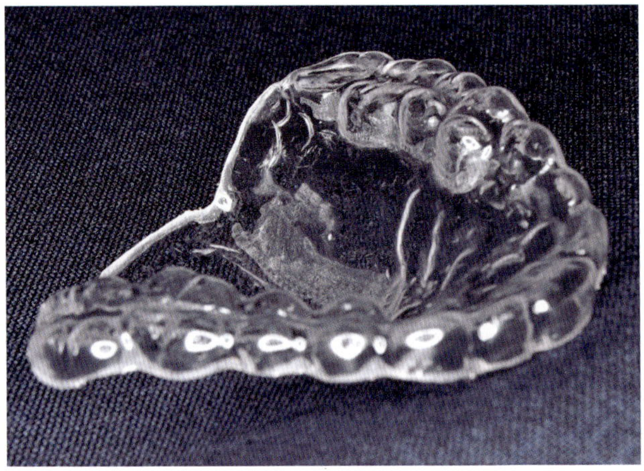

사진에서는 두께 2mm의 시트를 사용했다. 일반적으로 1~3mm를 이용한다.

제작방법과 설계의 포인트 필적법(Resin build-up, 즉시중합레진을 사용)

1 | 인상채득, 작업모형 제작

작업모형을 제작한 다음에 발치 예정인 치아를 삭제하고 바셀린이나 레진분리제를 도포한다.

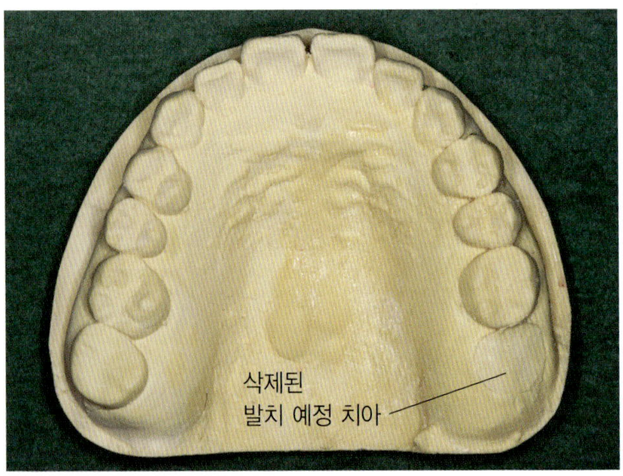

2 | 축성

언더컷이 심한 부분을 왁스로 블록아웃 한 다음, 즉시중합레진을 발치와 및 그 주위 인접치에 레진축성용 붓을 이용하여 축성한다. 언더컷을 너무 많이 블록아웃 해버리면 유지력이 없어지므로 주의한다.

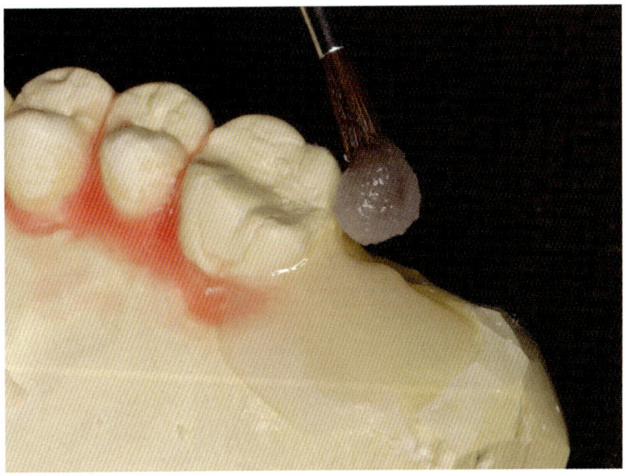

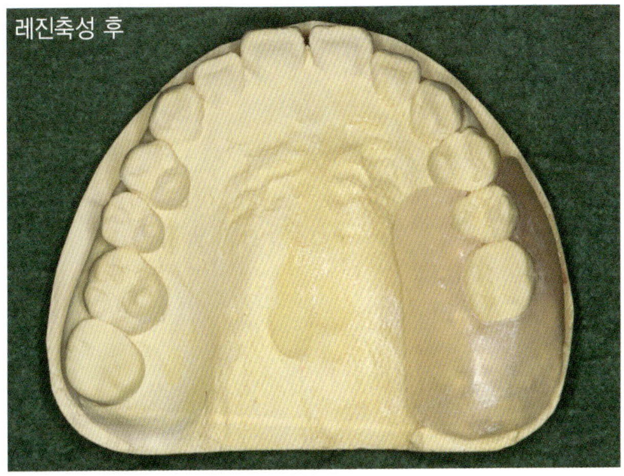

레진축성 후

3 | 트리밍

카바이드 버나 실리콘포인트 버 등으로 트리밍과 연마를 시행하여 완성한다. 연마는 의치와 마찬가지로 예리한 부위를 없애고 표면을 매끈하게 하지만, 지나치게 내면을 삭제하면 유지력이 떨어지므로 연마 시에 주의한다.

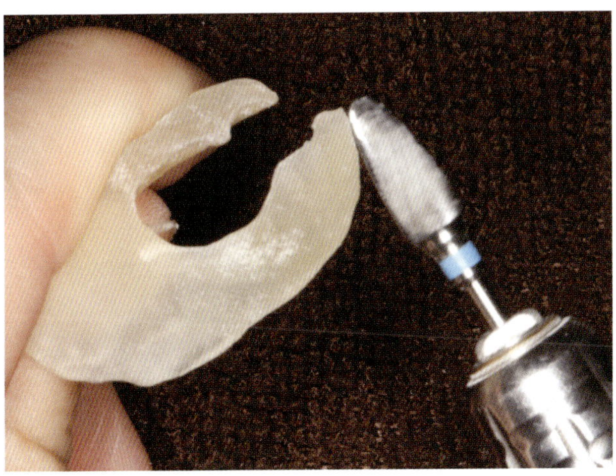

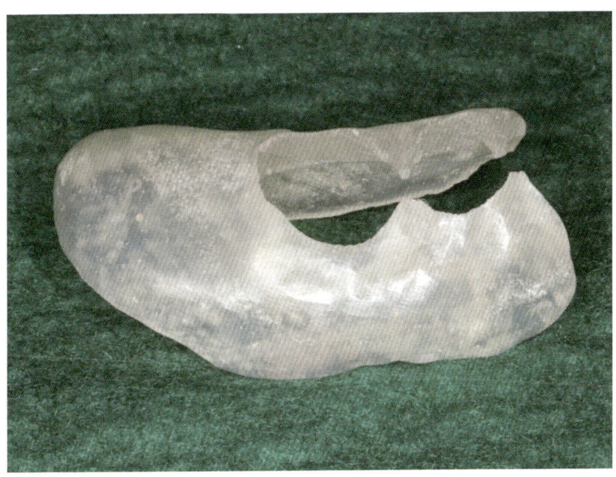

제작방법과 설계의 포인트 가열중합 형태의 레진을 이용한 교합안정장치의 제작

1 작업모형의 제작, 외형선의 기입

즉시중합레진은 발치 증례에 주로 사용하고, 교합안정장치는 가열중합 형태의 레진을 이용하는 경우가 많다. 상·하악의 인상채득 후 경석고를 주입하여 작업모형을 제작한다. 장치는 최종적으로 가열중합레진이나 thermo-forming으로 제작하기 때문에 예리한 부위는 삭제해 둔다. 교합장치용 hard sheet를 이용하는 경우 외형선은 최대풍융부를 약간 넘어선 부위에 설정한다.

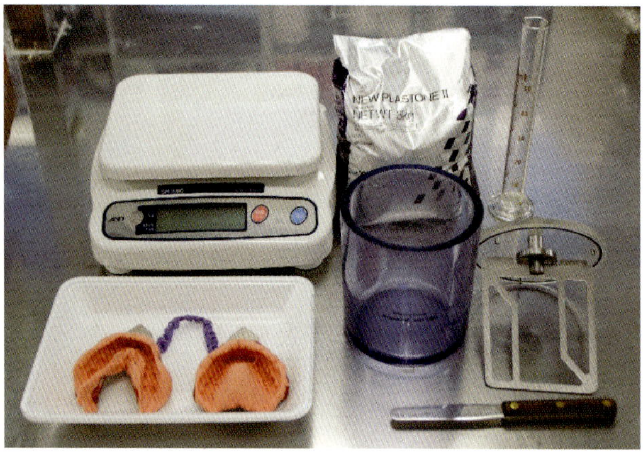

채득한 인상을 이용하여 작업모형을 제작한다. 준비물은 경석고(일반 석고는 통기성이 좋으나 표면 성상이 조잡하며 강도가 낮다), 디지털계량기(사진은 A&D제), 채득한 인상, 금속스파튤라, 계량실린더, 석고 내 기포 방지를 위한 진공연화기, 채득한 인상이다. 모형은 통법대로 석고를 연화하여 인상에 흘려 넣어 제작한다.

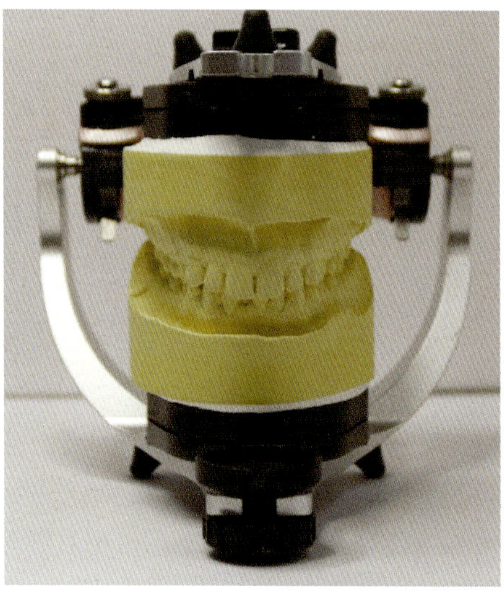

작업모형을 교합기에 부착시켜서 교합관계와 교합거상량을 확인할 수 있다. 교두감합위에서 교합채득을 한 경우에는 교합기상에서 교합장치 두께만큼 바이트를 띄우도록 한다.

2 작업모형의 릴리프 및 블록아웃

착탈하는 방향이 일정하도록 설계하여 착탈을 쉽게 하고, 장치물에 가해지는 힘을 분산시키기 위해 릴리프(완충부위의 설정)를 시행한다. 중합 타입의 장치를 제작하는 경우 작업모형의 파손이 염려되므로 미리 복제한 모형 위에 제작하면 좋다.

또한 장치의 유지와 착탈이 쉽도록 너무 느슨하지도 않고 꽉 끼이지도 않게 전용레진이나 엘코검(역주: ERKOGUM이라는 상품명, 플라스틱 점토로 생각하면 이해하기 쉽다) 등을 사용하여 블록아웃을 시행한다.

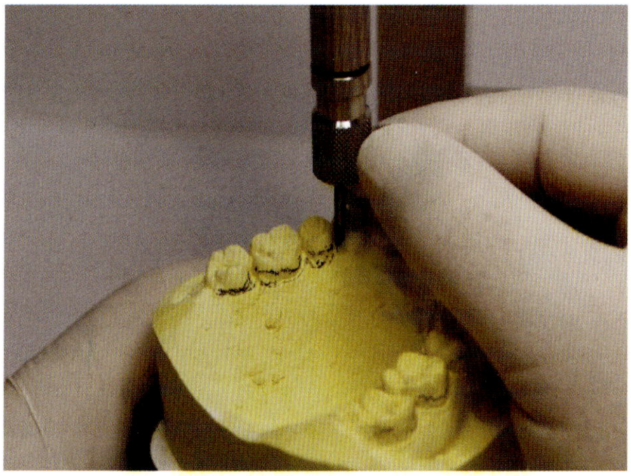
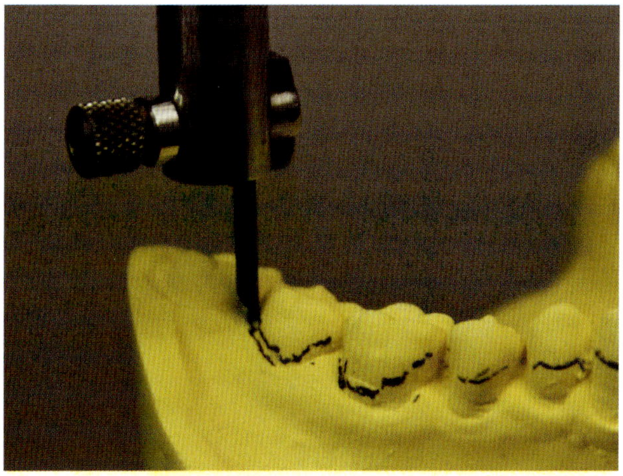

착탈 방향을 결정하고 최대풍융부와 언더컷의 양을 계측하기 위해 서베이어를 이용해 서베잉을 한다.

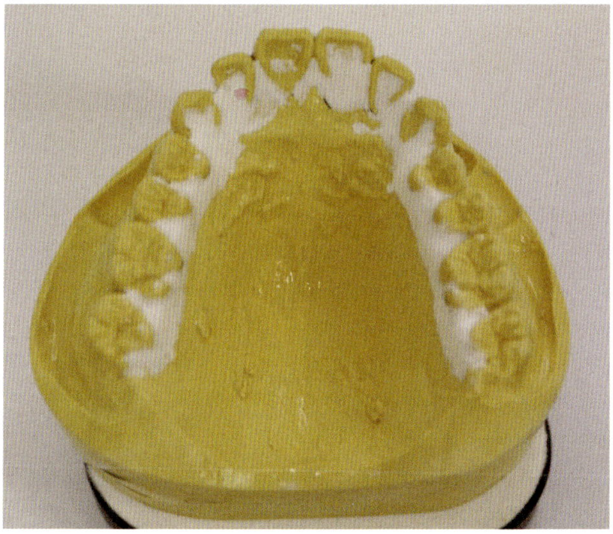
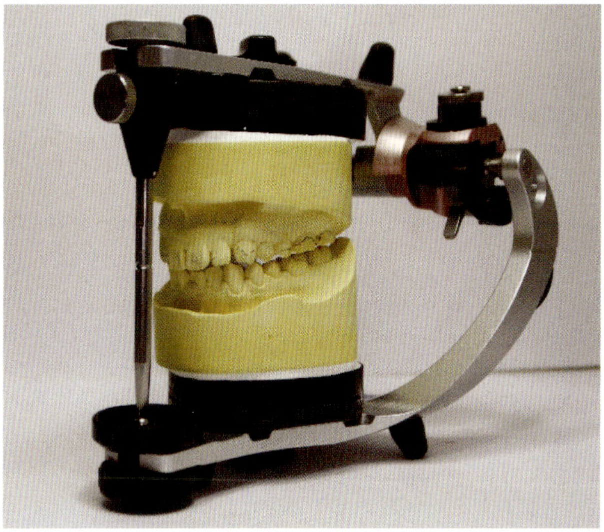

장치에 유지력을 주기 위해 제작에 지장이 되는 언더컷에 석고나 레진으로 블록아웃을 하고, 장치의 외형을 결정한 다음에 다시 교합기에 부착한다.

3 | 왁스업, 매몰

세세한 부위의 형태를 부여하기 위해 왁스업을 시행한다. 또한 교합장치는 치관을 덮으면 되기 때문에 최종 외형만을 추적할 수 있도록 왁스업에서는 교합평면에 평행하는 편평한 교합면으로 하고(견치유도를 부여할 경우에는 견치부를 제외하고), 상악에 장착하는 경우에는 그 편평한 면에 하악의 전치부 절단연과 구치부 협측 기능교두정이 균등한 점으로 접촉하도록 한다.

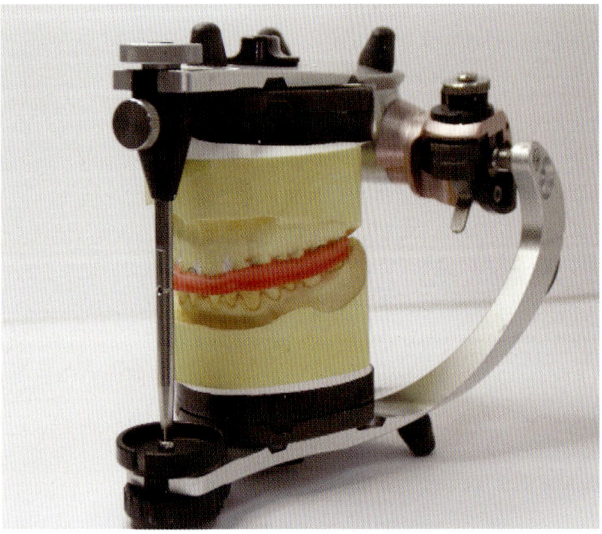

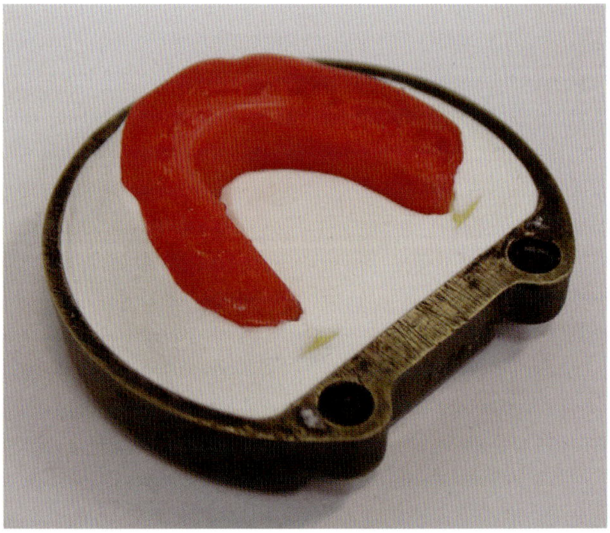

왁스업(좌) 종료 후 중합플라스크에 매몰을 시행한다(우). 의치 제작과 같은 순서로 한다.

4 | 레진주입·압접·중합

왁스를 증발시킨 다음 의치상용 아크릴릭레진수지 등의 가열중합레진의 치환을 위해 레진을 채워 넣고 성형기로 충분히 가압한다.

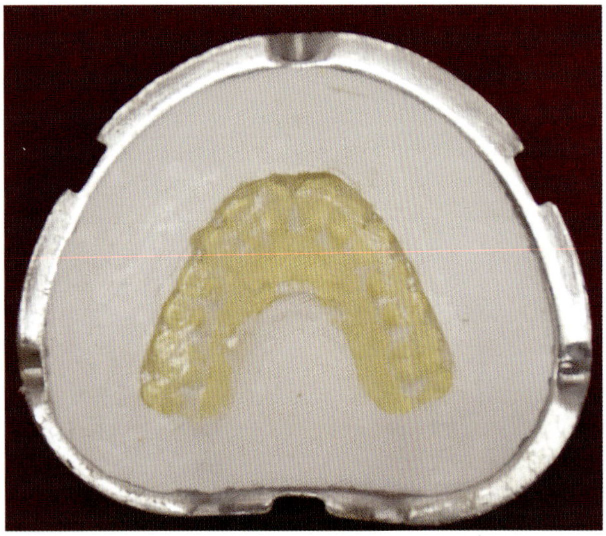

왁스 증발 후.

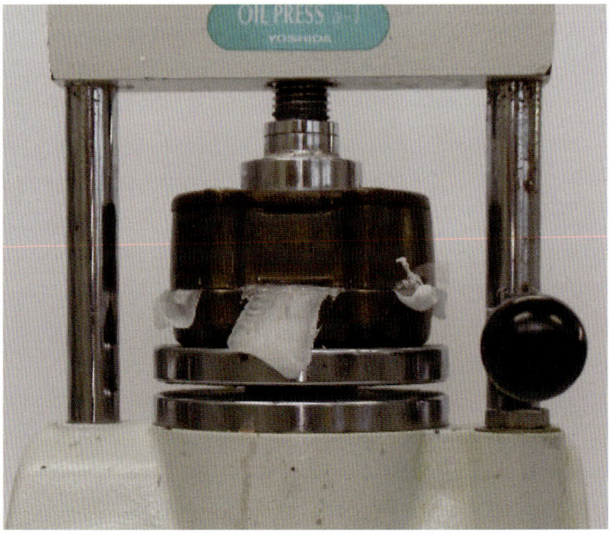

성형기로 가열중합레진시트를 압접시키고 있다.

5 | 장치추출·조정·연마

중합 후 압접된 시트를 추출하여 연마를 시행한다. 이때 복제모형에서 만든 장치물을 본래의 모형으로 옮겨 장착해보고 들어가는지 확인한다.

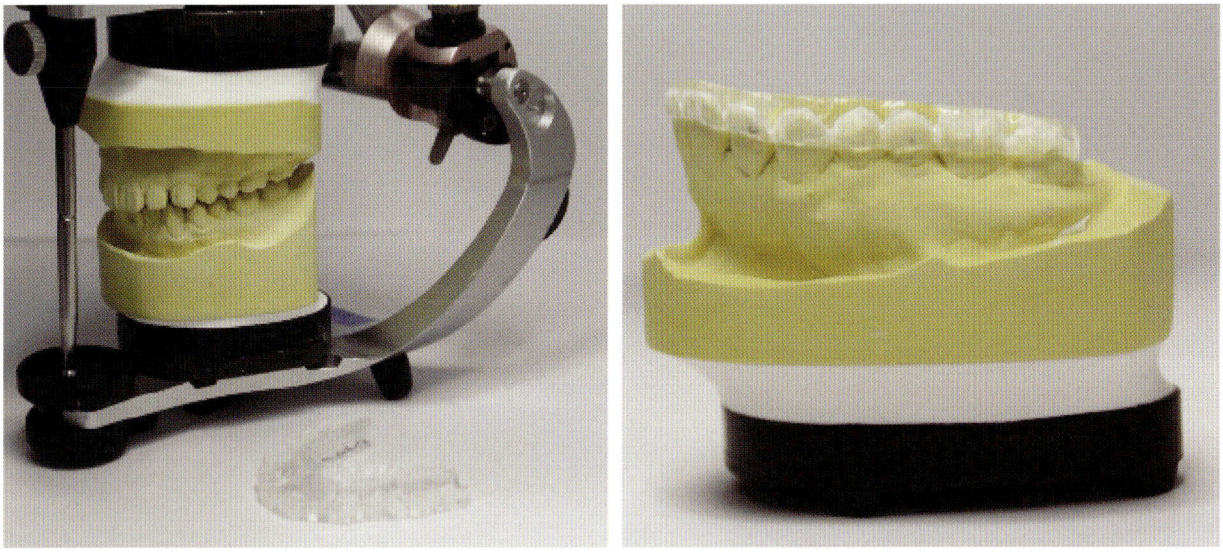

추출된 장치물(좌). 한 번 본래의 모형에 장착하여 적합을 확인한다. 들어가지 않는 경우 연마하여 조정하거나 재제작한다.

6 | 시적, 조정, 연마

내면의 적합을 확인하고 필요에 따라 내면을 조정한다. 그 후 교합조정을 실시한다. 교합접촉은 왁스업 시에 부여한 형태를 다시 확인하면서 교합장치상의 교합면이 하악의 조기접촉이나 편위가 없도록 주의한다.

연마는 실리콘포인트 혹은 버프(buff) 등을 이용하여 충분히 시행한다. 연마 후에도 교합접촉이 균등하게 되는지 확인한다.

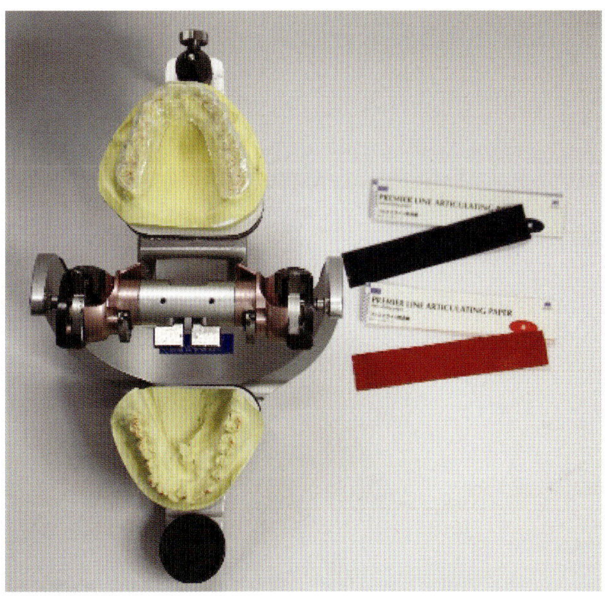

교합기상에서 교합지를 이용하여 감합위, 활주 시의 교합조정을 시행한다.

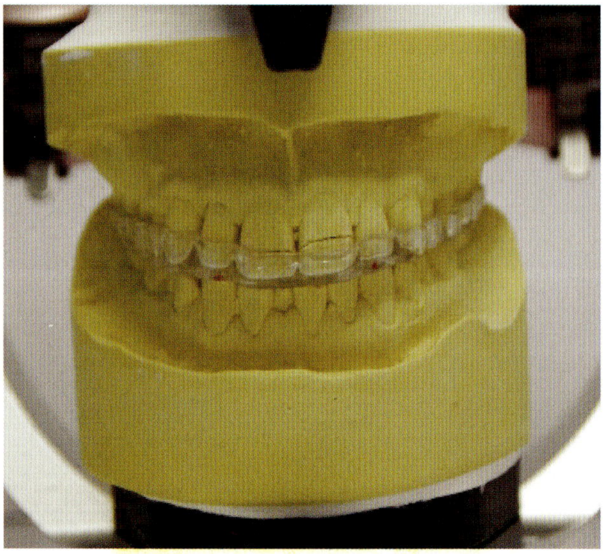

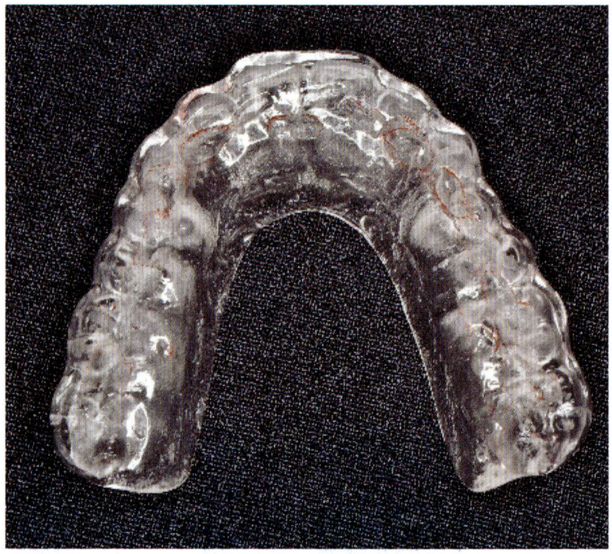

교합안정장치의 경우 교합기상에서 교두감합위, 측방운동 시의 균등하고 smooth한 접촉을 확인한다.

제작방법과 설계의 포인트 의치 형태의 장치(상의치형 폐쇄장치[obturator]의 경우)

1 | 구강 내 검사

상악을 절제하게 된 원인이 되는 질환이나 시행된 치료에 대해 환자에게 문진하여 확인한 다음, 결손부 점막의 상피화 정도(점막의 발적이나 취약한 부분의 유무)와 두께 등을 확인한다. 골결손 부위가 있는지, 변연에 예리한 부위는 없는지, 함요의 정도 등을 진찰하고 골의 노출이나 부골의 형성 유무를 시진이나 촉진을 통해 확인한다. 같은 형태의 결손이더라도 접촉 시 동통의 유무나 부위가 환자에 따라 다른 경우가 있기 때문에 주의한다. 또한 잔존치의 개수, 상태, 의치의 사용유무나 사용상황, 적합정도를 검사한다.

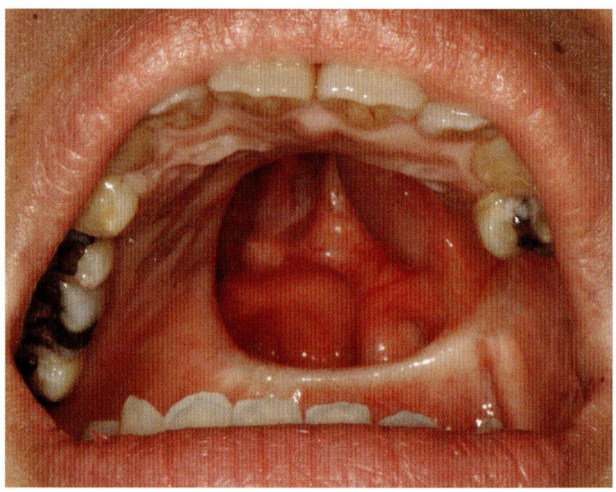

2 | 정밀인상의 채득

일반적인 의치 제작과 마찬가지로 개인트레이를 사용하여 컴파운드 등으로 변연형성을 시행한 다음 실리콘 러버 등의 탄성인상재로 인상을 채득한다. 인상재가 흘러 들어가서 제거하기 어렵거나 인두에 떨어져서 오연(역주: 誤嚥, 잘못 삼키는 것)이 생길 가능성이 있기 때문에 결손부로 인상재를 주입할 때에는 주의가 필요하다. 인상재가 잘못 들어가는 것을 막기 위해 바셀린 거즈 등으로 결손부를 채우는 방법도 있다.

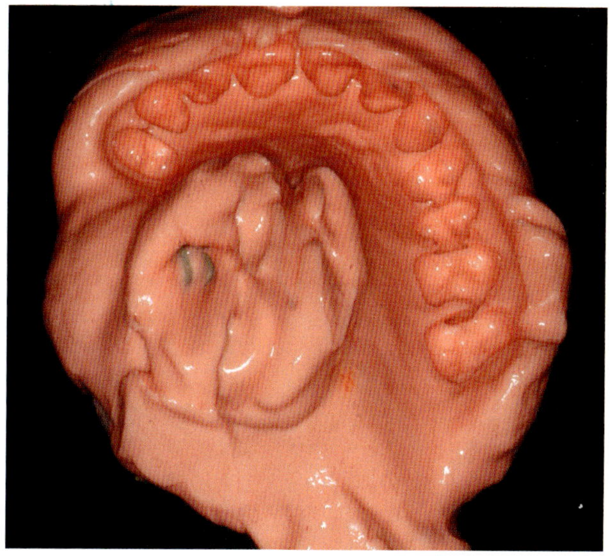

3 | 작업모형 제작

인상을 박싱한 다음에 석고를 주입하여 작업모형을 제작한다. 여기까지의 단계를 주의 깊게 시행하더라도 결손부 주위의 연조직의 움직임이나 새어 들어가는 것을 막으면서 유지력까지 얻기 위한 결손부의 재현은 어렵다.

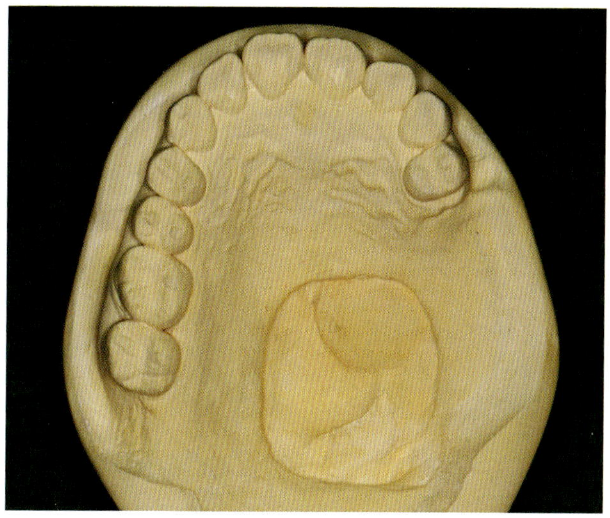

4 | 경질레진주입

폐쇄부는 가열중합형 점탄성레진(피지오 소프트 리베이스®:니신)이나 실리콘제제(소프리라이너®:토쿠야마덴탈) 등으로 제작하고, 악결손부위의 점막이나 골의 치유가 일단락되고 결손부에 변화가 없어지면 경질레진으로 치환한다. 형상은 우선 충실형(充実型)으로 제작하고 결손부의 크기나 악의치의 중량에 따라 중공형(中空型)이나 천개개방형(天蓋開放型) 등으로 형태를 수정한다.

5 | 완성

아래 사진에서는 장치의 유지·안정을 위해 상악 양측 제1소구치, 상악 우측 제2대구치에 클래스프를 부여하고, 폐쇄부위는 경량화를 위해 천개개방형으로 한 상의치형 폐쇄장치를 완성하였다.

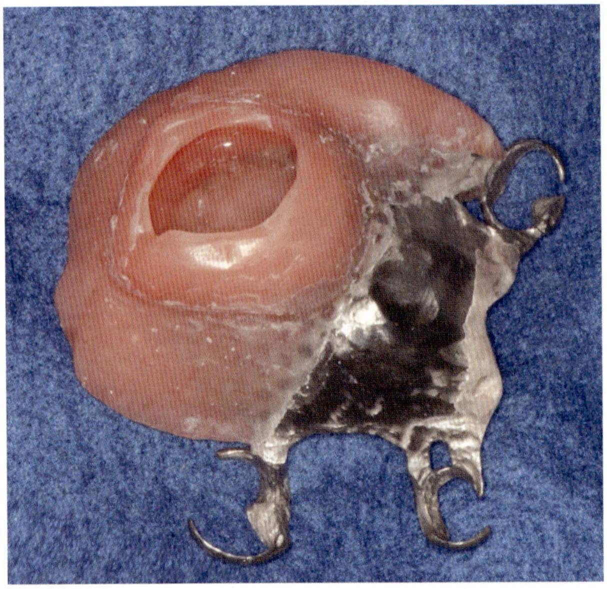
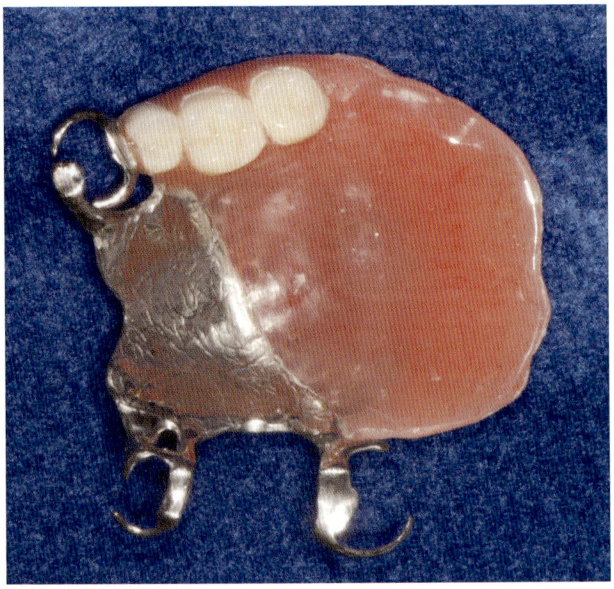

6 | 구강 내로의 시적·조정

P.I.P.페이스트 등의 의치적합시험재를 사용하여 환자의 구강 내로 장치를 시적한다. 술자가 봐서 적합성이 좋은지, 환자에게 불쾌감이나 통증을 주는지 확인하고 조정을 반복하면서 결손부의 최종 형태를 형성한다.

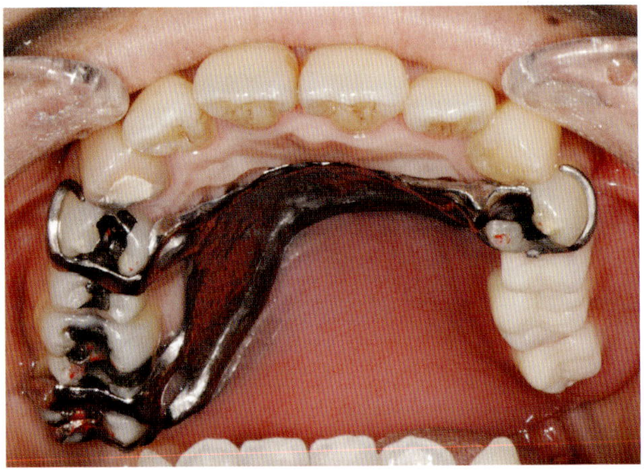

(사진제공[22~24쪽]: 일본대학 마츠도치학부 유상의치보철학강좌 小出恭代 선생)

Part 2

구강 내 장치의 특징과 임상

칼럼 구강 내 장치의 관리에 대하여

위생을 위하여 기계적인 청소뿐만 아니라 화학적 청소도 필수적이다.

구강 내 장치를 사용한 후 방치하면 잡균의 온상이 되어 악취가 발생하고, 변색과 장치의 수명 단축을 야기한다. 또한 우식이나 치주병처럼 구강 위생에도 악영향을 끼칠 가능성이 있다. 지금까지는 구강 내 장치를 사용한 후에 물로 씻거나, 흐르는 물에서 솔질하는 등과 같은 기계적인 방법이 주된 위생관리법이었다. 하지만 구강 내 장치의 장기 사용을 고려한 위생관리의 경우, 기계적 청소만으로는 불충분하며 화학적 청소를 병용해야 한다. 칫솔에 의한 청소는 구강 내 장치의 표면에 세세한 찰과상을 생기게 하고, 복잡한 형태를 하고 있는 치열의 형태를 반영한 구강 내 장치의 내면도 세세한 부위까지 세척효과를 보기 위해서는 칫솔질로는 충분치 않다. 이에 따라 지금까지 의치세정제를 사용할 것을 추천해왔으나 전용세정제에 관한 검토는 시행되지 않았었다.

따라서 필자들은 2010년에 마우스가드 전용 세척 스프레이를 아스제약주식회사와 공동개발 하였다(사진). 이 제제는 구강 내에 위해작용이 없는 것은 당연하고 EVA, 폴리올레핀계, 아크릴계수지와 같은 시트재의 물성도 변성시키지 않음을 확인하였다. 또한 일반세균(황색포도균이나 대장균)에 대한 제균효과도 99.9%로서 매우 뛰어나[1] 구강 내 장치를 항상 청결한 상태로 사용할 수 있게 되었다.

평소에 관리할 뿐만 아니라 마우스가드라면 필드사이드에서 구강 내 장치라면 출장을 가더라도 사용하여 좀 더 나은 사용효과를 기대할 수 있다.

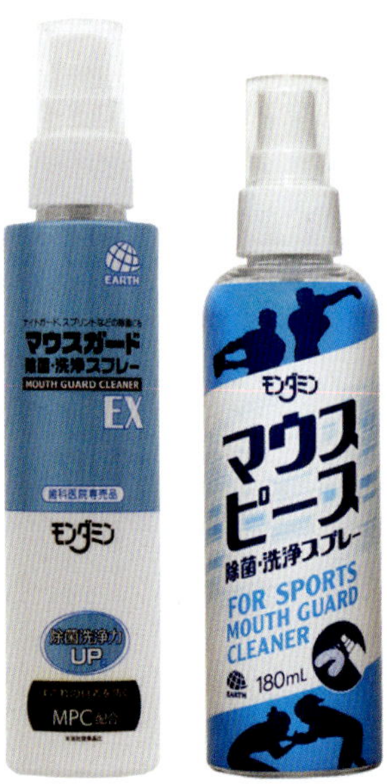

마우스가드 전용 세정 스프레이(아스제약). 인터넷사이트에서 구매할 수 있다.

1

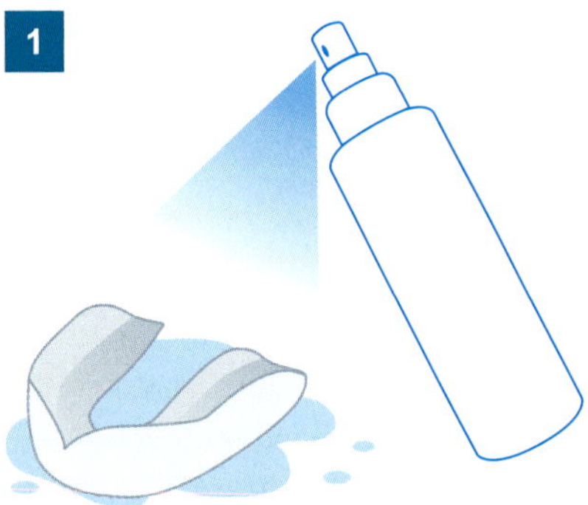

장치의 표면 전체가 충분히 젖도록 스프레이 한다.

2

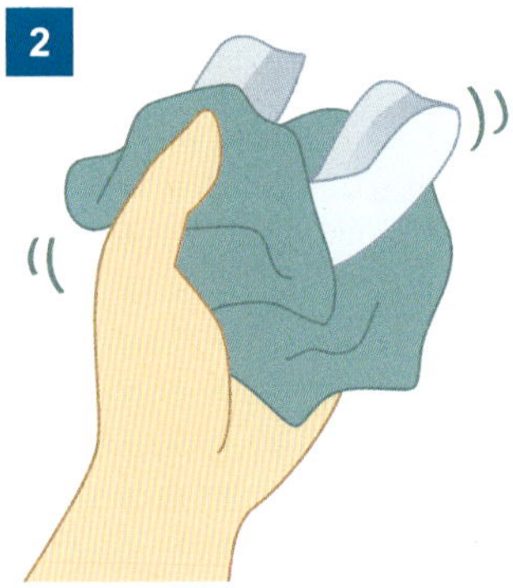

스프레이 후 청결한 포 등으로 장치를 닦거나 물로 바로 헹궈낸다

3

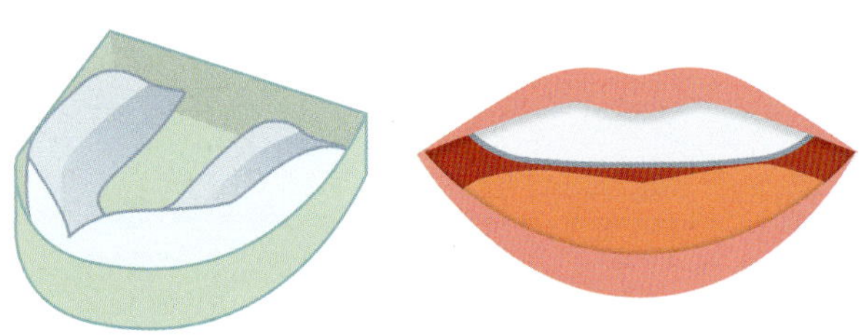

장치를 케이스에 보관하거나 그대로 입에 장착한다.

1

수면 시에 사용하는 구강 내 장치

나이트가드, 수면무호흡증·코골이방지장치

후생노동성에서 발간한 '건강을 위한 수면지침 2014'[2]에서 시사하듯이 수면과 건강에 대한 국민의 관심은 높아지고 있다. 그 중에서도 수면 중 호흡에 미치는 치과치료의 영향은 크며, 현재 구강 내 장치를 이용한 치료가 이루어지고 있다.

2004년부터 폐쇄성수면무호흡증후군(현재 '무호흡증')을 치료하는 구강 내 장치에 대해 치과 보험이 적용되고 있다. 또한 폐쇄성수면무호흡증후군 진료가이드라인[3]에서도 구강 내 장치를 사용하라고 추천하는 등 본인과 가족의 수면의 질을 저하시키고 전신질환을 발생시키는 데 밀접한 관계가 있는 이 질환에 대한 치과적 대응이 요구되고 있다.

한편 수면 시 이갈이는 명백한 원인을 특정할 수 없는 1차성, 원인이 되는 의학적 배경이 있는 2차성, 다른 질환에 대한 치료제가 원인이 되는 것으로 분류되어 있고, 이 질환에 합리적으로 대응하기 위해서 환자의 의학적 배경과 복용약에 대한 의료정보의 수집이 필수적이다. 따라서 구강 내 장치 요법도 현시점에서 추천되고 있는 대증요법의 하나라고 할 수 있다.

1 수면 시에 사용하는 구강 내 장치 (1)

나이트가드 (Night Guard)

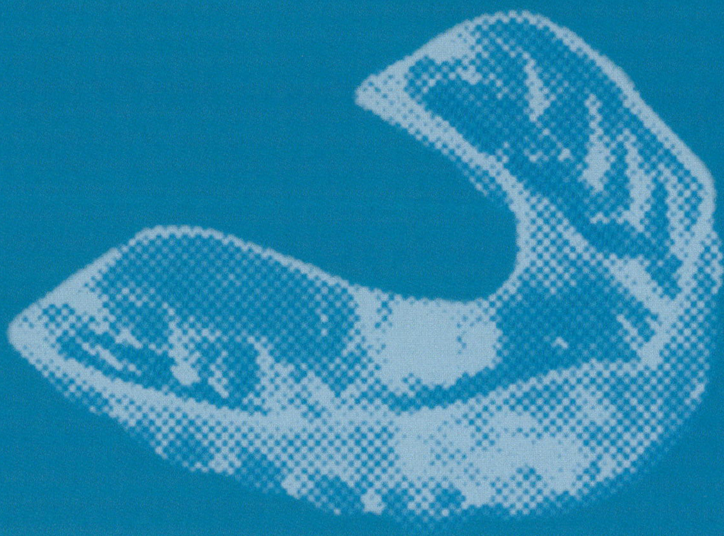

나이트가드란?

수면 시 이갈이는 수면 중에 나타나는 이갈이(grinding)와 이악물기(clenching)의 총칭으로 저작근활동을 주체로 하는 parafunction이다. Parafunction이란 저작, 연하, 발음 등의 기능적 동작(여러 가지 환경이나 문맥에서 볼 수 있는 과제나 의지에 따른 운동)과 달리, 의식적·무의식적으로 목적 없이 시행되는 비기능적인 운동을 말한다. 그 강도나 빈도가 생체의 내성을 넘어서서 나타나면 장애의 원인이 되는 경우가 있다.

수면 시 이갈이에 의한 장애 대부분은 악구강계에서 생기기 때문에 구강의 건강상태나 치과치료의 예후를 좌우하는 위험요소로 명확하게 알려져 있다[4].

치과적으로 정형화된 원인 요법이 확실하게 정해져 있지 않기 때문에 생체를 이갈이로부터 보호하는 것을 주로 목적으로 하는 대증요법을 중심으로 대응하게 된다. 그 목적으로 나이트가드가 이용된다.

위치의 분류와 특징

법랑질이나 치관수복재료, 보철재료보다 부드러운 재료로 제작하는 나이트가드는 치아를 교모와 마모로부터 보호할 수 있고 수면 시 이갈이에 대한 제1선택 치과적 대처법이 된다.

나이트가드의 디자인은 크게 교합장치(편악형) 형태와 액티베이터(activator) 형태(상하 일체형)로 나뉜다. 특히 교합장치는 구치부의 좌·우로 이를 갈 때 걸리는 곳이 없도록 교합조정을 적절히 시행할 필요가 있다.

장착감이 좋고 치아나 수복물·보철장치를 보호할 수 있기 때문에 열가소성시트 등의 연성 소재로 제작된 소프트 타입의 나이트가드를 이용하는 경우가 있다. 하지만 소프트 타입을 사용하면 교근이나 측두근 등의 근활동이 활발해져 힘이 분산되기 어려워서 구강 내의 한 부위에 큰 스트레스가 집중될 가능성이 있다. 따라서 장기적으로 사용하지 않아야 한다.

교합장치 형태

일반적인 나이트가드로 재질이 경성과 연성으로 나뉜다. 연성재료는 제작이 간단하고 장착감의 위화감도 적지만 저작근의 근활동이 강해질 가능성이 있다는 보고가 있으므로 경성재료가 좋다[5].

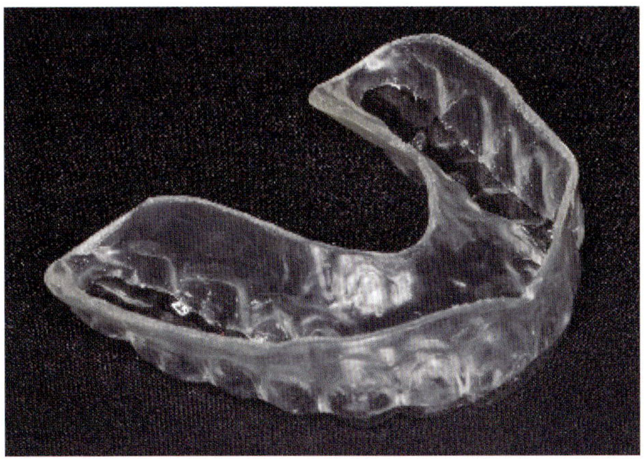

액티베이터 형태

술자가 원하는 하악 위치를 유지할 수 있도록 상·하 한 덩어리로 만드는 형태이다. 효과가 확실하고 조정을 위한 체어타임이 짧다는 장점이 있지만 설계가 어렵다는 단점이 있다. 이갈이 정도가 매우 심한 경우나 턱관절로의 부담을 경감시키기 위한 목적이 있는 경우, 그리고 필요한 치아를 정출시켜 교합평면을 맞추는 경우에 이용된다[6].

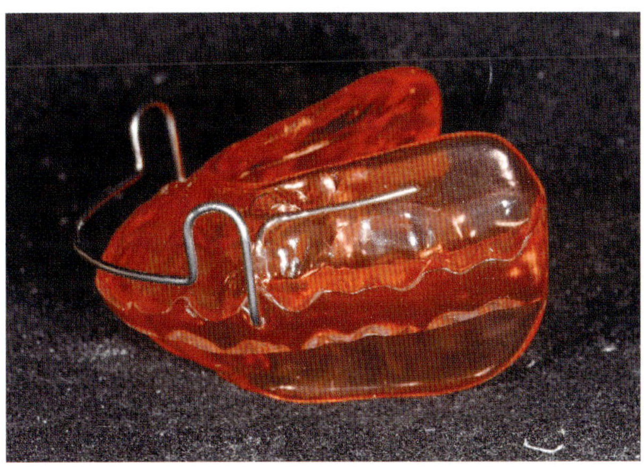

적용대상

적응증은 수면 시의 이갈이로서 이에 의해 치아의 교모나 마모가 있거나 기상 시에 교근부위 등이 무겁고 불편한 환자들이 대상이 된다. 또한 치과치료 후에 장착한 보철장치를 보호하기 위해 나이트가드를 장착하라고 권하는 경우도 있다.

미국수면학회(American Academy of Sleep Medicine; AASM)에서 제시한 수면 시 이갈이의 임상진단기준은 아래와 같다[7].

A 수면 시 일상적으로 혹은 빈번하게 이갈이 소리가 존재한다.

B 이하의 임상증상 중 1개 이상이 존재한다.

1. 수면 시 이를 가는 것이 예상되는 치아의 과한 교모
2. 수면 시 이를 가는 것이 예상되는 기상 시의 일시적인 턱주위근의 통증 및 피로감, 측두부두통, 개구장애

이와 같은 문진이나 임상소견에 기초한 진단보다 수면 시의 저작근근전도검사가 좀 더 객관적이며 적절하지만 현 상황에서 일상진료에까지 도입되어 있지는 않다[8].

제작방법과 설계의 포인트

■나이트가드의 두께는 개구량에 맞춰서 조정하자.

나이트가드를 제작하는 데 중요한 것은 교합거상량이다. 구치부의 교합거상량은 안정공극량의 범위로 하고 레진강도가 최소한 확보할 수 있는 1.0mm가 좋다는 보고[9]와 안정공극보다도 큰 것이 좋다는 보고[10]가 있어 명확한 지표가 없는 것이 현재 상황이다. 또한 수면 중에는 지속적으로 개구하고 있는 시간이 길고, 안정공극량(2~3mm)보다도 수직적으로 개구하고 있는 시간이 수면시간의 대부분을 점하고 있다는 보고도 있다[11,12].

이렇게 여러 가지 설이 있지만 수면 중 이갈이하는 횟수가 많을수록 개구량이 적은 경향이 있다고 한다[12]. 수면 중의 수직적 악위를 조정하는 나이트가드의 두께는 이갈이 빈도, 즉 개구량에 따라서 구분해서 사용할 필요가 있다[12]. 하지만 안정공극량을 크게 넘어서는 두께는 추천하지 않는다.

보험적용에 관한 사항

■보험을 적용할 수 있는 나이트가드의 조건

2018년 진료보수개정을 통해 턱관절증 및 이갈이의 진단명에 대해 적용할 수 있는 구강 내 장치(턱관절 치료용 장치, 이갈이에 대한 구강 내 장치)는 재질 및 제작방법에 따라 명확하게 분류되어 있다(아래 표)[13].

턱관절증 및 이갈이 진단명에 대해 구강 내 장치 1을 제작하는 경우에는 인상채득뿐만 아니라 교합채득의 청구가 필요하다[14].

보험적용의 조건[13]

구강 내 장치 1	의치상용 아크릴릭레진수지로 제작	
구강 내 장치 2	열가소성 시트 등을 치과기공용성형기를 통해 흡인·가압하여 제작, 혹은 작업모형에 직접상온중합레진을 압접하여 제작	교합면 관계: 부여되어 있음
구강 내 장치 3		교합면 관계: 부여되지 않음

임상에서의 주의사항

■장치를 조정하고 수리한다.

장치를 장착할 때 착탈, 청소, 보관 등의 방법에 대하여 상세한 지도가 필요하다. 또한 장치 장착 직후에는 치아 및 교합의 위화감이나 점막부의 통증 등이 생길 가능성이 있고, 조정을 위한 정기검진이 필요하다는 사실을 충분히 이해시키도록 한다.

동통이나 기능장애 혹은 환자의 주소가 해결된 다음에는 사용을 중지하고 경과를 관찰하여 만연히 계속 장착하는 것을 피하도록 한다. 또한 이갈이에 적용할 때에는 상기의 주의사항뿐만 아니라 장치의 교모의 유무를 시간에 따라 지속적으로 관찰하여 이갈이가 아직 유지되고 있는지를 환자·의료인에게 이해시켜 두는 것도 중요하다. 필요에 따라 균등한 교합관계가 되도록 레진의 첨가나 삭제를 통해 조정한다.

■극복해야 하는 치료가 아니라 경감시켜서 조절하는 치료이다.

수면 시 이갈이와 같은 역학적 문제, 즉 악구강계에 작용하는 힘을 어떻게 조절하는지에 대해서는 아직 해결되지 않은 부분이 많다.

현 상황에서는 나이트가드를 사용하여 치아나 보철장치를 보호하고 수면 시 이갈이와 공존해 나가는 치료방법이 가장 일반적이라고 할 수 있다. 그러기 위해서라도 교합관계의 설정이나 교합조정을 충분히 시행해야 한다.

환자에게 이렇게 설명합시다.

"다음에 내원하실 때 장착감과 효과를 확인하겠습니다."

나이트가드를 장기간 사용하는 경우에는 정기적인 리콜이 필요하다는 것을 설명한다. 장착 개시 초기에는 리콜의 간격을 짧게 한다.

"통증이나 교합의 변화가 느껴지는 경우에는 치과의사에게 알려주세요."

동통이 있거나 증상이 악화되면 사용을 중지한다.
또한 리콜 시에 나이트가드의 레진의 교모를 통해 교합접촉에 변화가 보이는 경우에는 교합면에 레진을 첨가하는 등 교합접촉이 균등해지도록 조정한다.

"충치와 치주병을 예방하면서 착용합시다."

나이트가드를 장기간 사용하는 경우에는 잔존치의 보존이 중요하다. 우식이나 치주병을 예방하기 위해서라도 특히 저녁식사 후에는 양치를 시행하고 구강 내를 청결하게 한 다음 청결한 나이트가드를 장착하도록 지시한다.

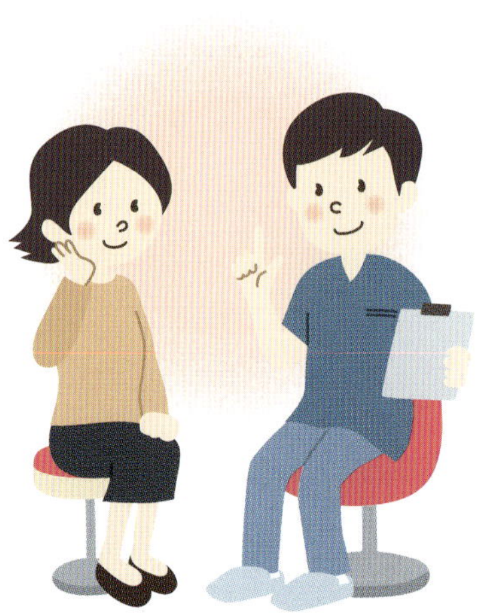

각 장의 끝에 있는 하늘색 페이지는 복사 후 환자에게 전달하여 사용 및 관리에 이용하도록 합시다.

나이트가드의 사용 시 주의사항

건네 드린 구강 내 장치는 턱관절증의 초기치료나 이갈이 등에 사용하는 물건입니다. 안전을 위해 아래의 항목을 확인하고 치과의사의 지도에 따라 바르게 착용해 주십시오.

1. 사용방법·사용시간

- 장치를 장착할 때 우선 장착면의 방향을 확인해주십시오. 다음으로 거울을 보면서 입술이 다치지 않게 한 쪽부터 주의 깊게 구강 내로 삽입하여 정해진 위치에 손가락으로 바르게 장착해 주십시오.
- 물어서 장착하게 되면 장치의 변형과 파손의 원인이 됩니다. 장치를 꺼낼 때에도 손가락으로 무리하게 힘을 가하지 않도록 주의하십시오.
- 장치는 취침 전에 장착하고 기상 후에 제거해 주십시오.

2. 세척·보관방법

- 치약은 사용하지 않고 칫솔이나 의치용 칫솔을 이용하여 상온에서 흐르는 물로 세척합니다.
- 장치를 청결하게 유지하기 위해 시판용 스프레이 타입의 의치세정제의 사용을 권유합니다.
- 열탕소독은 장치 변형의 원인이 되기 때문에 절대로 하면 안 됩니다.
- 전용 용기(의치케이스)를 준비하고 물에 넣어 보관해 주십시오. 또한 어린이나 반려동물의 손이 닿지 않는 곳에 보관해 주십시오.
- 장치는 열에 약하고 변형되기 쉽기 때문에 아래와 같은 상황을 피합시다.

열탕을 이용하여 세척·소독하기/주머니에 넣은 채로 옷을 건조기에 돌리기/뜨거운 여름날 차 안에 두기/스토브나 에어컨 등의 열원 가까이에 방치하기

3. 문제·통원에 관한 사항

- 장치 장착 후에는 증상의 경과 관찰과 장치의 조정을 위해 정기적인 검진이 필요합니다. 또한 장착 직후에는 치아나 교합에 위화감 등의 증상이 나타나는 경우가 있습니다. 걱정이 되면 검진 시에 치과의사에게 상담을 받으십시오.

이외에도 궁금하거나 불명확한 점이 있으면 편하게 연락하세요.

1 수면 시에 사용하는 구강 내 장치 (2)

수면무호흡증·코골이방지장치

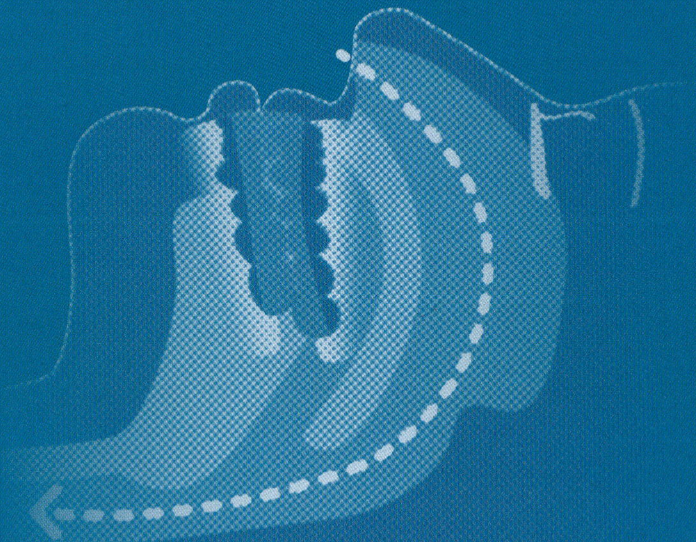

수면무호흡증·코골이방지장치란?

폐쇄성수면무호흡증(OSA, 47쪽 참조)에 대해 수면 시에 구강 내 장치(OA)를 장착하는 치료법(이하 OA요법)을 적용하는 경우가 있다. 통원하면서 시행하는 CPAP요법(CPAP이라는 기계로 코에 일정한 압력의 공기를 불어넣어 혀나 연구개를 들어 올려 기도를 넓히는 방법)보다 치료효과나 확실성은 떨어지나 치료지속성이 높은 방법이다. 이런 치료에 이용하는 장치는 하악을 전방으로 유도·고정하여 OSA의 원인이 되는 상기도의 협착을 막도록 설계되어 있다.

그 설계는 아래와 같은 요건이 충족되어야 한다.

① 하악을 전방으로 이동시킬 수 있다.

② 개구를 제한시킬 수 있다.

③ 각 환자에 따라 하악의 전방이동량을 조정할 수 있다.

구강 내 장치를 통한 OSA의 치료는 잔존치나 연조직, 턱관절 등의 영향을 받기 쉽기 때문에 치료효과가 제각각이다. 하지만 CPAP과 비교하여 도입과 취급이 쉽고 휴대가 간편해서 치료가 지속적으로 이어질 확률이 높다는 장점이 있다.

장치의 분류와 특징

수면무호흡·코골이방지장치에는 여러 가지 종류가 있으나, 크게 하악전방이동형(mandibular advancement devise; MAD)과 설전방유지형(tongue retaining devise; TRD)으로 나뉜다. 하지만 TRD은 효과를 입증하는 근거가 되는 보고가 적기 때문에 MAD가 널리 이용되고 있다. MAD는 1피스 타입(상·하 일체형, 모노블락)과 2피스 타입(상·하 분리형, 세퍼레이트 타입)으로 나뉜다.

2004년에 OA치료가 진료보험에 등재되어 보험진료 범위 내에서 치료하는 경우에는 자연스럽게 제작하는 형태와 종류가 한정된다. 따라서 여기에서는 보험진료로서 OSA의 치료에 가장 많이 이용되는 1피스 타입의 MAD를 중심으로 다룬다.

하악전방이동형(MAD)

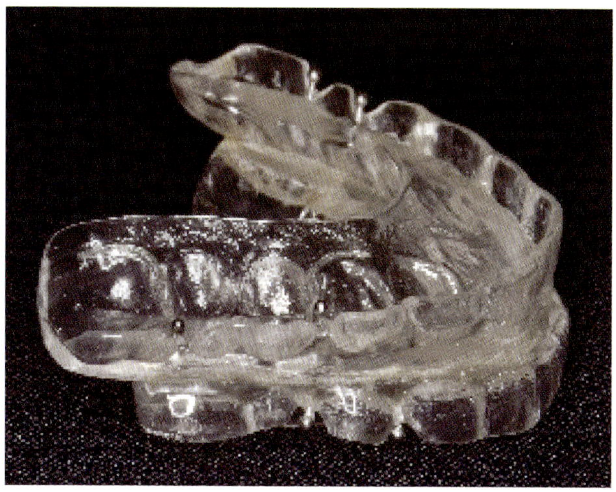

1피스 타입의 MAD(과에서 제작). 상하마우스피스를 하악전방위에서 고정하는 형태. 고정되어 있기 때문에 턱관절이나 주위저작근, 유지력을 얻는 치아 등에 통증이나 위화감이 나타나는 경우가 있다.

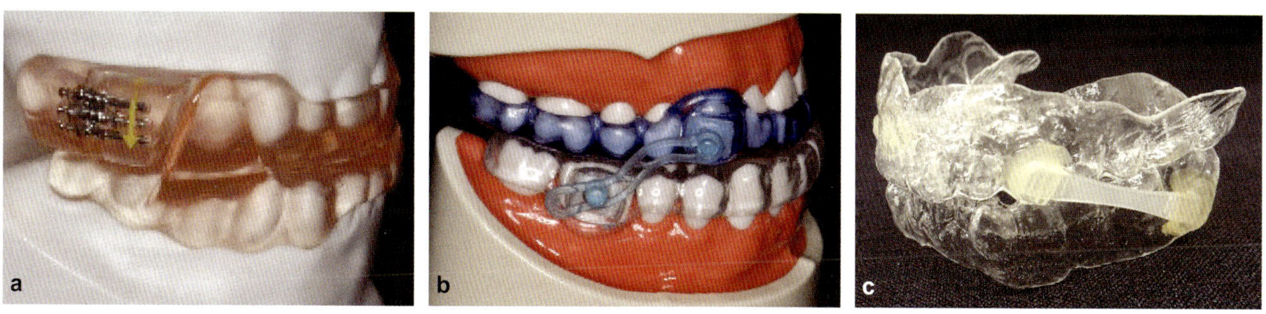

2피스 타입(상·하 분리형)의 MAD. 하악을 전방으로 위치시키면서도 분리되어 있기 때문에 주위 조직에 가해지는 위화감이 적다. 하지만 장치제작에 비용이 들며 보험진료로 청구하는 일은 비현실적이다(a: somnodent MAS flex[SomnoMed], b: 사일렌서SL[ERKODENT], c: NK커넥터[모리타]).

설전방유지형(TRD)

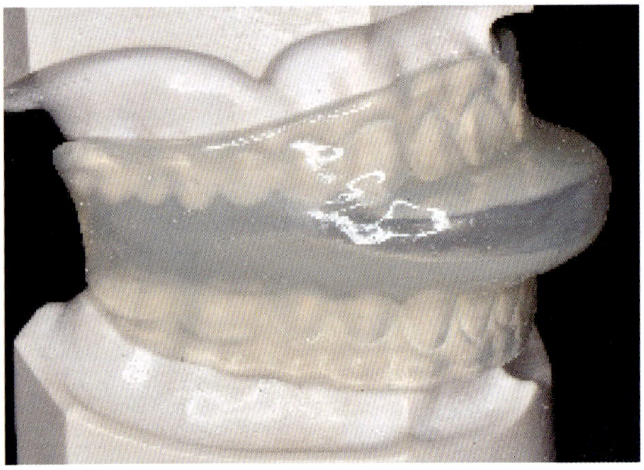

1피스 타입의 TRD(사진은 본과에서 제작한 장치). 치아를 고정원으로 하지 않고 음압으로 혀를 전방으로 유지시켜 상기도의 폐쇄를 막는다. 상·하악일체형이기 때문에 1피스MAD와 마찬가지로 하악의 위치를 바꿀 수 없다.

소프트 타입(연성소재로 제작)

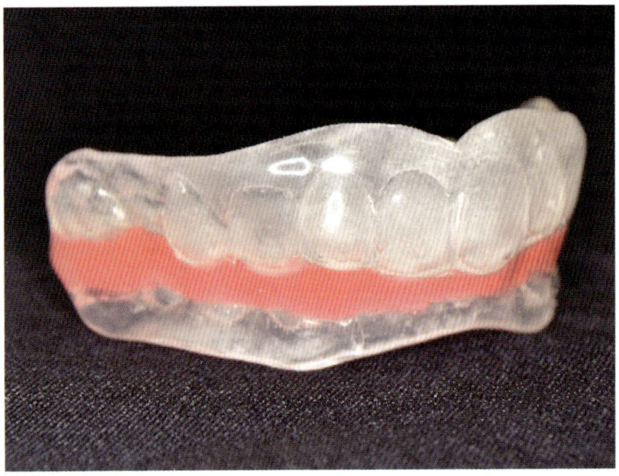

사진은 교두감합위에서 고정시킨 연성의 1피스MAD로 복수의 동요치가 있는 환자나 의치를 장착한 환자에게 유효하다. 필자는 1피스MAD를 장착할 때에 위화감이 심한 환자에게 장착감에 익숙해지게 하기 위해 사용한다.

상(床) 타입

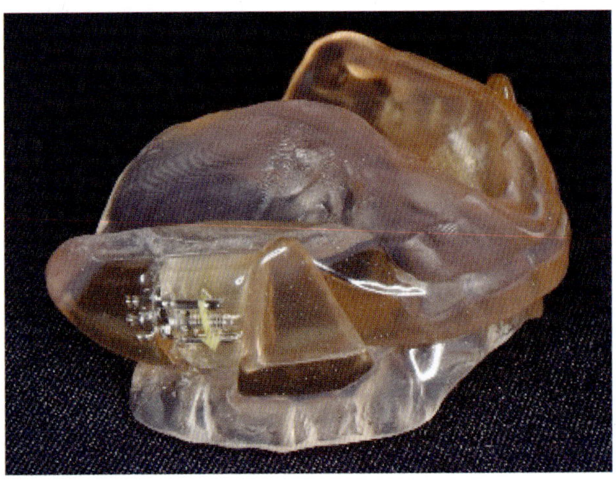

무치악을 시작으로 소수 잔존치증례에서도 장치를 제작·장착할 수 있다(이덴튤러스[SomnoMed]). 사진은 상악 양측 유리단결손증례에서 제작된 것으로 말발굽형으로 하지 않고 구개를 덮어서 잔존치의 부담을 경감시키고 있다.

의치에 장착하는 형태

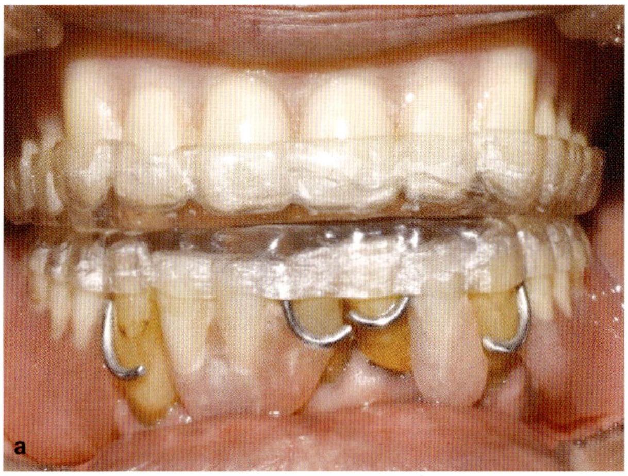
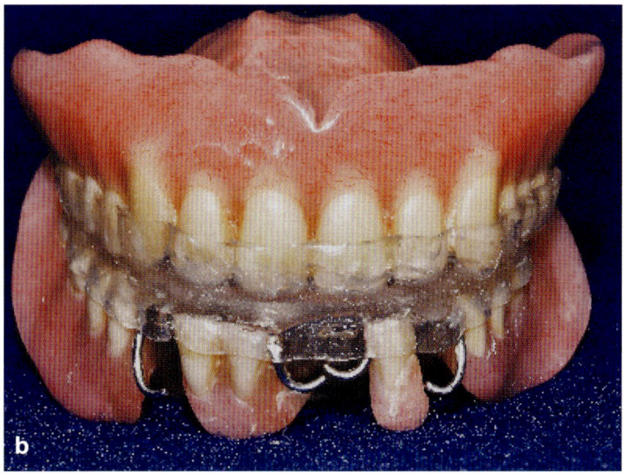

장치 장착 중의 정면 사진(a: 상악이 완전의치, 하악이 부분의치인 증례), 의치와 장치의 관계(b). 의치의 충분한 적합과 안정을 얻을 수 있는 경우에 장치제작이 가능하다.

치료과정

초진 시

① 환자와의 상담·문진	검진 동기, 수면시간, 직종, 코골이나 무호흡의 자각, 취침 시나 기상 시의 상태, 숙면감, 개구 시나 기상 시의 갈증, 비폐감, 이갈이 유무, 야간 화장실 방문 횟수, 음주 유무 등을 문진한다.
② 구강 내 검사	수면무호흡·코골이방지장치는 치아에서 고정을 얻기 때문에 치아결손 유무, 우식이나 치주병 유무, 턱관절의 상태 등을 확인해야 한다. 입과 턱의 상태에 따라서 먼저 치료를 진행해야 하는 경우에는 바로 장치를 제작할 수 없다.
③ 방사선검사	우식이나 치조골, 턱관절의 상태, 안면골격의 형태를 진단하기 위해 파노라마, 세팔로그램 촬영을 시행한다. 또한 하악의 형태 이상에 대해 외과적 수술을 시행하는 경우에는 인두기도 단면의 길이와 넓이, 인두기도체적의 3차원적 평가를 위해 CBCT 촬영을, 또한 연구개나 인두측벽 등의 연조직 상태를 확인하기 위해서 MRI 촬영을 시행하는 경우가 있다. 촬영은 필요에 따라 기계를 보유한 의료기관에 의뢰한다.
④ 인상채득	교합상태나 치열을 진단하기 위해 시행한다.

2회째 내원 시

장치제작을 위한 인상채득과 교합상태 확인	검사에 따라 구강 내 장치를 통한 치료가 필요하다고 판단한 경우 장치제작을 위해 인상채득과 교합상태를 확인하여 장치를 제작한다(다른 치료가 필요한 경우에는 그 치료를 먼저 한다).

3회째 내원 시

턱의 위치 결정과 시적	• 완성된 장치를 시적한다. 수면 중에 빠지지 않도록 약간 타이트해도 괜찮다. 환자가 너무 타이트하다고 호소하면 조정한다. • 장치를 장착하고 코골이음을 내도록 하면서 자연스런 폐구상태에서 하악을 천천히 전방으로 내도록 하여 코골이음이 없어진 위치에서 멈춘다. 그 위치에서 수 분 동안 정지하여 치아나 턱관절, 근육에 통증이나 무리가 없는지 확인한 뒤 상·하의 장치를 순간접착제나 즉시중합레진으로 고정한다. 이 순서는 치료효과에 직접적으로 작용하기 때문에 신중하게 따른다.

4회째 이후 (장착 후 10~14일 후)

① 문진	• 장치를 일상적으로 사용하고 있는지 확인한다. • 장치의 사용감과 코골이음이 사라졌는지 문진한다. • 치아나 턱관절, 근육에 통증이나 무리가 없는 것을 다시 확인한다. 통증이 있는 경우에는 하악의 위치를 변경하는 것도 검토한다. 다만 장착 시의 위화감이 있더라도 코골이음이 없어진 경우에는 하악의 위치가 적절한 가능성이 있기 때문에 당분간 경과를 관찰한다.
② 장착한 상태로 방사선검사	• 사용에 문제가 없다고 확인되면 장치에 의한 기도의 확대 상태를 확인하기 위해 장치를 끼운 상태에서 세팔로그램을 촬영한다.
③ 무호흡의 개선 상태의 검사	• 장치를 일상적으로 사용하고 있다면 무호흡 상태가 개선되었는지 검사하기 위해서 소개장을 작성하여 소개해준 의과에 장치를 장착한 상태로 수면검사를 시행해달라고 한다. 결과에 따라 장치를 재조정한다.
④ 정기검사와 조정	• 6개월~1년마다 검사와 조정을 시행한다. • 장치의 사용 상황에 따르지만 구강 내나 턱관절의 상태, 장치의 시간에 따른 변화에 따라 조정을 시행한다.

적용대상/임상에서의 주의사항

■적용에는 의과적 진단이 필수적이다.

현시점에서는 치과에서의 진단만으로 적용을 판단하는 것은 불가하므로(역주: 우리나라에서는 비보험치료이기 때문에 치과에서 적용되지만 역자의 경우 신경과와 이비인후과의 의뢰를 받아 제작하는 경우가 많습니다) 의과적인 진단과 평가가 필수적이다. OA치료는 경도·중등도의 OSA증례(OSA의 중증도에 대해서는 49쪽 참조)나, 의과에서 경비적양압호흡요법(CPAP) 치료가 불가능했던 증례에 적용된다.

또한 치료 개시부터 약 6개월에서 1년 후, 혹은 병의 상태에 변화가 있었던 경우에 장치의 효과 판정을 시행하는 것이 적절하다[15].

■장치의 장착위치·설계는 환자의 상황에 따라 바꾼다.

장치는 건전한 치열상에 장착하는 것이 좋으나 모든 OSA 환자가 건전한 치열이 있는 것은 아니고 의치에 장착하거나 상형태로 제작할 필요가 있는 경우가 있다.

또한 턱관절이나 저작근의 상태를 고려하여 상·하 일체형 혹은 분리형을 선택하는 등 환자의 상황에 맞추어 제각각 대응할 필요가 있다(턱관절이나 주위저작근, 유지에 쓰일 치아 등에 통증이나 위화감이 생긴 경우에는 분리형을 사용하는 경우가 있다).

■장치의 유지·관리도 잊지 말자.

본 장치는 장기간 사용하는 장치이기 때문에 변형 등에 의한 위화감이나 파손 등의 문제가 생기는 경우가 있다. 유지관리 시에 장치를 지참하도록 하여 수시로 점검하고 불편함이 없도록 계속적으로 관리해 갈 필요가 있다.

■장치 장착 후에 확인하자.

장치 장착 후 주관적 평가로 효과를 확인할 수 있었다면 아래의 수면 검사를 의뢰해준 의료기관에서 실시하여 개선 정도를 객관적으로 조사한다.

- 무호흡·저호흡지수(apnea hypopnea index; AHI, 수면 한 시간당 무호흡과 저호흡을 합친 수) 혹은 호흡장애지수(respiratory disturbance index; RDI)

  ※2015년에 개정된 미국수면학회 스코어링매뉴얼(ver2.2)에서는 새로운 재택 모니터 룰로서 호흡이벤트지수(respiratory event index: REI)가 제창되고 있다[16].

- 3%산소포화도저하지수(3% oxygen desaturation index; ODI)

동맥혈의 산소포화도가 3% 이상 저하되고 120초 동안에 상승하는 방향으로 바뀌는 횟수를 센다.

코골이음이 사라지더라도 AHI나 RDI가 개선되지 않는 경우도 있다. 효과를 충분히 발휘하지 못하는 장치를 계속 사용하는 것은 환자의 생명 예후에 영향을 끼칠 위험성이 있기 때문에 사용을 중지하고 다른 치료로 전환하는 것을 고려하여 의과로 되돌려 보낼 필요가 있다. 효과가 있어도 의과에서 반년에 한 번은 수면 검사를 시행하여 예후를 지속적으로 확인해 나가는 것이 필수적이다.

■하악의 위치결정(titration)을 확실히 시행한다.

규정은 없지만 장치제작 시에는 하악의 위치결정(전방이동량)이 아주 중요한 과정이 된다. 또한 장착 후에 시행하는 효과 판정 결과에 따라 다시 위치를 결정해야 하기 때문에 재현성이 있어야 한다. 장치가 효과를 발휘할지 부작용을 발생시킬지는 이 과정에서 결정되기 때문에 환자와 상담하면서 적절한 위치를 찾는다. '조지게이지' 등의 인상채득 시 계측에 사용하는 전용기구(다음 쪽 참조)나 버니어캘리퍼스를 사용하는 방법이 있지만, 본서에서는 조지게이지를 사용한 제작방법을 해설한다(또한 본과에서는 폐구비호흡(역주: 입을 다물고 코로 호흡하는 것)을 전제로 치료하기 때문에 기본적으로 구호흡을 설정하지 않는다).

상기도는 하악의 전방이동량에 따라 확대되지만 최대전방위의 60~70%에 최초 위치를 정하는 것이 일반적이다. 이것은 하악이 안정되는 위치와 최대전방위의 67% 위치에서는 상부기도의 넓이에 유의한 차이는 있지만 67%의 위치와 최대전방위 간에는 유의한 차이가 없다는 연구가 근거가 된다[17,18].

또한 상기도에 있어서 서있을 때 앙와위를 따지지 않고 가장 좁게 변화되기 쉬운 곳인 구개범인두부(velophalynx)는 상기도의 개통성과 관련이 있고 하악을 전방이동하는 것으로 비강저항이 감소되어 기도저항도 감소된다고 알려져 있다[19]. 이러한 근거를 바탕으로 환자에게 무리가 없는 범위에서 최대한 많은 효과를 얻을 수 있는 위치를 찾아낸다. 따라서 이 과정은 여러 번 시행하는 경우가 많다.

이 하악의 전방이동과정에서 주의해야 할 점은 측방으로의 이동에 대한 배려이다. 장치 미장착 시 하악전방운동은 통상적으로 전방유도에 따라 시행된다. 하지만 장치 장착 시에는 그 교합면형상이 가이드가 되기 때문에 미장착일 때와 일치하지 않는다. 통상적인 악운동을 벗어나지 않도록 정중의 차이나 구치부 이개량의 정도에 주의할 필요가 있다.

이 위치를 기준으로 2회째 이후의 진료 시에 코골이음의 소실 유무, 치아나 턱관절, 저작근에 있어서의 위화감의 유무 등을 확인하여 재조정해 간다.

치과인상채득 시에 사용하는 계측 기구

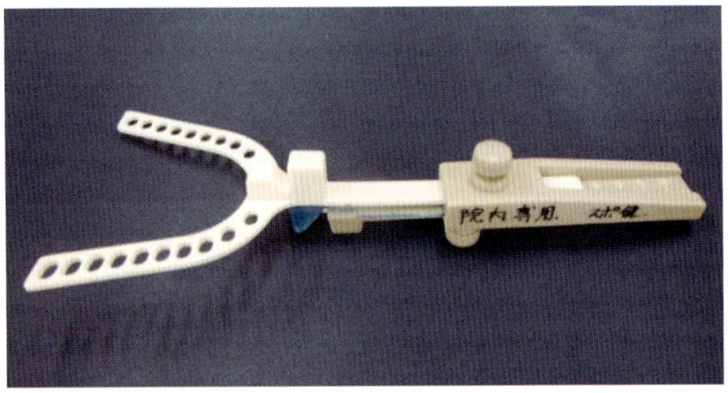

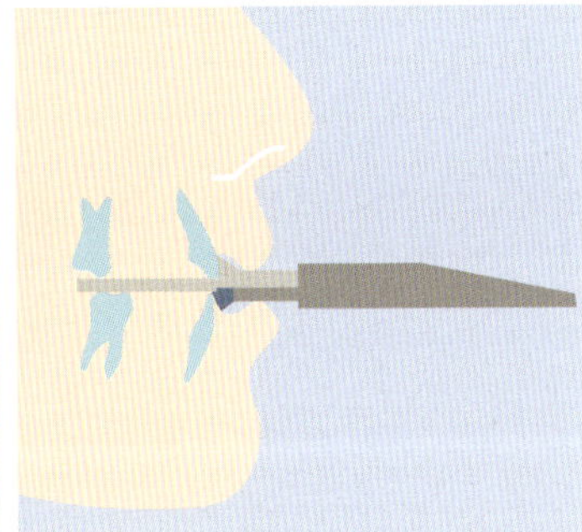

조지게이지(JM Ortho)

상·하악 절치의 위치 관계를 계측하는 장치이다. 교두감합위의 위치를 기준으로 하악을 전방으로 시동시켜서 이동거리를 알 수 있다. 하악의 titration을 시행할 때에는 최대전방위까지 하악을 이동시켜 그 거리를 확인한 다음 약 70%의 위치에서 상하를 고정시킨다. (역주: George gauge는 Dr. Peter T. George가 개발한 구성교합을 채득하기 위한 장치이다. 구성교합은 교정장치를 장착했을 때 구강주위근의 기능력이 가장 효과적으로 발휘되는 위치를 말하며, 하악전돌에서는 하악을 후방으로, 상악전돌에서는 하악을 전방으로 하여 근원심관계를 정상적으로 맞춰 전치부에서 3~4mm, 구치부에서 2~3mm가 개구된 상태를 보통 선택한다)

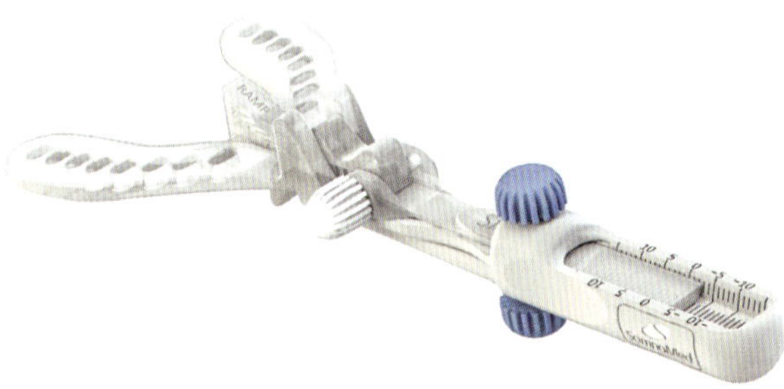

Somgauge(SomnoMed).

최근에 판매하기 시작하였으며 하악의 위치를 결정하기 위한 기구이다. 사용방법은 이 책에 소개된 조지게이지와 거의 같다.

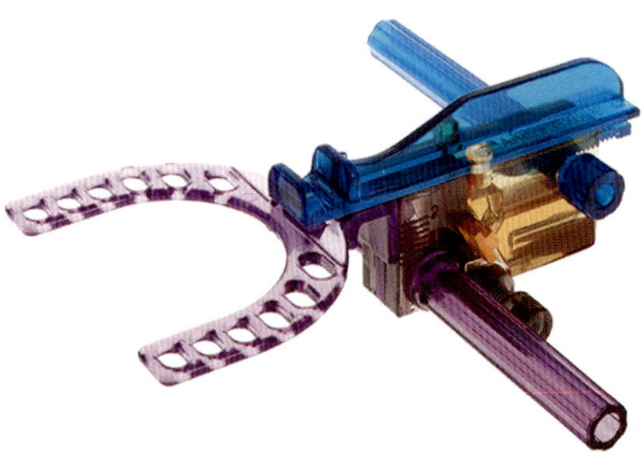

교합채득장치 앤드라게이지(자이코어·인터내셔널·inc).

작동 방향마다 색깔로 구별되어 있어 정확하게 기록할 수 있게 되어 있다. 구강 내외 어디에서도 조정이 가능하기 때문에 한 번에 세 방향의 악간관계를 기록할 수 있다.

하악의 위치결정(titration)

1 교두감합위의 확인

장치 미장착 시 교두감합위의 상태, 전방이동 시 정중이동 등을 확인한다.

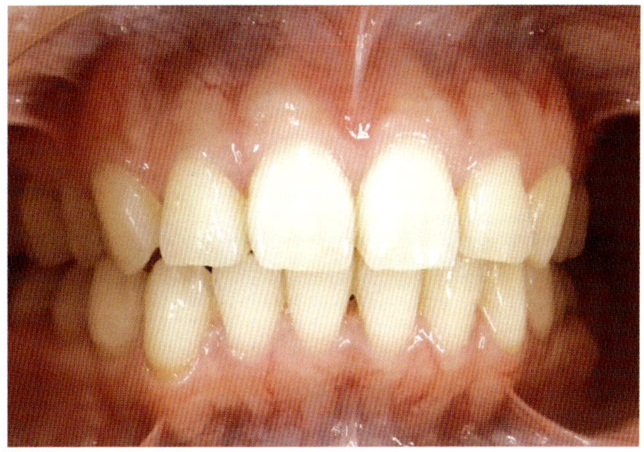

2 장치의 시적

안정위에서 상악·하악 순서대로 장치를 시적한다.

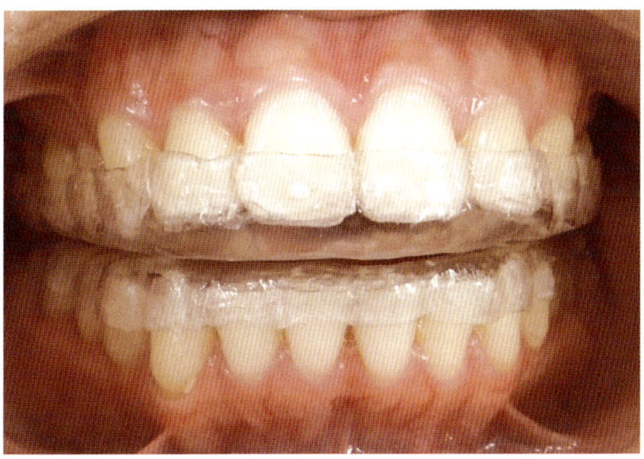

3 하악안정위의 측정

안정위에서 조지게이지를 환자에게 물려서 하악 절치점의 수치를 기록한다. 사진의 증례에서 안정위에서의 하악 절치점의 수치는 −4mm였다.

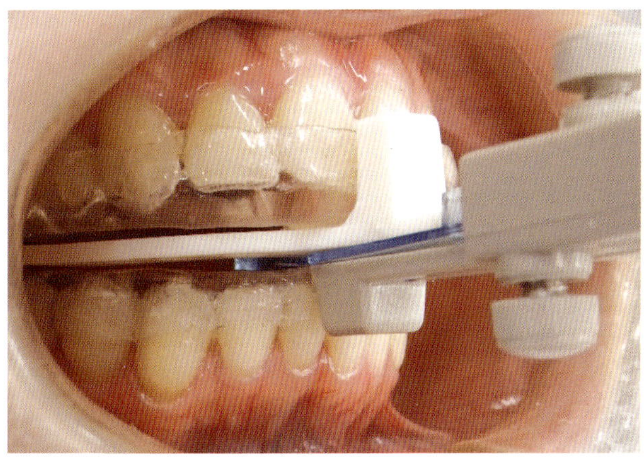

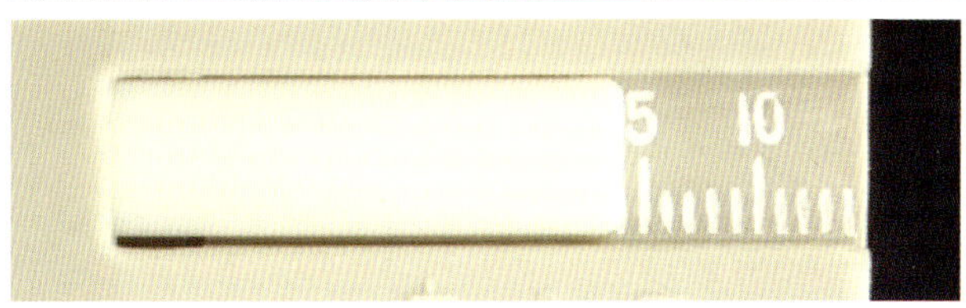

4 하악 최대전방위의 측정

장치를 장착한 상태에서 하악을 최대전방위로 하여 하악의 최대전방위를 측정한다. 이때 측방으로의 이동이 없도록 한다. 사진의 증례에서 최대전방위는 +6mm였다. 즉 안정위와 최대전방위의 차(하악 절치점의 전방이동량)는 10mm가 된다.

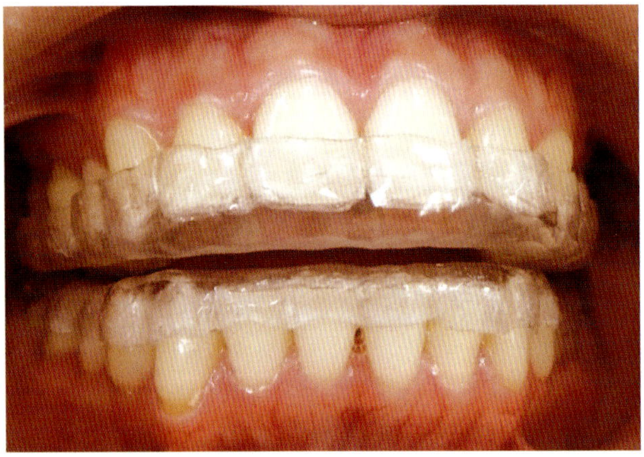

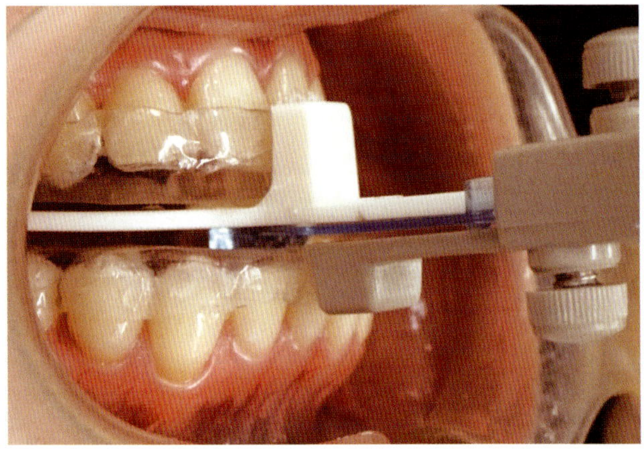

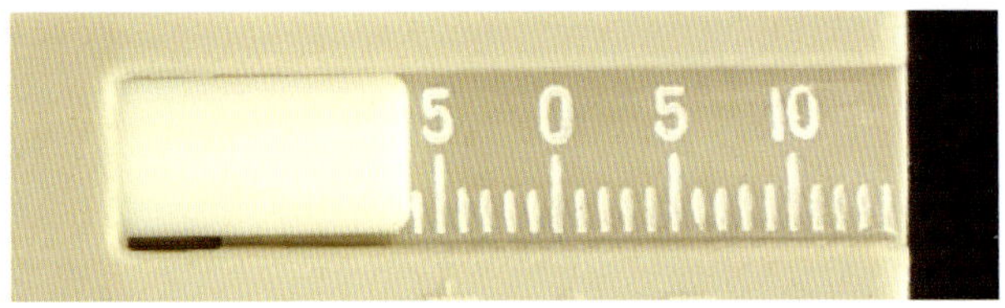

5 상·하악 고정위치의 계산·가이드의 부여

최대전방위의 약 70%를 목표로 상·하악을 가고정한다. 조지게이지를 계산한 수치로 설정하고 그 위치에서 환자에게 교합하게 한다.

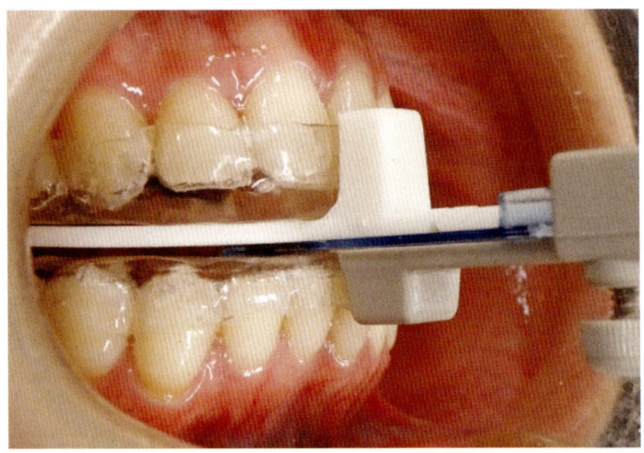

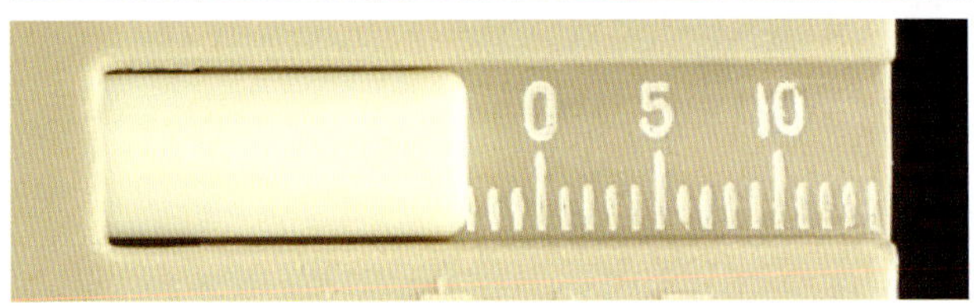

6 목표위치의 기재

상·하악의 장치를 정확하게 고정하기 위해서 술자가 보기 쉬운 위치에 유성매직 등으로 표시를 한다. 특히 정중부근의 표시는 측방으로의 이동을 확인하기 쉽다.

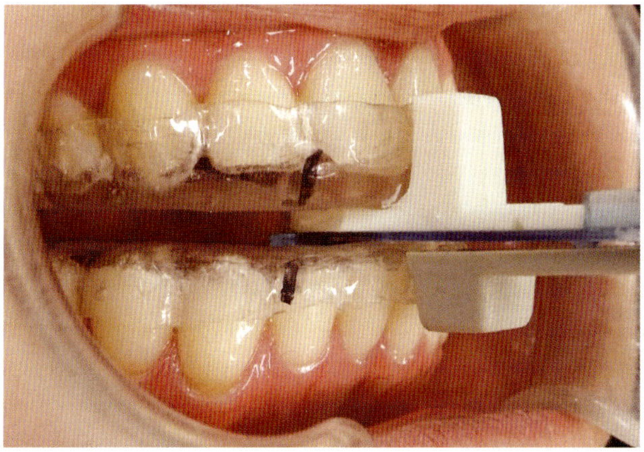

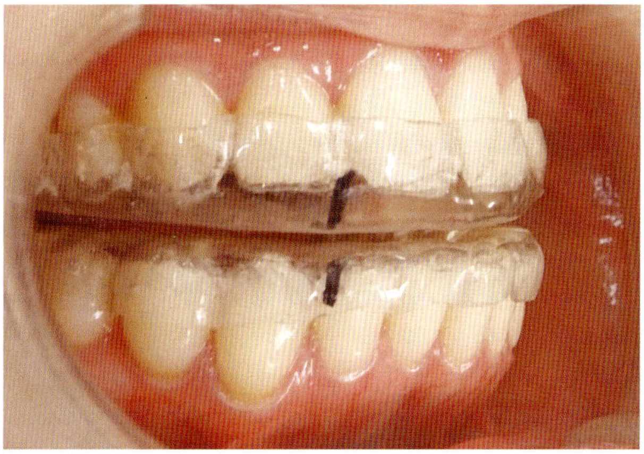

7 장치의 고정

조지게이지를 빼고 측정한 위치에 다시 하악의 위치를 유도한 다음에 순간접착제나 즉시중합레진을 이용하여 상·하악의 장치를 고정한다.

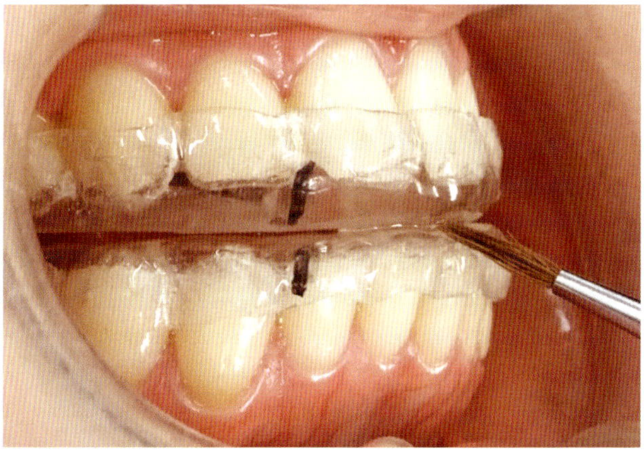

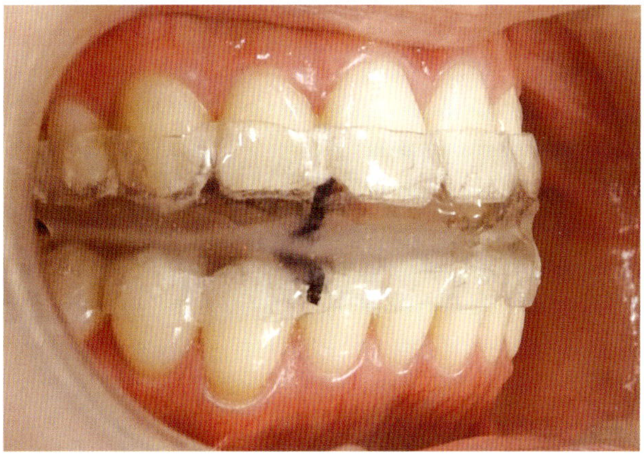

8 완성(정면)

전방위에서 고정할 때 정중이 이동되어 있지 않은 것을 우선 표시해둔 선을 통해 확인한다.

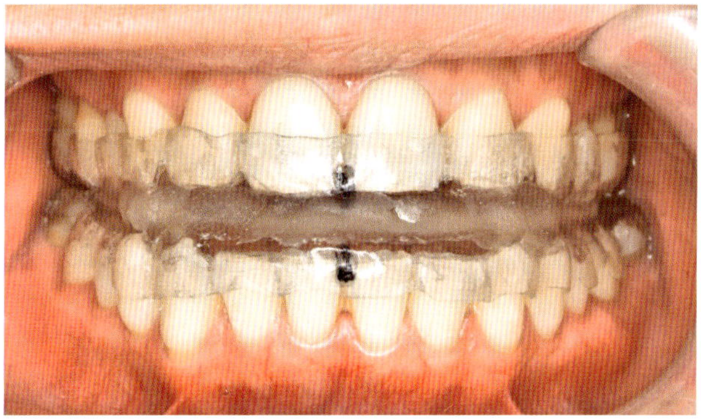

환자에게 이렇게 설명합시다.

"장치를 장착할 때 '적응' 과정이 필요합니다."

본 장치는 수면 중에 쉽게 빠지지 않도록 약간 타이트하게 제작하기 때문에 교합장치나 마우스가드와 달리 착탈에 익숙해지기 위한 연습이 필요하다. 체어사이드에서 장치를 장착시켜 충분히 연습하게 한다.

"다음에 내원하실 때 장착의 장착감과 효과를 확인하겠습니다."

다음 내원 시에 아래의 항목을 확인하기 위해 환자에게도 설명해 둔다.

- 턱관절이나 주위저작근, 치아의 통증과 위화감 유무
- 코골이음의 변화(사라졌다, 절반 정도 감소했다, 변화 없다 등)
- 기상 시의 변화(숙면감, 두통의 유무 등)
- 일상생활에서의 수면욕의 유무 혹은 변화(충분히 수면을 취했지만 낮에 자려고 하는지, 자면 안 되는 상황에서 자는지 등)
- 그 외 수면과 관련된 에피소드의 변화(밤에 화장실을 가는 횟수 등)

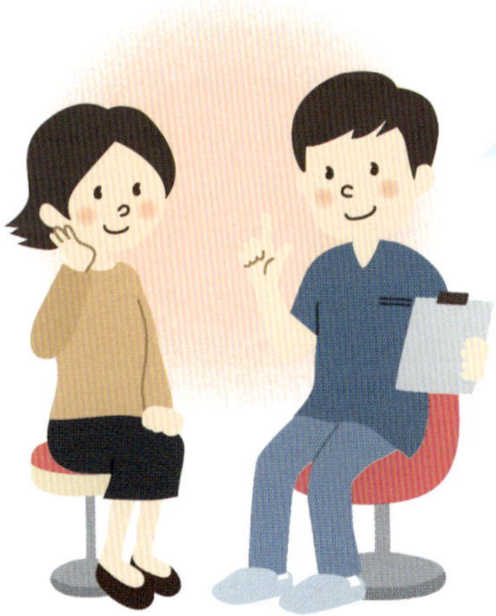

"이런 증상이 나타나는 경우가 있습니다. 그때에는 수면치과 전문의와 상담하세요."

- 턱관절에 통증이나 위화감이 있다.
- 입의 측방, 즉 뺨쪽에 있는 근육(교근)에 통증이나 위화감이 있다.
- 머리의 양측면, 즉 측두부에 있는 근육(측두근)에 통증이나 위화감이 있다.
- 턱관절부에 부착되어 있는 근육(외측익돌근)에 통증이나 위화감이 있다.
- 그 외 두부에 있는 근육이 아프다, 혹은 위화감이 있다
- 치아가 아프다.
- 씹기 힘들어졌다.

이 장치는 반강제적으로 하악을 전방위에서 고정하기 때문에 하악에는 원래 위치로 돌아가려 하는 힘이 발생한다. 특히 상·하악 전치부나 턱관절, 주위저작근의 동통이나 위화감은 장착 초기에 높은 빈도로 나타난다. 미리 출현할 수 있는 가능성과 대응책에 대해서 환자에게 설명해두지 않으면 안 된다.

또한 이 장치를 사용하더라도 개선되지 않는 경우가 있다는 사실을 밝히고 시간이 어느 정도 지나도 개선되지 않는다면 사용을 중단해야 한다고 설명한다.

수면무호흡·코골이방지장치의 사용 시 주의사항

건네 드린 구강 내 장치는 아래의 사항을 확인하고 주의하여 사용하기를 바랍니다.

1. 사용방법·사용시간

- 취침 전에 양치하고 나서 장착해주십시오. 양치질을 제대로 하지 않은 상태에서 장치를 장착하면 충치나 치주병이 생길 위험성이 증가합니다.
- 장치를 건네 드린 당일에 한해서 자택에서 물 안에 2~3시간 정도 담아두십시오. 장치를 제작할 때에 사용한 재료(인체에 무해합니다)의 냄새가 줄어듭니다.
- 장치를 입에서 빼면 이가 뜨는 듯한 느낌이 듭니다. 일반적으로 30분 정도가 지나면 사라지지만 이 느낌이 지속되거나 턱관절에 통증이 생긴 경우에는 사용을 중지하고 치과의사에게 연락하십시오(어금니가 뜨는 경우 나무젓가락을 10회 정도 깨물면 감각이 쉽게 돌아옵니다).
- 장치에 익숙해지기까지는 조금 시간이 걸리지만, 처음 3~4일 정도는 가능한 한 장착하고 취침해 주십시오(장착 개시 후 1주일 동안은 아침까지 계속 장착하는 것이 어려울 수도 있습니다).
- 어느 정도(1주일 이상) 사용하더라도 위화감에 변화가 없거나 오히려 강해지는 경우에는 사용을 중단하고 반드시 치과에 연락하십시오.

2. 세정·보관방법

- 사용 전(취침 전)·사용 후(기상 후)에 세정합니다.
- 시판되는 전용세정 스프레이나 의치세정제를 사용하여 세정한 후에 상온의 수돗물로 헹궈냅니다. 세정 시에는 떨어뜨리지 않도록 충분히 주의합니다.
- 칫솔이나 스폰지로 강하게 문지르면 상처가 나서 오염이나 세균이 생기기 쉬우므로 피합시다. 깨끗하게 하려면 거즈를 사용할 것을 추천합니다.
- 건조를 막기 위해 수돗물로 세정 후 닦지 말고 랩으로 둘러싼 다음 전용 케이스에 넣어 보관해 주십시오. 들고 다닐 때 쓸 케이스도 사용합시다.
- 장치는 열에 약하고 변형되기 쉬우므로 열탕세정이나 소독은 하지 않도록 합니다.

3. 문제발생·통원에 관한 사항

- 장치가 파손되거나 장치에 이상이나 변화가 나타난 경우에는 신속하게 연락해주십시오.
- 장치는 6개월~1년마다 검사하고 조정합니다. 다음 내원 시에 치아나 턱관절, 주위 근육의 위화감이나 통증, 코골이나 기상 시의 두통, 일상생활에서의 졸림 등 수면 증상에 대해 확인하므로 알게 된 것들을 메모해 둡시다.

이외에도 궁금하거나 불명확한 점이 있으면 편하게 연락하세요.

칼럼 수면 시 이갈이의 치료는 신중하게 한다.

OSA와 수면 시 이갈이는 같이 나타나기 쉽다.

수면 시 이갈이(sleep bruxism; SB)는 국제수면관련질환분류에서 수면관련운동이상증으로 분류되어 있으며 수면 시에 반복되며 나타나는 리듬성저작근활동(rhythmic masticartory muscle activity; RMMA)과 동반되는 이갈이가 특징적이다. 성인의 발생률은 5~8%로 알려져 있고, 성별 차이는 없고 중장년 이후에 감소된다고 한다. 치아의 교모나 파절, 보철장치의 파손, 턱관절증 등의 구강안면통을 초래한다고 추측되고, RMMA 발생 시에는 일과성의 각성이 선행되는 것이 알려져 있다.

지금까지의 연구에서 SB와 OSA는 함께 존재하는 것이나 OSA는 SB의 위험인자의 하나라는 보고가 있다[20]. OSA와 SB가 같이 나타나는 경우가 많으므로 OSA와 수면 시 이갈이도 마찬가지로 많을 것으로 예상된다. 이렇게 두 개의 질환이 같이 나타나는 환자의 경우, 그 대응에 따라 예후가 변화될 가능성이 있다.

수면 시 이갈이에 교합장치는 유효한가?

SB를 호소하는 환자에게 이갈이에 동반된 저작근이나 턱관절 증상과 치아나 치주조직으로의 부담을 경감시키기 위해 나이트가드로서 교합장치를 제작하여 장착하는 경우가 적지 않다. 하지만 2013년에 SB를 동반한 폐쇄성수면무호흡증(OSA) 환자에게 교합장치를 적용하면 무호흡·저호흡이 증가한다는 보고가 있었다[21]. 따라서 치료의 선택에는 주의가 필요하다.

한편 OSA의 환자가 상·하 일체형 MAD를 장착하면 SB가 감소된다는 증례도 보고되었다[22]. 하지만 필자들은 일상 임상에서 일체형의 MAD를 장착하였지만 SB가 감소되지 않고, 코골이와 OSA는 소실되었지만 저작근 동통이나 턱관절 통증이 야기되는 것을 경험한 바 있다.

환자의 주소가 수면 시의 이갈이인 경우나 구강 내 검사 중에 이갈이가 의심되는 소견이 있는 경우, 코골이나 일상생활에서의 졸음 등의 OSA에 관한 사항을 문진할 필요가 있다. 문진에서 OSA가 더욱 의심되는 경우에는 가까운 내과나 이비인후과에 의뢰하여 환자가 해당 병원에서 수면검사를 받도록 한다. 그리고 '치료용 구강 내 장치는 본원에서 제작한다'고 전달하면 된다.

수면 시 이갈이를 동반하는 OSA의 치료 보고

문헌	대응	효과
Gagnon Y 등[21]	교합장치 장착 (이갈이 치료 목적)	무호흡·저호흡의 증가
Landry-Schonbeck A 등[22]	상·하 일체형 상부자 장착 (이갈이 치료 목적)	이갈이 감소

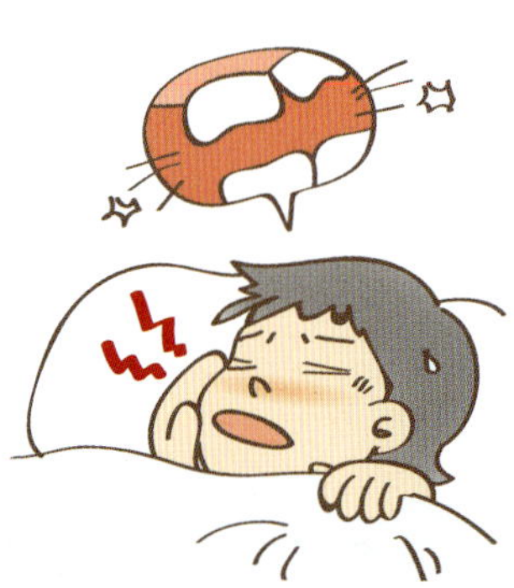

칼럼 OSA(obstructive sleep apnea, 폐쇄성수면무호흡증)에 대하여 *(계속)*

OSA란?

OSA는 수면 중에 호흡이 얕아지거나 정지하여 저산소뇌증, 고탄산가스혈증이 생기는 등의 수면방해로 인해 기상 시의 두통, 낮의 졸림, 집중력 저하 등의 증상이 생겨 생활의 질도 떨어지는 질환이다. OSA는 원인은 공기가 통과하는 길인 상기도가 좁아지는 것에 있다. 목 주위에 지방이 많이 침착되면 상기도가 협착되기 쉽기 때문에 비만은 OSA와 깊게 연관되어 있다. 또한 편도비대나 설비대, 비염, 비중격만곡 등의 코 질환, 작은 하악이거나 후퇴되어 있는 골격 문제도 원인으로 알려져 있다. 즉 비만이 아니더라도 OSA는 발생한다.

OSA와 순환기질환의 관계

OSA는 저산소혈증이나 교감신경활성의 항진 등을 야기하고 또한 이 증상들이 이차적으로 각종 질환을 야기하는 것으로 알려져 있다. 특히 순환기질환과 관련성이 많아 합병 빈도가 높을 뿐만 아니라 OSA에 의해 순환기질환의 병태가 결정되기도 한다. Sleep Heart Health Study(SHHS, 미국국립심폐혈액연구소에 의한 코호트연구. 1995~1998년에 6,441명, 2001~2003년에 3,295명이 참가하여 시험이 진행됨)[23]의 보고에 의하면 AHI(무호흡저호흡지수: 1시간당 무호흡과 저호흡을 합친 횟수) ≥11의 수면호흡장애(SDB)가 있는 군에서의 주요 순환기질환 발생확률의 odds비는 심부전 2.38, 뇌졸중 1.58, 관상동맥질환 1.27이었다[15]. 또한 중등도~중증의 OSA 환자의 사망률이 높다고도 보고되어 있어 매우 주의가 필요한 질환이다[15].

OSA의 유병률은 30~60세의 남성은 4%, 여성은 2%로 알려져 있다[24,25]. 이 결과를 제시한 Young 등은 미국 위스콘신주의 직원 3,513명(30~60세)에 대해 설문조사 조사 후, 무작위로 602명(남성 352명,

폐쇄가 없는 정상적인 기도

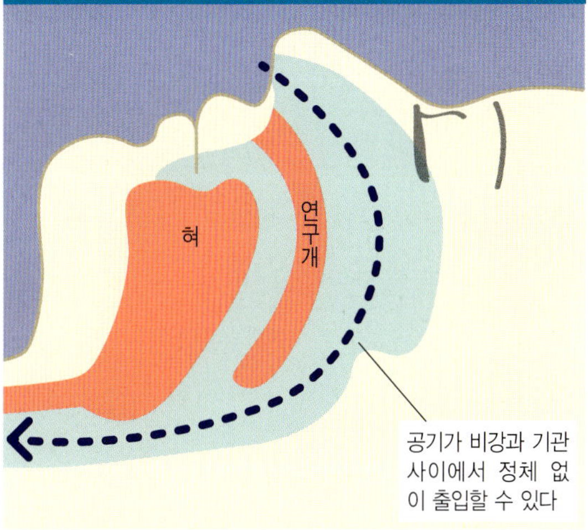

폐쇄된 상태의 기도

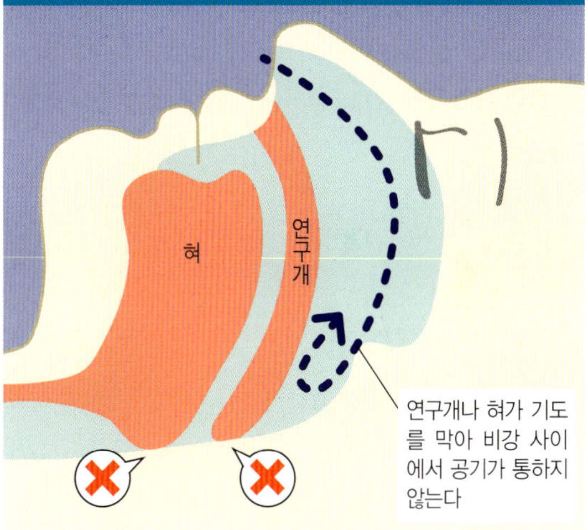

구강 내 장치를 장착했을 때의 기도

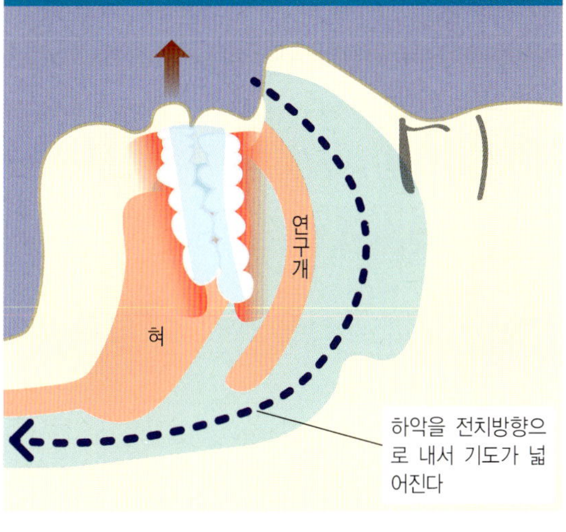

칼럼 (계속) OSA(obstructive sleep apnea, 폐쇄성수면무호흡증)에 대하여

여성 250명)을 추출하여 PSG(polysomnography)를 실시하였다. AHI≥5/h의 OSA의 빈도는 남성은 24%, 여성은 9%로, AHI≥10h의 빈도는 남성은 15%, 여성은 5%였다. 기준을 엄격히 하여 AHI≥15/h로 하더라도 그 빈도는 남성은 9.1%, 여성은 4%였다. 또한 AHI≥5/h로 일상생활에 지장을 끼칠 정도로 낮에 졸림이 있는 증례를 OSA로 정의하였더니 남성의 4%, 여성의 2%가 여기에 해당하였다고 하였다. 현재 SAS의 유병률로는 세계적으로 이 연구가 인용되는 경우가 많다.

일본에서는 일본인 특유의 골격적문제와 최근 발생하고 있는 버스 등 운전수의 사고발생빈도 등을 고려하면 의료기관에서 진료받지 않는 '숨은 OSA'가 많을 것으로 추측된다.

OSA의 진단과 치료

문진 등에서 OSA가 의심되는 경우 PSG나 휴대형 장치를 통한 간이검사를 이용하여 수면 중의 뇌파나 호흡 상태를 평가하고 진단한다. PSG에서는 AHI가 5 이상이며(중증도는 3단계)[26] 낮 시간에 졸리거나 기상 시에 두통 등의 증상이 동반되면 OSA로 진단한다.

치료법은 진단한 중증도나 OSA를 야기하는 원인에 따라 달라진다. 비만이 원인이라면 몸무게를 감량하고, '편도가 크다/연구개가 길다' 등의 문제는 이비인후과적 수술을 하고, '턱이 작다/혀가 크다' 등의 문제는 구강외과적 수술법을 통해 원인을 제거하여 치료한다. 대증요법으로는 중증도의 환자에게 의과에서 시행하는 경비적지속양압호흡요법(continuous positive airway pressure; CPAP), 치과에서 시행하는 구강 내 장치(OA) 요법이 있으며 이외에도 상담을 통해 수면 지도나 취침법 지도를 할 수 있다.

기도폐쇄 요인

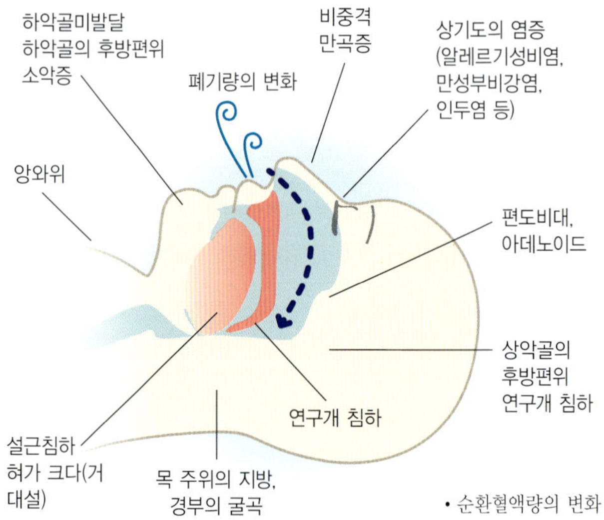

OSA의 증상

수면 시	• 코골이가 심하다(코골이가 멈춰도 큰 호흡과 함께 다시 코골이를 시작한다) • 호흡이 멈춘다 • 호흡이 흐트러진다, 숨쉬기 힘들어진다 • 숨이 막힌다 • 자주 깬다(화장실에 간다) • 잘 때 땀을 많이 흘린다
각성 시	• 숙면감이 없다 • 낮에 피로감을 느낀다 • 집중력이 저하된다 • 두통이 있다 • 심하게 졸릴 때가 있다 • 입이 마른다 • 일어날 때 개운하지 않다 • 몸이 무겁게 느껴진다

OSA 환자에서 함께 나타나기 쉬운 전신질환

- 고혈압
- 심부전
- 부정맥
- 뇌졸중
- 허혈성심질환
- 폐고혈압
- 우울
- 성기능장애
- 위식도역류증
- 대동맥 질환(대동맥확장, 대동맥류)

칼럼 (계속) OSA(obstructive sleep apnea, 폐쇄성수면무호흡증)에 대하여

OSA의 증상

정상		5 이하(<5)
OSA	경증	5 이상 15 미만(5≤AHI<15) ※5 이상에서 고혈압 위험이 증가[27,28]
	중등도	15 이상 30 미만(15≤AHI<30)
	중증	30 이상(30≤) ※심혈관질환이나 II형 당뇨병과의 관련성이 확인된다[29]

CPAP 치료

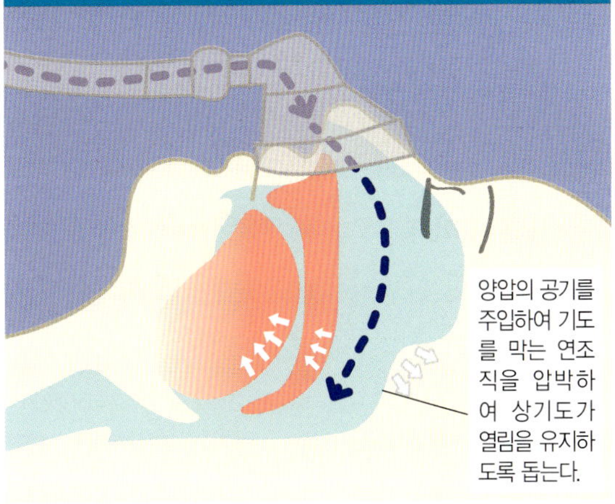

2

턱관절증 환자에게 사용하는 구강 내 장치

교합안정장치(턱관절 치료용 장치)

턱관절증은 우식, 치주병에 이어서 제3의 치과질환이라고도 불리고 최근에 학교치과검진에 포함될 정도로 증가하고 있는 추세이다. 턱관절증 환자는 악안면영역에 통증과 개구장애 및 관절잡음을 호소하는 경우가 많다. 우식과 치주병을 시작으로 턱관절이나 저작근과 관련된 각종 질환, 구강악안면통증, 심신증 등 턱관절증과 유사한 증상을 보이는 질환과 주의하여 감별해야 할 필요가 있다. 또한 일반적인 치과치료를 진행하다가 발생하게 되면 문제가 될 가능성이 있기 때문에 신중하게 대응해야 한다.

턱관절증의 기본치료로는 병태 설명과 질환 교육이 가장 중요하고, 여기에 자가관리를 포함하는 이학요법, 약물요법, 장치치료가 시행되는 경우가 있다. 턱관절 치료용 장치는 치열의 전체 혹은 일부를 경성 혹은 연성의 플라스틱 재료로 피복하여 하악위의 안정과 저작근의 긴장완화 등을 목적으로 장착된다. 열성형을 통해 베이스가 되는 교합장치를 단시간에 제작하고 필요한 부위에 상온중합레진을 첨가하여 좌우 밸런스를 잡아서 완성하는 과정이 일반적이다.

2 턱관절증 환자에게 사용하는 구강 내 장치

교합안정장치
(턱관절 치료용 장치)

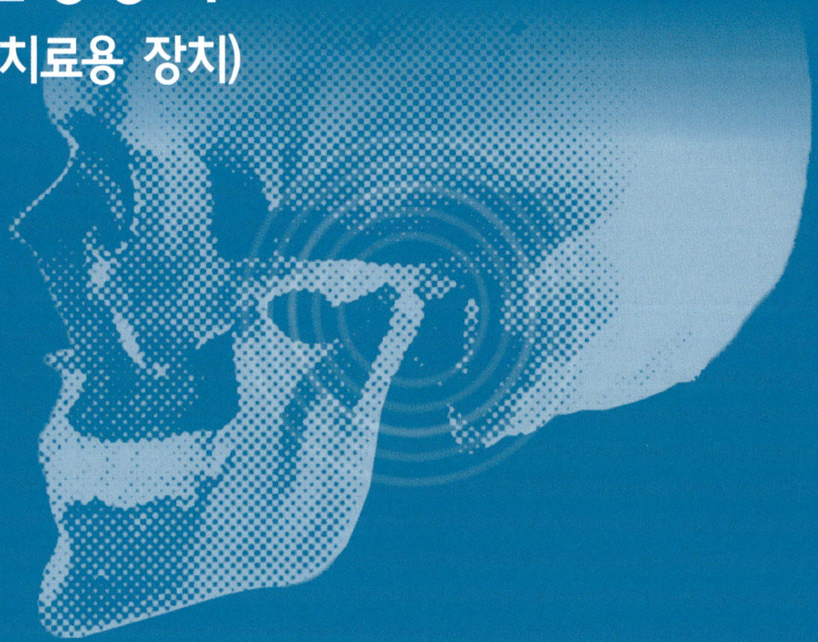

교합안정장치란?

교합안정장치는 턱관절증 치료 등 턱관절의 안정을 꾀하기 위해 하악을 고정하는 목적으로 이용되는 치열의 교합면을 피복하는 가철성 구강 내 장치이다.

턱관절증은 자기제어적(self-limiting)인 질환으로 알려져 있다. 즉 발생 초기에 통증이나 기능장애가 있기는 해도 증상을 악화시키거나 지속시키는 요인을 환자가 인식하여 제거할 수 있다면 수개월 후에는 자연관해되는 질환이다. 그렇기 때문에 현재의 턱관절증 치료에서는 교합조정을 중심으로 한 보철치료나 외과적 치료와 같은 비가역적인 치료는 적극적으로 시행하지 않고, 가역적 치료로서 보존적인 치료방법을 채택하고 있다. 이에 적극적인 교합에 대한 관여보다 일상생활에서의 불편함 경감이나 최대개구량 확보에 무게를 둔 교합안정장치를 이용한다.

또한 이 장치는 턱관절증 치료 외에 수면 시 무호흡증이나 코골이, 이갈이의 개선에도 이용된다.

장치의 분류와 특징

현재 턱관절증 치료에 이용되는 교합장치는 stabilization 형태가 주류를 차지하고 있다. 일부 케이스에서는 전방정복형 장치가 이용되는 경우가 있다.

교합안정(stabilization)형 장치

상악 혹은 하악 치열의 교합면 전체를 피복하는 장치로 균등한 교합 접촉을 부여함으로써 하악의 안정이나 고정을 꾀한다. 작용기전은 명확하지 않지만 일반적인 턱관절증(저작근통장애, 턱관절통장애, 관절원판장애, 변형성턱관절장애 등)에 있어서 통증과 기능장애의 완화를 목적으로 적용된다. 장치를 장착하여 치열이 연결·고정되기 때문에 소아나 사춘기 환자를 치료할 때에는 성장 발육을 저해하지 않도록 신중하게 배려해야 한다.

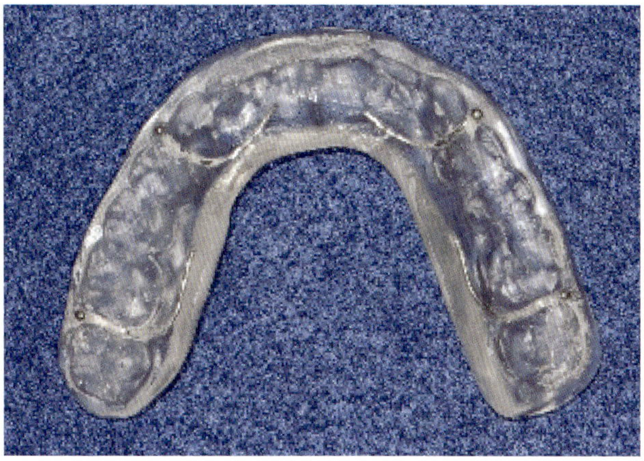

전체 치열이 균등하게 교합접촉 하도록 설계·조정되어 있다.

전방정복형 장치(Anterior repositioning appliance)

전방 전위된 관절원판을 정복하려는 목적으로 고안된 장치이다. 영상검사의 진보에 따라 한 번 전위된 관절원판의 장기적인 정복은 얻기 힘들다는 것이 명백하므로 그 적용이 한정적이긴 하나 현재에도 통증이 있는 클릭이나 closed lock 해제 후의 증상의 완화에 유효하다고 생각된다.

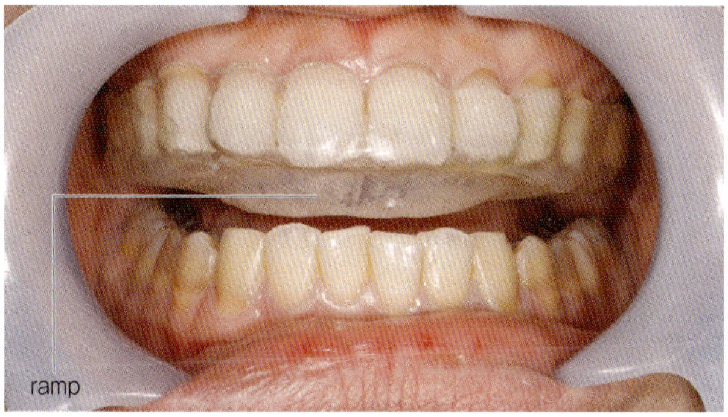

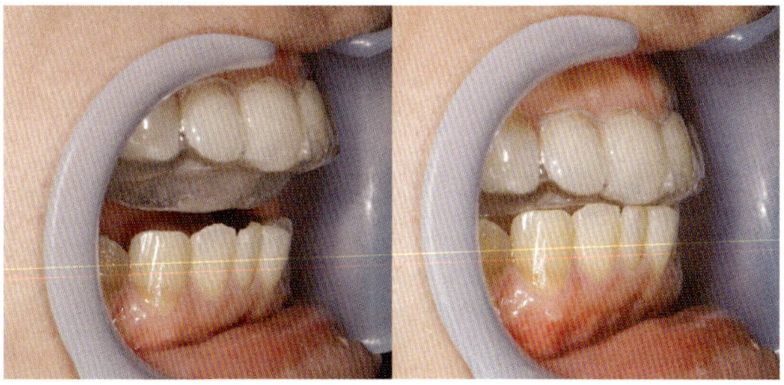

상악 전치부 설측 부근에 경사면(ramp)이 설치되어 있어 폐구하면 하악 전치 설측이 경사면에 접촉하면서 하악이 전방으로 유도되어 턱관절의 부담을 경감시킬 수 있다.

적용대상/임상에서의 주의사항

■모든 턱관절증 환자에게 적용할 수 있다.

통증이나 개구장애 등의 턱관절 증상이 강한 증례에는 NSAIDs(비스테로이드성 항염증제) 등의 약물요법 이외에도 하악의 안정이나 식사지도(씹는 방법이나 턱관절에 큰 부담을 주지 않는 음식 선택 방법 등)가 필요하다. 또한 이 증상들을 악화·지속시키는 인자(비기능적 구강운동, 스트레스, 수면장애 등)를 환자에게 인식시켜 온열요법, 저작근 마사지 혹은 개구훈련 등의 이학요법을 중심으로 자가관리를 철저하게 시키는 것이 가장 효과적이다. 과도한 저작이나 이악물기, 치열접촉벽(TCH), 수면 시·각성 시의 이갈이 등의 구강악습관이 의심되는 경우 행동행동조절요법이나 이완요법(relaxation), 바이오피드백(biofeedback) 등의 인지행동요법도 고려한다.

이러한 증상에 대한 구강 내 장치의 1차 선택은 역시 교합안정장치이며 전방정복형 장치는 난치성 통증이 있는 clicking 등에 한정하여 적용한다.

■턱관절증 검사에 대해 알아보자.

턱관절증의 진단에는 턱관절증의 진단기준(diagnostic criteria for temporomandibular disorders; DC/TMD)[1]을 이용하는 것이 추천되며 턱관절증의 진단이나 치료에 관여하는 모든 의료인이 같은 진단기준을 이용하는 것이 중요하다. DC/TMD는 증상질문표와 검사용지로 구성되어 있고, 그 결과를 diagnosis decision tree에 적용하여 병태를 분류할 뿐만 아니라 구강습관을 파악하고 심리사회적평가도 할 수 있어 매우 유용하다.

턱관절증은 턱관절이나 저작근의 통증, 관절잡음, 개구장애 혹은 악운동이상을 주요 징후로 하는 장애의 포괄절 진단명으로 정의되며 그 병태는 저작근통장애, 턱관절통장애, 턱관절원판장애 및 변형성턱관절증으로 나타난다[2].

효과적인 치료를 위해 진단이 중요하다는 건 두말할 필요도 없겠지만 동통발생의 원인이 저작근인지 턱관절인지를 판정하기 위한 촉진을 통한 동통 부위의 동정, 하악운동에 제한이나 이상이 있는지를 판정하기 위한 운동 범위의 측정, 관절원판의 위치나 움직임의 이상 혹은 하악과두의 변형의 유무를 알기 위한 관절음 청취나 영상검사에 따라 병태를 세세하게 분류하는 것도 필요하다. 가장 중요한 것은 검사를 통해 환자가 호소하는 통증과 다른 증상들이 재현될 수 있는지의 여부이다.

■교합장치의 조정 기간에 대해 알아보자.

교합장치의 조정 간격은 원칙으로 2주에 한 번 정도이지만 임상증상을 확인하고 하악위의 변화에 대응하기 위해 이보다 더 짧은 기간에 조정하는 경우가 있다[3].

DC/TMD에 준한 턱관절증의 검사항목[1]

1 통증 부위의 특정

촉진 측두근부, 이개전방부(턱관절), 교근부, 하악후부·악하부를 좌·우측 동시에 촉진하여 현재 혹은 과거 30일 동안 이 부위에 통증을 느낀 적이 있는지 환자에게 확인한다.

두통의 확인 과거 30일 동안 두통이 있었는지, 그 부위는 어디인지 질문한다.

2 절치의 피개관계와 정중의 편위 측정

상·하악 기준치 선택 상악 우측 중절치가 회전 없이 수평적이고 수직적으로 맹출되어 있다면 기준 치아로 선택한다(상악 좌측 중절치가 이 조건을 만족한다면 이것을 선택한다).

전치부의 수직 피개 확인 상악 기준치의 절단연의 근원심적 중앙부가 대합되는 하악 기준치와 중첩되는 부분에 연필로 수평 기준선을 인기한다.

기준선의 인기와 상·하악 정중의 평가

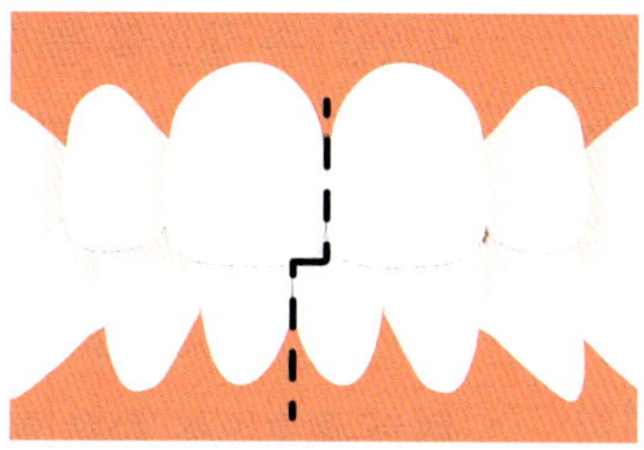

방법 1
상·하악 정중의 차이(1mm 이상)를 정면에서 측정하여 상악의 정중에 대해 하악의 정중의 차이의 방향을 기록한다.

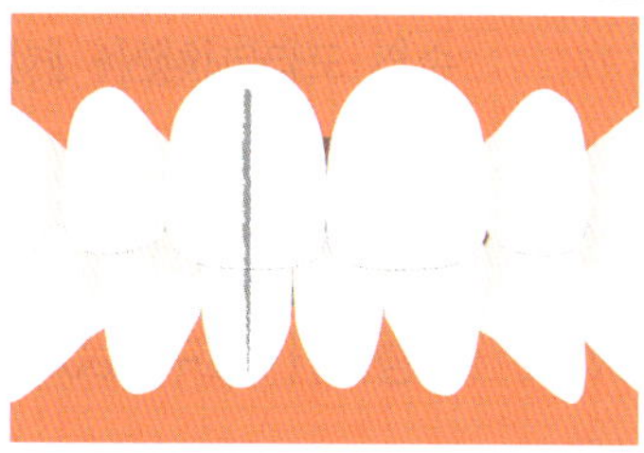

방법 2
상악 중절치의 순측면에 연필로 수직선(기준선)을 기입하여 대합되는 하악 절치의 순측면까지 선을 연장시켜 인기시킨다. 이 두 치아에 기록된 선이 정중기준선이 된다.

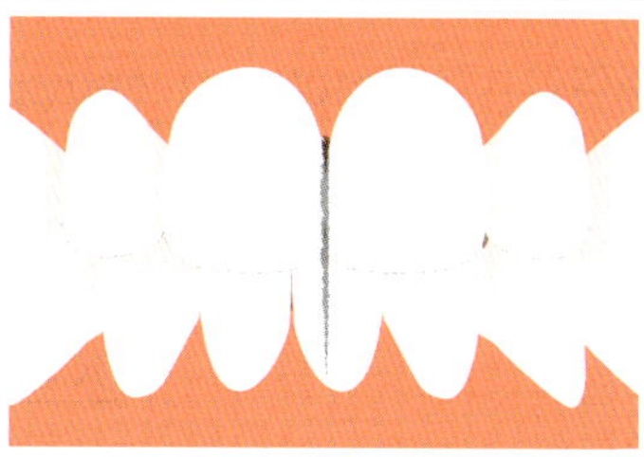

방법 3
상악의 정중선을 대합되는 하악 절치의 순측면까지 연장하여 인기한다. 하악 절치의 순측면에 그은 연필의 선이 하악의 정중 기준선이 된다.

절치부의 수평 피개 확인 교두감합위에서 치아가 교합되는 것을 확인하고, 상악 기준선의 순측면의 중점(근원심적인 중앙)에서 대합되는 하악 기준치의 순측면까지의 수평적인 거리를 측정한다.

절치부의 수직 피개 확인 상악 기준치가 하악 기준치에 수직적으로 피개되는 거리를 측정한다.

3 개구경로 관찰 (편위의 유무)

환자가 천천히 크게 개구하게 하여 개구경로를 관찰한다. 3회 측정하여 직선인지 변위와 편향이 있는지 분류한다.

4 개폐구운동의 측정	아래의 상황에서 상·하악 기준치의 절연 간 거리를 측정하여 기록한다. **무통개구량** 통증을 느끼지 않는 범위에서 최대한 입을 크게 벌리게 한다. **자력최대개구량** 통증이 있더라도 최대한 입을 크게 벌리게 한다. **강제최대개구량** 검사자의 손가락을 상·하악 중절치 절단에 두고 자력최대개구 한 환자의 입을 더욱 벌려서 측정한다. 또한 그때의 통증 유무도 확인한다.
5 측방 및 전방 운동의 측정	하악을 우측, 좌측, 전방으로 아프더라도 각각 최대한 크게 움직이게 하여 상·하악 정중기 준선의 차이를 측정한다. 또한 측정 중 통증에 대해서도 확인한다.
6 개폐구운동 시 턱관절잡음의 검사	문진하여 개폐구운동 시 클릭음의 유무와 장소, 타이밍, 클릭음의 형태(딸깍, 직직 등), 클릭음 발생 시의 통증 유무를 확인한다. 또한 실제로 턱관절을 만지면서 클릭음이 언제 발생하는지 검사한다.
7 측방 및 전방 운동 시 턱관절잡음 검사	문진에서 측방 및 전방 운동 시 클릭음의 유무와 장소, 타이밍, 클릭음의 형태, 클릭음 발생 시 통증의 유무를 확인한다. 또한 실제로 턱관절을 만지면서 클릭음이 언제 발생하는지 검사한다.
8 관절 lock의 유무	검사 중에 closed lock 혹은 open lock이 확인되면 한순간이더라도 빠짐없이 기록한다.
9 저작근과 턱관절의 촉진	측두근 및 교근 등의 저작에 관여하는 큰 근육과 턱관절을 편측씩 촉진하여 통증이 없는지 문진한다.

제작방법과 설계의 포인트

■ 교합장치의 재질에 대해 알아본다.

EVA(에틸렌·초산비닐중합체)시트 등 연성재료를 이용한 교합장치는 비교적 기공 조작이 용이하고 저렴하기 때문에 도입하기 쉽고 환자도 쾌적하게 사용할 수 있다. 하지만 정기적 검진 없이 장기간 사용하게 되면 치아의 이동이나 악위의 불안정, 치아나 치주조직으로의 부담 증가 등의 위험성이 있어서[4] 턱관절증 치료에는 경질레진이나 즉시중합레진을 이용하여 제작해야 된다.

■ Stabilization 형태에서는 접착성이 높은 경질레진을 이용한다.

가장 잘 이용되는 안정장치 형태의 교합장치에서는 교합면의 구축이나 조정을 즉시중합레진으로 시행하기 때문에 투명한 경질레진 중에서도 접착성이 높은 가열중합레진이나 상온중합레진, 아크릴레진을 재료로 선택한다.

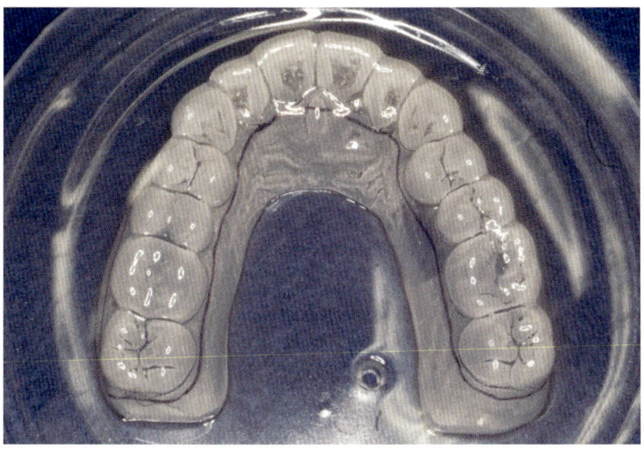

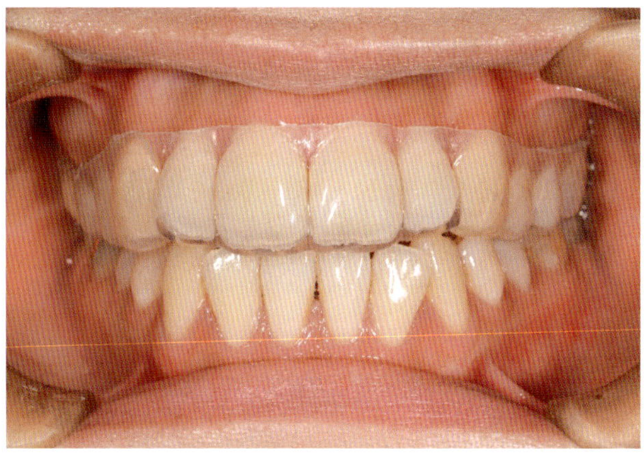

연성재료(EVA시트)를 이용한 교합장치

교합장치의 설계

장치의 두께는 대구치의 중심와에서 1.5~2mm 전후로 하고 안정공극의 범위 내에서 제작한다. 이보다 두꺼우면 이악물기가 유발되어 저작근이나 구강주위근 등의 근긴장이 강해질 가능성이 높다. 또한 외형은 구개측은 치경부까지, 순협측은 치관 최대풍융부를 약간 넘은 범위까지로 하고, 후연은 최후방구치까지 덮도록 설정한다.

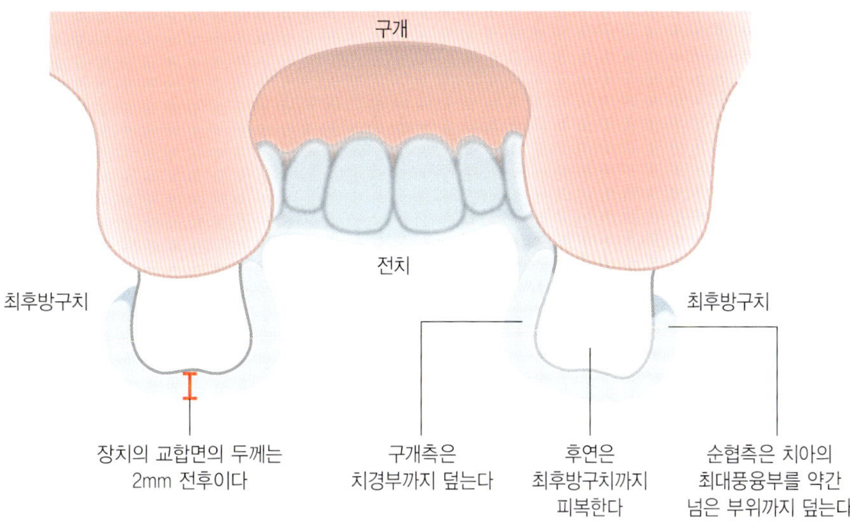

교합장치의 제작 예

술 전의 상태 29세 남성 환자

개구 시 및 저작 시에 양측 턱관절의 통증을 주소로 내원하였다.

내원 2주 전부터 기상 시에 치아 통증 및 개구 제한과 두통을 자각하고 있었고, 최근 같이 자는 식구로부터 이갈이를 한다고 지적받았다고 한다. 검사에서 하악의 가동 영역은 무통최대개구량 30mm, 자력최대개구량 35mm, 강제최대개구량은 45mm로서 측방 및 전방 운동에는 제한이 없었다. 절치절연과 견치첨두에서 교모가, 구치교두에서 법랑질파절이 관찰되었다. 촉진에서는 좌·우측의 교근과 측두근에 심한 압통이 있었고, 통상적으로 환자가 느끼는 통증과 두통이 나타났다. 한편 턱관절에는 압통, 운동통, 잡음이 없었다. 또한 진단검사로서 파노라마를 촬영하였으나 하악두에서 명백한 변형은 관찰되지 않았다. 이를 통해 수면 시 이갈이가 관여된 저작근통으로 진단하고 하악의 안정과 스트레치 등의 자가관리 및 교합안정장치를 통한 초기 치료를 시작하였다.

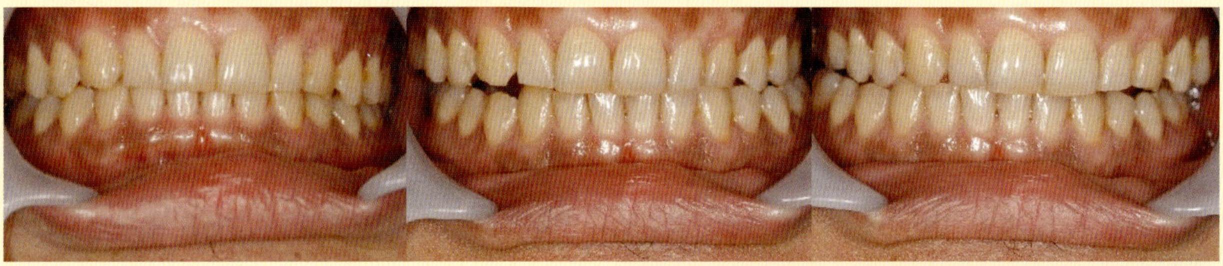

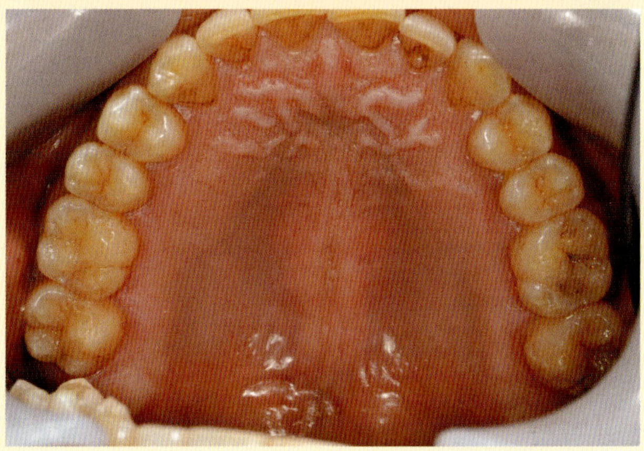

검사 시에 시행한 측방운동의 양상. 하악의 편심운동에 일치하게 상·하악 전치에서 명백한 교모가 관찰된다.

1 인상채득·작업모형 제작

기성 트레이와 알지네이트 인상재를 이용하여 전악 인상채득을 시행한다. 그 후 인상에 석고를 주입하여 작업모형을 제작한다.

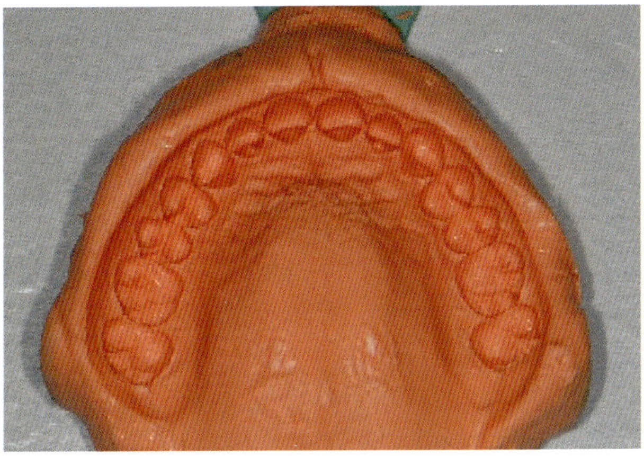

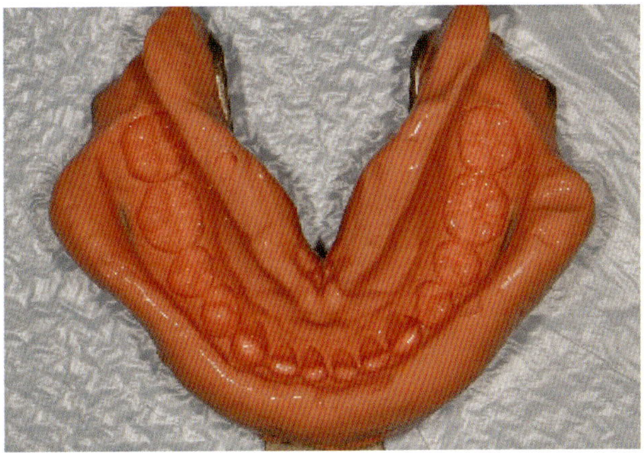

2 교합채득

교두감합위에서 교합채득을 시행하여 교합상태를 확인한다. 본 증례에서는 교합채득재에서 구치부의 교합접촉 면적이 크다는 것을 알 수 있다.

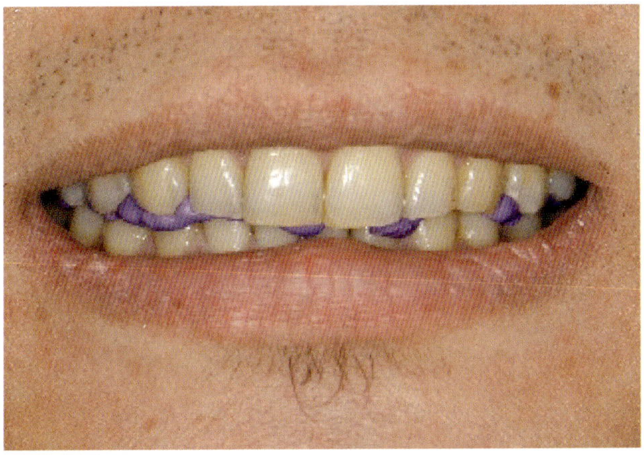

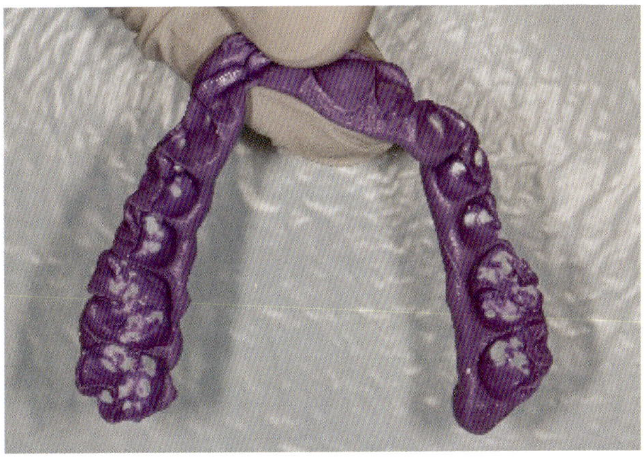

3 가열중합레진을 이용한 장치제작

가열중합레진을 이용하여 상악 전치열을 피복하여 편평한 형태로 제작하도록 치과기공사에게 의뢰한다.

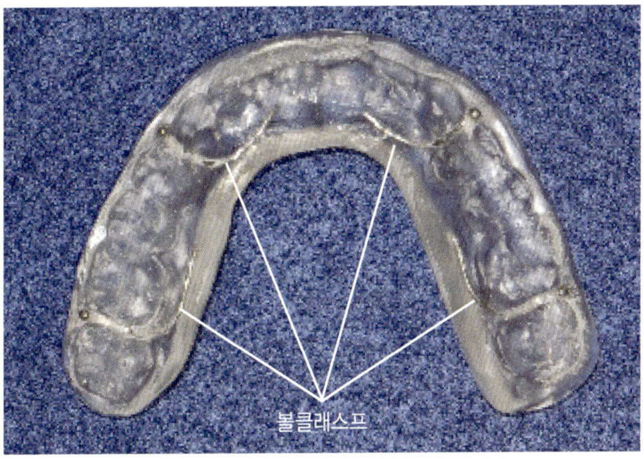

(사진은 의치상용 아크릴릭레진으로 제작한 교합안정장치로 유지장치로 볼클래스프를 이용하였다)

4 장치의 시적·조정·장착

시적과 장착을 반복하여 전체 치열이 장치에 대해 좌·우 균등하게 점으로 접촉하도록 조정한다.

※사진은 다른 증례이다

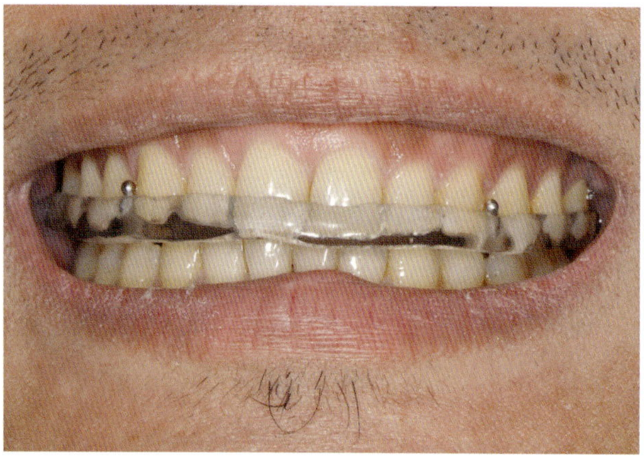

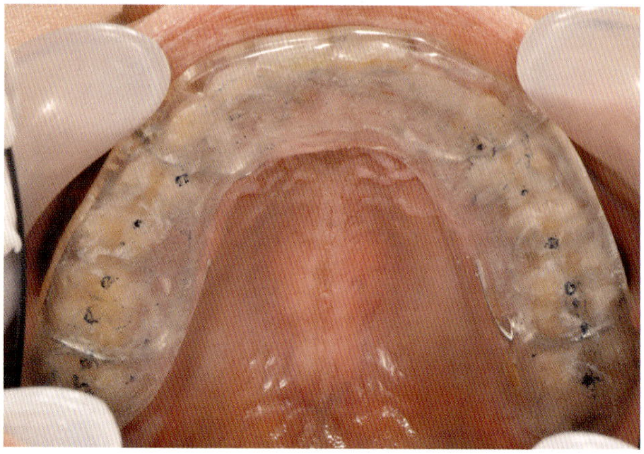

또한 환자에게 설명은 32쪽과 같이 시행한다.

턱관절용 구강 내 장치의 사용 시 주의사항

건네 드린 구강 내 장치는 턱관절증의 초기치료나 이갈이 등에 사용하는 것입니다. 안전을 위해 아래의 항목을 확인하고 치과의사의 지도에 따라 바르게 착용해 주십시오.

1. 사용방법·사용시간

- 장치를 장착할 때 우선 장착면의 위아래와 방향을 확인해 주십시오. 다음에 거울을 보면서 입술이 다치지 않게 한쪽부터 주의 깊게 구강 내로 삽입하여 정해진 위치에 손가락으로 바르게 장착해 주십시오.
- 물어서 장착하게 되면 장치의 변형과 파손의 원인이 됩니다. 또한 장치를 꺼낼 때에도 손가락으로 무리한 힘을 가하지 않도록 주의해 주십시오.
- 장치는 취침 전에 장착하고 기상 시에는 제거해 주십시오.

2. 세정·보관방법

- 치약은 사용하지 말고 상온의 흐르는 물에서 부드러운 칫솔이나 의치용 칫솔, 거즈 등을 이용하여 세정합니다.
- 장치를 청결하게 유지하기 위해 시판되는 스프레이 타입의 의치세정제 사용을 권합니다.
- 열탕소독은 장치 변형의 원인이 되기 때문에 절대로 하면 안 됩니다.
- 전용 용기(의치케이스 등)를 준비하여 물에 넣어서 보관해 주십시오. 또한 어린이나 반려동물의 손이 닿지 않는 곳에 보관해 주십시오.
- 장치는 열에 약하고 변형되기 쉽기 때문에 아래와 같은 상황을 피하도록 합니다.
  열탕을 이용하여 세정·소독하기/주머니에 넣은 채로 옷을 건조기에 돌리기/무더운 날 차 안에 두기/온풍기 등의 열원 가까이에 방치하기

3. 문제발생·통원에 관한 사항

- 장치 장착 후에는 증상의 경과 관찰과 장치의 조정을 위해 정기적인 검진이 필요합니다. 또한 장착 직후에는 치아나 교합에 위화감 등의 증상이 나타나는 경우가 있습니다. 걱정이 되면 검진 시에 치과의사에게 상담을 받으십시오.

이외에도 궁금하거나 불명확한 점이 있으면 편하게 연락하세요.

3

스포츠용 구강 내 장치

외상 예방용 마우스가드 / 하악 고정용 마우스가드

스포츠는 보는 사람에게 커다란 감동과 기쁨을 주고 가끔은 경기 과정과 결과가 역사의 한 쪽에 기록되어 후세에 길이길이 이야기되는 경우도 있다. 또한 남녀노소를 가리지 않고 일상적인 스포츠는 취미 운동으로서 건강증진의 기초가 되어 건강스포츠와 생애스포츠로 널리 사랑받고 있다. 이렇게 스포츠는 우리의 일상에서 빠질 수 없는 요소가 되었다.

모든 스포츠경기는 서로를 존중하고 다치지 않게 한다는 기본 이념에서 출발하여 정해진 룰에 따라 기술을 조절하게 된다. 하지만 항상 부상이 발생할 위험이 도사리고 있고 뜨거워진 시합장에서 우발적으로 상대방이나 같은 팀원에게 피해를 주는 경우도 자주 있다. 안면이나 구강 주위는 옷으로 가려지지 않아 외상 빈도가 당연히 높다. 외상은 충격이나 통증이 발생하는 문제가 있지만 심미적 관점에서 미치는 심리적인 영향도 매우 크다. 그러므로 좀 더 확실하고 안전한 대책이 필요하고 치과도 여기에 도움을 줄 수 있다.

3 스포츠용 구강 내 장치

외상 예방용 마우스가드

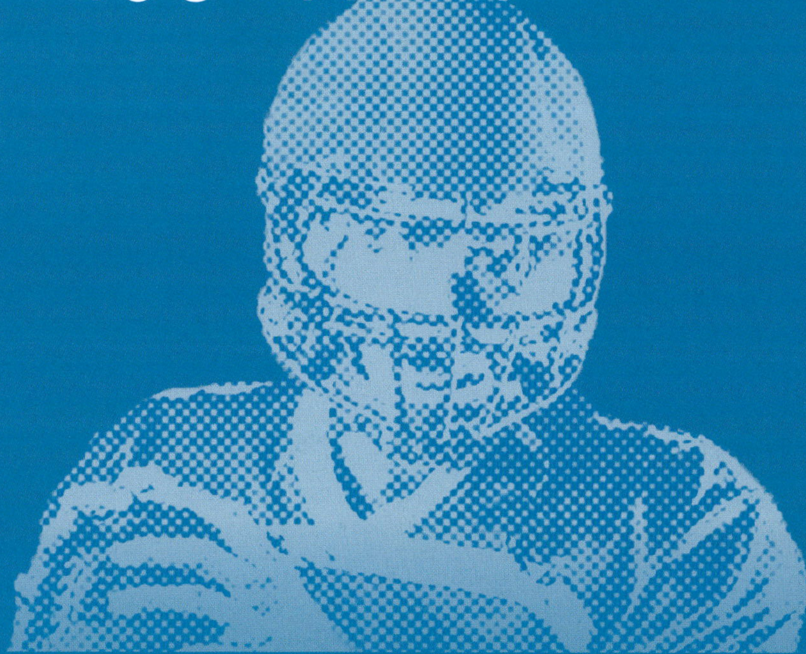

외상 예방용 마우스가드란?

치아외상은 1~2세 유아와 7~8세 어린이에게 많이 발생하는 경향이 있다[1]. 유아는 운동협조성의 발달 전기 단계에 해당하기 때문에 넘어지면서 다치는 경우가 매우 많고 대부분의 충돌, 전락, 타박 등은 일상생활을 하면서 일어난다. 한편 어린이들도 유아와 마찬가지로 넘어지는 경우가 많고, 일상생활에서 교통사고나 싸움, 운동경기 등에서 상처를 입는 경우가 이전보다 증가하게 된다[2]. 운동경기에서의 외상이 증가[3]하는 이유는 학교생활을 하면서 스포츠를 접할 기회가 많아졌기 때문이다. 중학생 정도가 되면 어른과 비슷하게 강하고 격한 플레이를 하고 중증의 완전 탈구(탈락)가 나타나는 빈도도 적지 않다[4].

스포츠 치과의사와 스포츠 관계자는 치아에 가해지는 충격을 분산시켜 외상을 예방하고 중증 장애의 위험을 경감시키는 커스텀메이드 마우스가드의 사용을 추천하고 있다. 최근에는 마우스가드 장착을 의무화하는 경기도 늘고 있다. 마우스가드를 장착하면 경기력이 향상되는 효과가 있다고 기대하는 여러 가지 이야기가 있지만 현재 충분한 근거는 없다. 어디까지나 외상을 예방하거나 뇌진탕을 경감할 목적으로 사용해야 하는 장치이다.

장치의 분류와 특징

외상 예방용 마우스가드는 특히 스포츠에서 아래의 목적으로 이용된다.

- 치아를 외상으로부터 보호한다.
- 충돌하였을 때 발생하는 구강 내 연조직의 열상을 막는다.
- 치아로 상대방을 다치게 하는 사고를 예방한다.
- 악골이나 턱관절장애(턱관절의 탈구 등)를 예방한다.
- 두경부의 외상(턱의 골절 등)을 경감시킨다.
- 외상에 대한 불안감을 낮춘다.
- 뇌의 충격(뇌진탕)을 경감시킨다.

시판용 마우스가드와 치과의원에서 치과의사가 제작하는 커스텀 마우스가드는 각각 장단점이 있다. 하지만 시판 제품은 적합성이나 유지 또는 교합관계에 부족한 점이 많기 때문에 치과에서는 개개인의 구강 내 상태에 적합하여 기능을 충분히 발휘할 수 있는 커스텀메이드 마우스가드를 사용할 것을 추천하고 있다.

시판용 외상 예방용 마우스가드

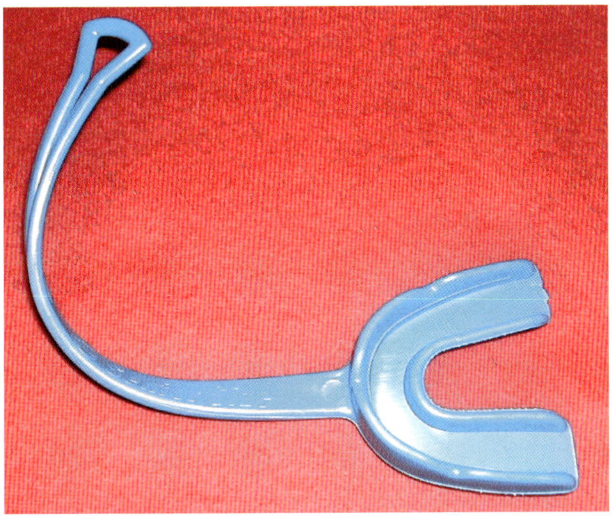

스톡(stock) 타입
조정·변형할 수 없고 구입한 상태의 형태로 이용한다.

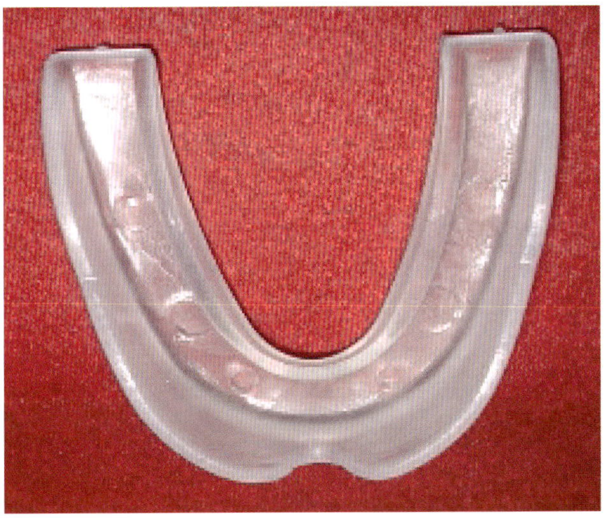

마우스폼(mouth formed) 타입
뜨거운 물로 연화시켜서 구강 내에 장착한 뒤 연화된 상태에서 개개인의 입의 형태에 맞춘다.

장점

- 스포츠용품점 등에서 비교적 저렴하게 구할 수 있다.
- 환자 스스로 성형할 수 있다.

단점

- 개개인의 입의 형태에 맞춰져 있지 않으므로 조정이 어렵다.
- 빠지기 쉽고 발음하기가 어렵다.
- 치열 및 교합에 영향을 준다.
- 교합의 조정이 불가능하다.

치과의원에서 제작하는 외상 예방용 마우스가드(커스텀메이드 마우스가드)

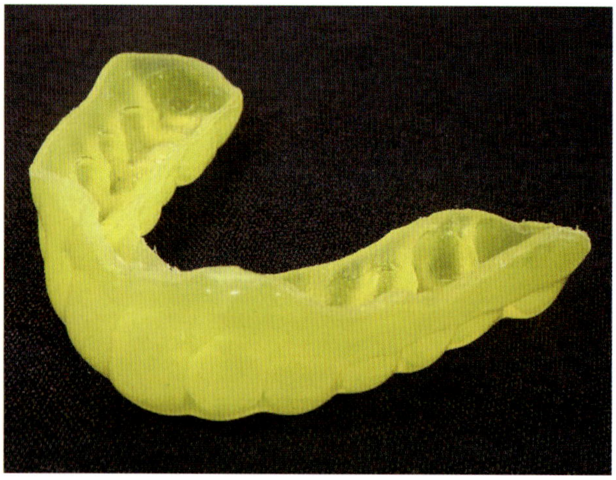

라크로스 여자선수에게 제작한 마우스가드.

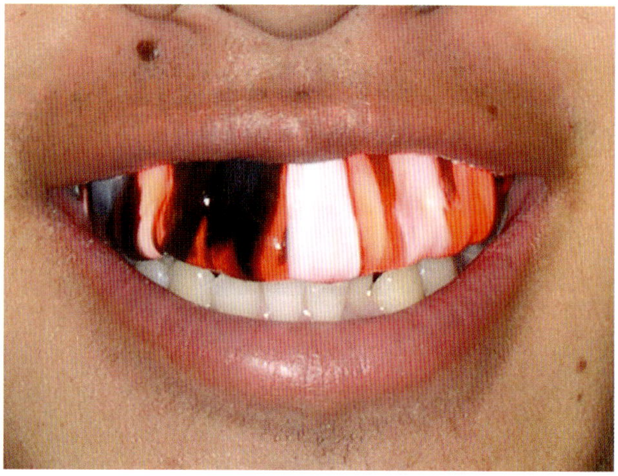

미식풋볼의 남자선수에게 제작한 마우스가드

장점

- 환자 개인마다 적합성이 양호하다.
- 적합성이 좋기 때문에 경기 도중에 빠지지 않고 발음에 미치는 영향이 적다.
- 환자가 좋아하는 색으로 조합하여 제작할 수 있다.
- 교합의 조정이 가능하다.
- 환자의 요구에 따라 커스터마이즈할 수 있다.

단점

- 치과의원에서 제작하므로 시판용보다 비싸다.
- 성장발육기 환자의 경우 정기적으로 유지·관리와 재제작을 해야 한다.

적용대상/제작방법과 설계의 포인트

■심한 접촉이 일어나는 스포츠에서 이용한다.

미국치과의사회(ADA)에서는 접촉이 있는 스포츠에만 국한하지 않고 여러 스포츠 경기에서 외상을 예방하기 위해 마우스가드를 장착하라고 권고하고 있다[5]. 일본에서도 상대방과 접촉하는 스포츠 경기 중에 아래 표와 같은 full contact 경기(힘을 억제하지 않고 상대방에게 직접 접촉하는 경기)를 하는 선수에게 적극적인 사용이 필요하다.

또한 2008년의 문서에서 '잘못 삼켜버릴 위험이 있다'라는 이유로 유도경기에서 마우스가드의 사용이 금지되었지만 2017년에는 사용이 가능하게 변경되는 등 경기의 특성이나 사고의 발생 건수, 마우스가드의 유용성의 침투 정도에 따라 규칙은 변경되고 있다. 앞으로도 상황에 따라 적용 대상이 변경될 가능성이 있으므로 치과의사들도 정보를 갱신해야 한다.

■외상 예방용 마우스가드의 기본 외형에 대해 알아본다.

제작은 열성형(7쪽 참조)을 이용한다. 두께 3mm 이상을 확보하기 위해 두께 4mm의 시트를 이용하여 특히 보호하고 싶은 곳에 충분한 두께를 확보해야 한다. 열성형으로 간편하게 제작이 가능하므로 마우스가드의 파손이나 마모 등의 트러블에도 신속하게 대응할 수 있다(교정치료 중인 환자에게 적용할 때의 제작방법 등에 있어서는 설계가 다르기 때문에 73쪽에서 후술한다).

■층을 구분하여 사용한다.

청소년이 처음으로 사용하는 마우스가드나 하악 고정용 마우스가드에서는 치아와 치아의 직접적인 접촉을 방지하는 것만으로도 충분하기 때문에 심플한 디자인의 싱글레이어로 제작하면 좋다.

외상 예방용 마우스가드의 기본 외형

외상 예방용 마우스가드의 기본 외형		
위치	순협측	치은협이행부에서 2~4mm 짧은 위치
	구개(설)측	치경선이나 치경선을 약간 넘은 위치
	후방연	제2대구치 원심
두께	전치부	순측면 3~4mm / 구개측 1.5~2mm
	구치부	협측면 2~3mm / 설측면 1.5~2mm
교합거상량		전치부에서 약 3mm 정도, 안정공극을 크게 넘지 않게 함

임상에서의 주의사항

■종목에 따라 착용에 대한 룰이 있다.

마우스가드 장착이 의무인 경기도 있지만 일부 착용의무, 장착권고, 장착불가인 경기도 있다. 룰을 위반하여 환자가 실격되지 않도록 각 경기와 대회의 룰을 파악하여 그 범위 내에서 마우스가드를 제작할 필요가 있다. 환자에게 듣는 것도 괜찮지만 치과의사가 스스로 정보를 업데이트하는 방법이 좋다.

또한 경기별로 마우스가드의 색을 정하여 사용하는 경우도 있다. 외상을 입은 것으로 오인하는 상황을 방지하기 위해 '빨간색·빨간색 계열은 제외한다'라는 규정과 '흰색과 투명한 것만 사용한다' 등의 디자인을 제재한 규정이 중심을 이룬다.

각 스포츠경기의 마우스가드 착용 규정		
착용의무	• 복싱('검실드'라는 명칭을 사용) • 킥복싱 • 태권도 • 공수도	 • 종합격투기 • 라크로스 • 미식축구
일부 착용의무 **(연령과 경기종목에 따라 의무적용)**	• 럭비(13~19세, 관동의치약럭비) • 아이스하키(20세 이하)	

각 스포츠경기의 마우스가드 색깔 규정	
야구 (고교·대학)	• 흰색·투명한 색만 가능 규정단체: 일본고교야구연맹, 전일본대학야구연맹
농구	• 무색·투명한 색만 가능 규정단체: 일본농구협회
미식축구	• 흰색·투명한 색은 제외(봤을 때 착용유무를 알 수 있는 색 사용) 규정단체: 일본미식축구협회
럭비 (U15중학생럭비)	• 흰색·유백색·투명한 색, 검은색·진한 남색 등(빨강·핑크 등 구강 내나 입술에서 피가 나는 것으로 오인할 수 있는 색과 화려한 색은 사용 금지) 규정단체: 일본럭비풋볼협회
복싱 (아마추어)	• 빨간색·빨간색 계열 제외 규정단체: 일본복싱연맹
태권도	• 흰색·투명한 색만 가능 규정단체: 전일본태권도협회
공수도 **※단체·대회에 따라 다름**	• 무색·투명한 색만 가능 규정단체: 일본공수도협회, 전일본공수도연맹, 전일본학생공수도연맹 • 흰색·투명한 색만 가능(임의사용) 규정단체: 전국고등학교체육연맹공수도전문부
라크로스	• 흰색·투명한 색은 제외(봤을 때 착용유무를 알 수 있는 색 사용) 규정단체: 일본라크로스협회
유도	• 흰색·투명한 색만 가능 규정단체: 전일본유도연맹

※내용은 변경될 수 있습니다. 상세한 규정은 각 단체에게 확인해주십시오.

환자 설명 지도와 재내원 시의 체크포인트

"완성되면 실제로 장착해서 확인합니다."

■ 외상 예방용 마우스가드 장착 시의 확인사항

마우스가드가 완성되면 환자에게 연락하여 내원하게 하여 시적한다. 그때 아래의 항목을 확인한다.

- 실제로 장착하여 입과 뺨을 움직이게 하여 장착 시의 유지력이 충분한지 느슨하지 않은지 확인한다.
- 선수에게 장치를 장착한 채로 경기 자세를 잡게 하여 동통 및 위화감의 유무나 교합 이상 유무를 확인한다.
- 장착 중에 구토반사가 있는 경우 장치의 후연을 제1대구치부위까지 짧게 하거나 설측치관풍융부를 삭제하여 설방(舌房)을 넓게 하는 식으로 대처한다.

시적이 끝나면 다음 쪽의 내용에 기초하여 사용방법이나 주의사항에 대해 설명하고 환자의 질문을 듣는다. 구두로 설명하면 모든 내용을 한 번에 기억하기 어려우므로 다음 쪽을 복사하여 환자에게 제공한다.

우식위험이 높은 환자가 마우스가드를 장착한 채로 식음을 하거나 식음 후에 입안을 헹구지 않고 장착하면 법랑질의 탈회가 촉진될 가능성이 있기 때문에 이때 충분히 TBI를 정확하게 실시한다. 자가관리의 필요성을 제대로 느끼지 못하는 경우에는 좀 더 빨리 재내원하게 하는 편이 좋다.

위의 과정을 마치고 환자와 보호자가 납득하면 마우스가드를 전용 케이스에 넣어서 주고 귀가시킨다.

"다음 내원 시에 반드시 마우스가드를 가지고 오십시오."

■ 재내원 시에 필요한 확인사항

재내원 시 반드시 마우스가드를 지참하게 하여 교합면에 구멍이나 열개(裂開)가 있는지 확인한다. 또한 환자에게 장착 시 통증이나 위화감이 있는지, 사용 중 탈락하는지, 치아나 턱관절에 통증이나 위화감이 생기는지, 이야기하기 힘들거나 호흡이 힘들지 않는지 문진한다. 바로 장착하게 하여 시적 시와 같이 유지력을 확인하는 것도 좋다. 환자가 두께가 불충분하다거나 개구 시에 떨어진다는 등의 문제를 호소하는 경우 조정하거나 재제작한다.

또한 재내원은 입에 관심을 갖도록 하는 절호의 찬스이므로 구강 내의 점검과 TBI를 잊지 말고 시행한다.

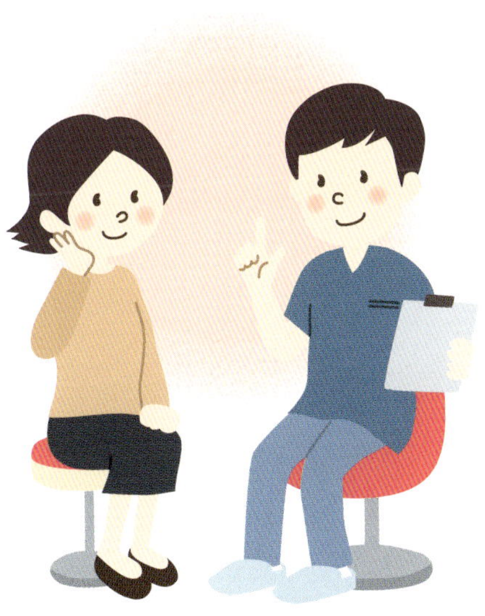

스포츠용 마우스가드의 사용 시 주의사항

건네 드린 마우스가드는 스포츠경기 시 입과 치아의 부상을 예방하기 위해서 장착하는 기구입니다. 아래의 내용을 확인하고 주의하여 사용합시다.

1. 사용방법·사용시간

- 경기할 때뿐만 아니라 연습할 때에도 사용하도록 합니다(연습 시 입과 치아의 부상도 예방합니다).
- 너무 강하게 씹거나 장시간 장착하면 턱관절이나 그 주위의 근육에 위화감이 생기거나 교합에 영향을 주므로 조심해야 합니다.
- 장치가 적합되지 않고 통증이 생기거나 감염증에 전염될 위험이 있기 때문에 타인의 마우스가드를 공유하여 사용하거나 빌리지 말아야 합니다.
- 마우스가드를 장착한 채로 스포츠드링크·주스를 마시거나 과자를 먹고 바로 마우스가드를 장착하면 충치가 생길 가능성이 있습니다. 양치를 하거나 입을 헹구고 난 다음에 장착하여 충치를 예방하도록 합니다.
- 웨이트트레이닝 시 사용하여 턱의 피로나 입의 부상을 예방할 수 있습니다.

2. 세정·보관방법

- 시판되는 전용 세정 스프레이를 이용하여 세정한 다음 상온수로 헹굽니다.
- 칫솔이나 스펀지로 너무 강하게 문지르면 상처가 생겨 오염되거나 세균이 발생하므로 피하도록 합니다. 오염을 깨끗이 하고 싶을 때에는 거즈를 사용하세요.
- 전용 케이스에 넣어 건조된 상태로 보관해 주십시오.
- 마우스가드는 열에 약하고 변형되기 쉽기 때문에 아래와 같은 상황을 피하도록 합니다.
  열탕을 이용하여 세정·소독하기/주머니에 넣은 채로 옷을 건조기에 돌리기/무더운 날 차 안에 두기/온풍기 등의 열원 가까이에 방치하기

3. 교환·문제발생·통원에 관한 사항

- 마우스가드의 변형 정도나 사용 제한은 사용 상황에 따라 달라지지만 시즌 전에 한 번은 반드시 치과검진을 받고 마우스가드를 확인합시다.
- 성장하거나 치아가 나오게 되면서 마우스가드를 장착하기 어려워진 경우에는 본원으로 연락해 주세요.
- 마우스가드가 헐거워지거나 빠지는 경우, 이야기하기가 힘들고 장치나 입에서 냄새가 나거나 오염이 신경 쓰이는 경우에는 언제든지 문의해 주십시오.

이외에도 궁금하거나 불명확한 점이 있으면 편하게 연락하세요.

또 다른 마우스가드: 하악 고정용 마우스가드

■장치의 분류와 특징

선수들 간에 특별히 접촉이 없는 스포츠 선수들도 마우스가드를 원하는 경우가 있다. 이때에는 다른 선수와의 접촉에 의한 구강외상과 뇌진탕을 막기 위해서가 아니라 단독으로 경기 중이거나 웨이트트레이닝을 할 때 장애물로부터의 진동과 사고에 의한 외력, 경기력을 발휘하려 할 때 움직이는 구강과 턱의 주위근으로의 부담, 혀나 구순을 깨물게 되는 사고, 치아끼리의 강한 접촉 등을 예방·경감할 목적으로 사용한다.

필자들은 이 목적을 달성하기 위하여 두께 2~3mm의 하악 고정용 마우스가드를 사용할 것을 제안하고 있다(양호한 장착감을 위해 3mm 이상의 두께는 권하지 않는다). 이것은 상악에 장착함으로써 경기 중 하악이 어떤 위치에 있더라도 바로 하악위를 안정시킬 수 있게 하고, 이것을 장착하지 않으면 치아의 접촉이 적은 편심위에서 하악 고정이 어려워 상·하악이 최대접촉면적으로 접촉하는 안정된 교두감합위로 되돌려 고정할 수밖에 없다. 또한 강한 치아의 접촉이나 구강연조직을 다치게 하는 사고에 대해 안심할 수 있다.

이 장치를 사용하는 선수들이 사용하면서 위화감이나 플레이를 방해받는 느낌이 없다고 말하므로 사용감이 양호하다는 사실을 알 수 있다.

제작 예 1 여자 소프트볼 선수(투수)

주소는 투구 시에 혀를 내밀지 않게 하고 싶다는 것이었다. 집중하여 공을 던질 때 무의식 중에 혀가 입술 밖으로 돌출되는 습관을 막기 위해 상악에 3mm 두께의 시트로 제작한 하악 고정용 마우스가드를 장착하였다.

이 선수의 투구 시 하악운동을 촬영한 슈퍼슬로우비디오를 확인하니 하악을 교두감합위에서 약 3mm 전방위에서 안정시키기 위하여 혀를 내밀고 있다는 것을 알 수 있었다. 치아의 교합에 따라 이 위치에서 하악을 안정시키는 것은 어려웠고 혀도 같이 깨물어서(강한 힘이 아닌 혀가 다치지 않을 정도의 약한 힘) 고정하고 있었다.

마우스가드를 장착한 후에는 혀를 내밀지 않더라도 하악을 일정하게 위치시킬 수 있게 되었다. 또한 이전과 다르지 않게 속도와 통제력을 유지하고 있어 애용하고 있다고 한다.

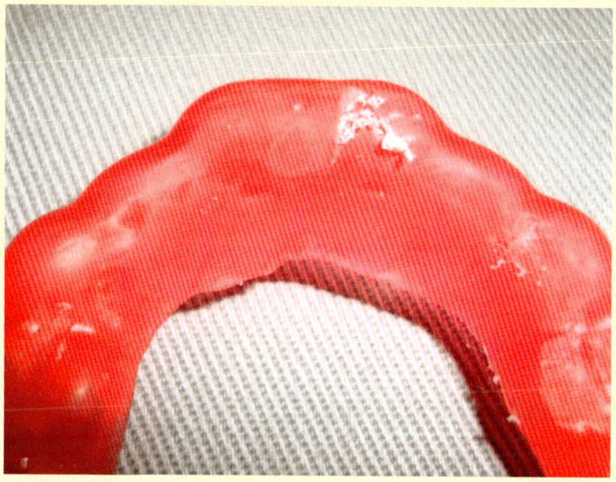

본 증례의 선수가 장착하고 있던 하악 고정용 마우스가드(하악용 교합안정장치). 일반적으로 사람이 힘을 발휘할 때에는 구치부에서 다문다고 하지만 본 증례에서는 사용 중인 마우스가드의 전치부에 하악 치아가 가장 강하게 접촉하는 것이 표시된 흔적이 남아 있었다.

제작을 희망하는 선수에게 적용할 수 있다. 환자에게 설명해야 하는 사항, 재내원 시의 대응방법 등은 모두 외상 예방용 마우스가드에 준하여 설명한다(69, 70쪽). 또한 외상 예방용 마우스가드는 이 기능도 함께 있으므로 개별 경기를 할 목적으로 여러 개의 마우스가드를 제작할 필요는 없다.

제작방법은 외상 예방용 마우스가드에 준하지만 두께 2mm의 시트를 선택한다. 좀 더 형태가 안정된 장치를 만들기 위해서 3mm를 선택해도 괜찮다.

시트중첩 방법의 분류

싱글레이어	3~4mm의 시트재 한 장으로 성형하는 것으로 열성형으로 작성하는 구강 내 장치의 기본이 된다. 처음으로 마우스가드를 장착하는 사람 등에게 적합하다.
더블레이어 **[적층법]이라고도 한다**	2~3mm의 시트재 두 장을 겹쳐서 성형하는 것으로 다음과 같은 장점이 있다. **1. 두께를 자유롭게 조정할 수 있다.** 기본 두께에 더해 강한 힘이 가해지는 부위나 좀 더 보호하고 싶은 부분에 시트를 겹치게 함으로써 두께를 조정할 수 있다. 장착자도 한결 안심하게 된다. **2. 디자인성이 향상된다.** 1층과 2층 시트의 색을 변화시켜 압접하면 디자인성이 강조된 마우스가드를 제작할 수 있다. 시트 사이에 이름이나 팀 로고 등을 끼워 넣으면 고유한 디자인이 되어 부가가치를 높일 수 있다. **3. 충격흡수 능력을 확보할 수 있다.** 아크릴 등의 힘을 분산하는 경성시트와 EVA시트 등의 힘을 흡수하는 연성시트를 조합하여 충격흡수 능력을 확보할 수 있다[7].

제작 예 2 알파인스키 선수

선수의 이야기에 따르면 "폴을 돌아나갈 때나 아이스반(역주: Eisbahn, 스케이트링크장이나 스키장의 노면이 언 현상)과 같은 단단한 성질의 설상에서의 실제 경기에서는 원심력 등에 의해 스키가 측방이나 예상치 못한 방향으로 흘러가기 쉽다. 시간과 실제 기술의 평가에 직결되기 때문에 이를 되돌리기 위한 근력과 동작이 필요한데 마우스가드를 이용하면 버티는 힘을 내기 쉬워서 꼭 있어야 한다"라고 하였다. 이런 케이스에서는 편심위에서 하악을 고정할 수 있는 마우스가드가 유효하여 인상채득하여 마우스가드를 제작하였다. 시즌 중에는 유럽의 설산을 전전하기 때문에 시즌 개시 전에 선수에게 두께 3mm의 시트로 만든 하악 고정용 마우스가드를 3개를 주었다. 마우스가드는 떨어뜨려도 쉽게 찾을 수 있도록 화려한 색으로 제작되는 경우가 많다. 또한 시즌오프 때 검진과 함께 모형과 마우스가드를 새로 만들고 있다.

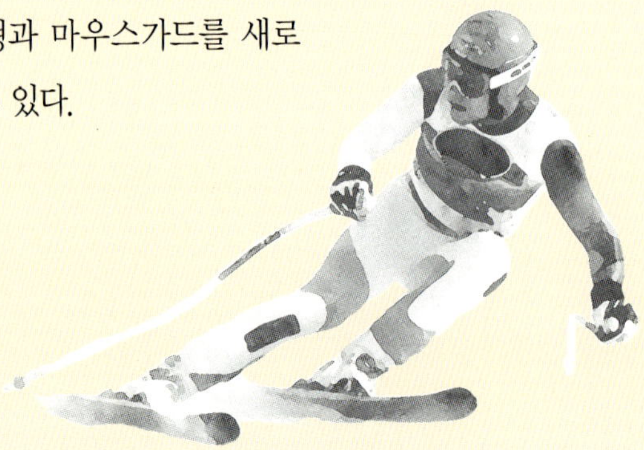

칼럼 교정치료를 받는 환자에게 마우스가드를 제작할 때

교정치료 중에 운동경기를 하면 장치가 혀나 협점막 등의 연조직을 다치게 하는 경우가 있기 때문에 마우스가드를 장착하는 게 좋다. 치료단계나 이동하는 치아의 위치·방향, 경기에 따라 설계(외형, 사용하는 시트의 두께, 블록아웃이나 릴리프의 양)가 달라지므로 주의한다.

1 문진 시

교정치료의 단계, 경기 종류, 마우스가드의 용도를 확인한다.
또한 이후에 치아의 교정적 이동에 따라 자주 조정하거나 재제작이 필요할 수 있음을 미리 말한다.

2 진찰

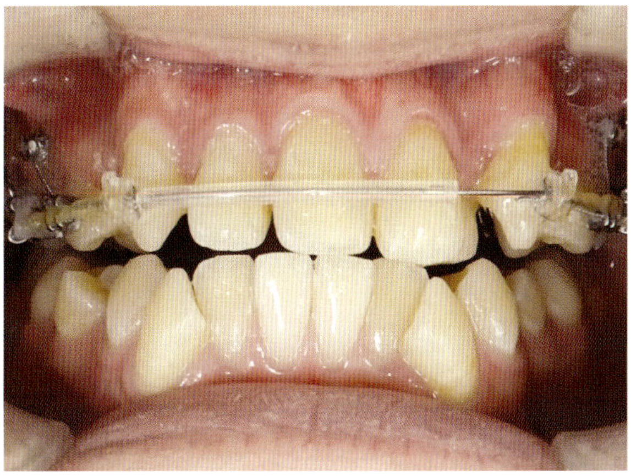

장착되어 있는 교정장치의 종류를 확인하고 동시에 장치가 복잡하기 때문에 적절한 인상채득이 되지 않는 경우가 있으므로 구강 내 사진을 촬영하여 기록한다(본 증례의 환자는 23세 3개월의 라크로스 남자선수이다. 전악적으로 총생이 관찰되며, 부분아치(sectional arch)나 구개아치(palatal arch) 등을 이용하여 교정치료 중이다. 동적치료는 약 2년 반 시행할 예정이다).

3 인상채득

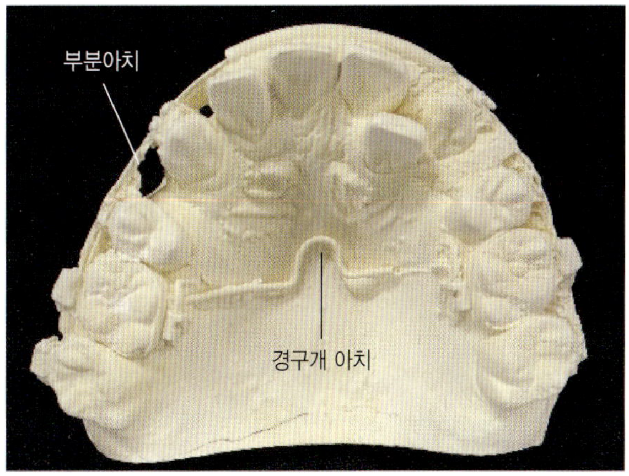

작업모형에 교정장치의 위치나 형태를 재현해야 할 필요가 있기 때문에 장치를 포함하여 인상채득 할 수 있는 충분한 크기의 트레이와 인상재를 준비한다. 미리 와이어 아래에 유틸리티왁스를 깔아서 인상을 채득하면 형태가 재현되기 쉽다.

(계속)

칼럼 (계속) 교정치료를 받는 환자에게 마우스가드를 제작할 때

4 작업모형의 제작

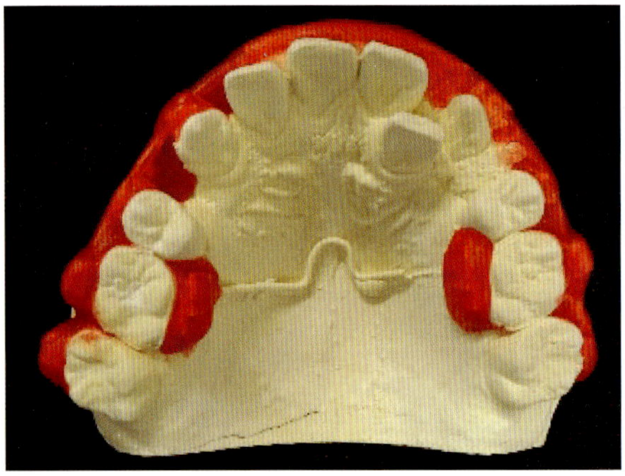

통상적인 마우스가드 제작과 같게 하면 되지만 교정장치의 보호와 이동 공간의 확보를 위해 즉시중합레진이나 실리콘퍼티 등으로 블록아웃(사진의 빨간 부분)을 시행한다.

5 압접

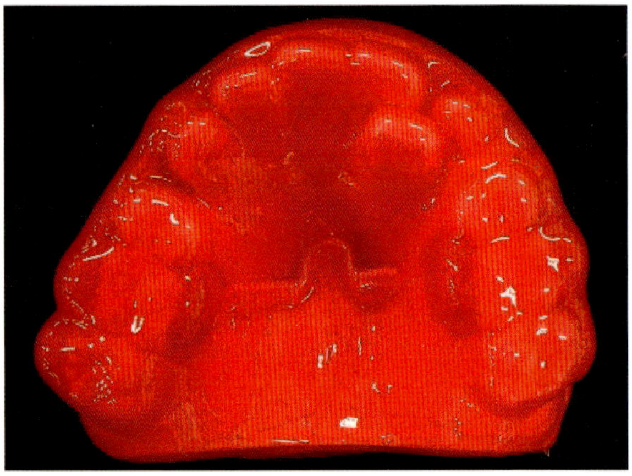

본 증례에서는 두께 3mm의 시트를 사용하고 있다. 또한 전치부에 2mm 시트를 겹치게 하여 인상 시 장착되어 있던 교정장치에 의한 요철을 평편하게 하고 있다.

6 연마

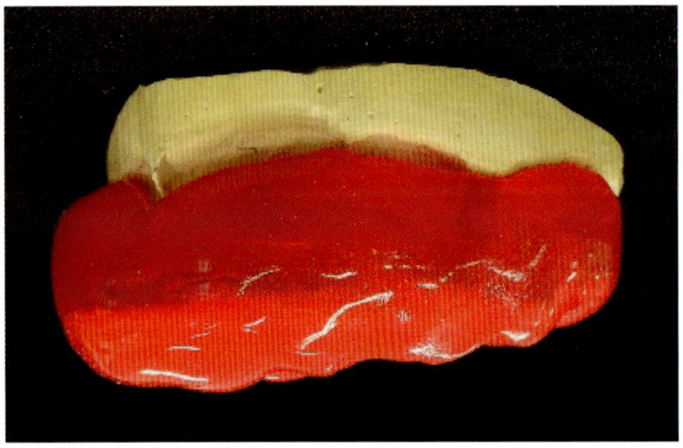

블록아웃한 모형에 압접하기 때문에 압접한 마우스가드의 협측면에 크게 요철이나 빈 공간이 생기는 경우가 있으나 압접에 이용한 시트와 같은 소재의 시트를 더욱 압접시켜 단차가 있는 부분을 부드럽게 한다. 트리밍은 통법에 따라 시행하여 변연을 부드럽게 만든다.

7 장착

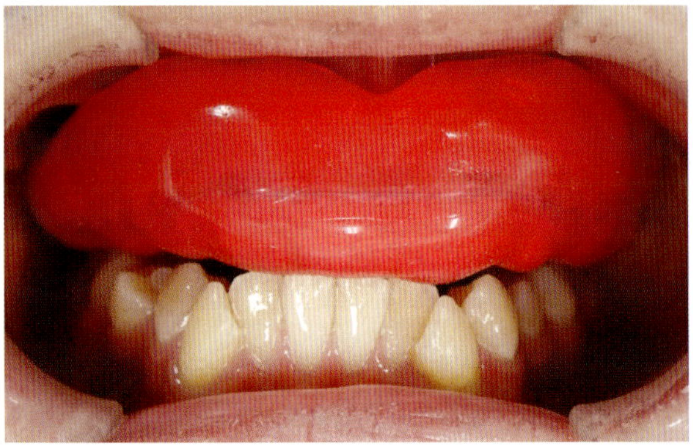

완성되면 시적한다. 동적치료 중에 적합이 나빠진 마우스가드를 계속 사용하지 않도록 본인이나 가족, 교정전문의 등의 관계자와 상담하여 통원 간격을 결정한다. 재내원 시에는 위화감과 통증의 유무, 마우스가드가 장치를 압박하고 있는지의 여부, 개폐구 시나 회화 시에 움직이는지의 여부를 확인한다.

4

치열을 개선시키는 구강 내 장치

얼라이너(aligner)형 교정장치/기타 치열을 개선시키는 구강 내 장치
(치열교정용 교합유도장치/가철식 치열궁 확대장치)

교정치료에 사용되는 장치는 크게 멀티브라켓 장치로 대표되는 고정식장치와 얼라이너형 교정장치로 대표되는 가철식장치로 분류된다.

가철식장치는 착탈이 가능하기 때문에 고정식장치에 비해 치료기간 중 구강 내 청결성이 유지되고 장착 시 쾌적하여 비교적 환자가 받아들이기 쉬워서 최근 주목받고 있다.

가철식장치에는 주로 성인교정치료에 이용하는 심미성을 고려한 투명한 플라스틱제 얼라이너를 사용하는 얼라이너형 교정장치나 주로 혼합치열기에 이용하여 교합 유도나 치열궁 조정을 시행하여 조화가 이루어진 치열의 구축을 촉진하는 치열교정용 교합유도장치, 가철식 치열궁 확대장치 등이 있다.

여기에서는 특히 일반 치과에서 환자들이 자주 물어보거나 사용빈도가 높은 치열 교정치료용 구강 내 장치에 대해 설명한다.

1 수면 시에 사용하는 구강 내 장치 (1)

얼라이너형 교정장치

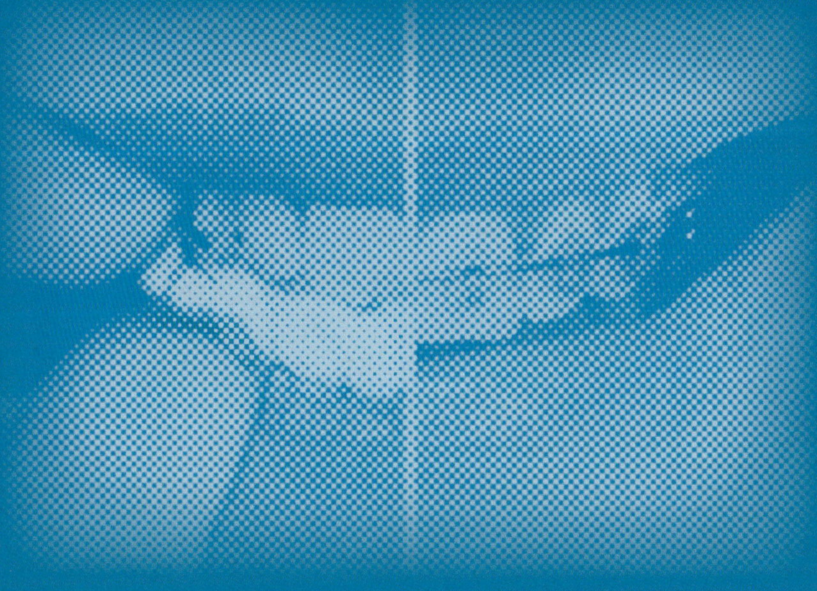

얼라이너형 교정장치란?

얼라이너(aligner) 교정은 투명한 플라스틱으로 만들어진 장치를 치료단계마다 순서대로 교체하면서 장시간 장착하여 부정치열을 개선하는 치료이다. 최근 해외 학회나 연구에서 치료 중 심미성을 고려한 장치로서 주목받고 있고, 일본에서도 장치를 장착해도 눈에 띄지 않고 식사를 하거나 양치질을 할 때 빼내기 간편하여 선호하는 환자들이 많아서 그 수요는 점점 증가하고 있다. 또한 광학스캐닝과 레이저스캔을 도입한 디지털 인상채득 장치로 3D 디지털 시뮬레이션을 제작하여 진단검사, 치료계획 입안(立案)까지 진행되는 디지털 치료의 절차가 확립되어 있어 모든 환자에게 개별적으로 주문을 받아 치료할 수 있다.

하지만 가철식장치이기 때문에 환자의 적응도가 치료의 결과를 크게 좌우하는 측면도 결코 가볍게 볼 수 없다. 또한 치과의사가 환자에게 충분히 정보를 제공하여 환자의 이해와 동의를 얻음과 동시에 치과의사의 전면적 책임하에 사용해야 한다. 교정치료에 관한 전문적인 진단 능력, 치료 기술과 경험이 필수불가결한 것은 두말할 필요도 없다.

장치의 특징

알라이너형 교정장치는 투명하고 0.5mm 정도의 얇은 수지로 제작된다. 여러 제조사에서 시스템이 발매되었지만 이상적인 치열을 디지털셋업으로 제작하여 그것을 기초로 3D 프린터로 얼라이너를 제작하는 방법이 주류를 이루며, 치료과정에서 심미적 영향이 적고 청소하기 쉽고 쾌적하다.

얼라이너형 교정장치의 예

- 인비절라인(Invisalign, 얼라인·테크놀로지·재팬)
- 클리어코렉트(ClearCorrect, 스트라우만·재팬)
- 아소얼라이너(AsoAligner, 아소인터내셔널)
- 슈어스마일·얼라이너(SureSmile Aligner, 덴츠플라이시로나)

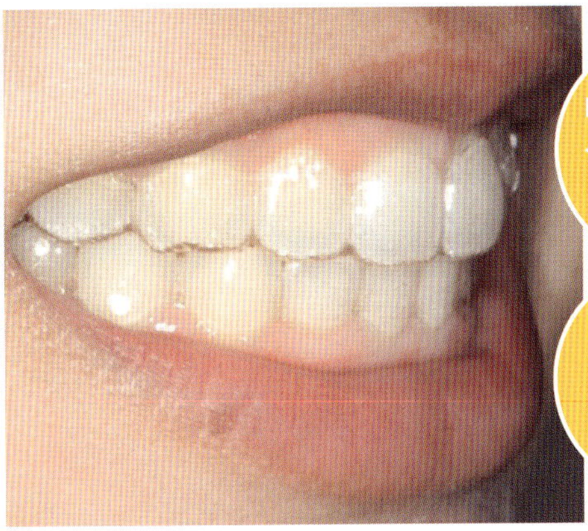

적용대상

얼라이너형 교정장치는 현재 일본에서는 인가되지 않아서 치과의사가 전부 책임을 지고 치료해야 한다. 일본교정치과학회에서 규정한 '얼라이너형 교정장치의 치료지침'[1]을 참조하여 치료를 시행한다.

얼라이너형 교정치료의 적응증(일본교정치과학회에 의함)[1]	
추천하는 증례	❶ 비발치 증례로 이하의 요건을 충족하는 증례 • 경도의 공극을 가지는 증례 • 경도의 총생으로 치열 확대에 의해 교합의 개선이 예상되는 증례 • 치아의 이동이 크지 않은 증례 ❷ 교정치료 종료 후 재발의 개선 증례 ❸ 발치 증례라도 치아의 이동이 적고 경사이동으로 개선이 예상되는 증례 ❹ 금속 알레르기가 있는 증례
추천하지 않는 증례	❶ 발치 증례 • 견치가 원심경사되어 있는 증례 • 전치부가 크게 설측경사되어 있는 증례 • 치아의 큰 이동을 필요로 하는 증례 • 큰 회전, 압하·정출을 필요로 하는 증례 • 환자의 협력도가 낮은 증례 ❷ 유치열기, 혼합치열기에서 악골의 성장발육이나 치아의 맹출의 정확한 예측이 곤란한 증례 ❸ 골격성의 부정을 가진 증례

치료과정

대부분의 시스템에서 아래와 같은 치료 절차를 따른다.

① 초진· 환자와의 상담

주소와 구강 내 상황을 확인한다. 경우에 따라서 구강 내 사진이나 구강 내 스캐너의 데이터를 제시하면서 대략적인 치료기간, 비용, 치료에 있어서 필요한 처치 등을 전달한다.

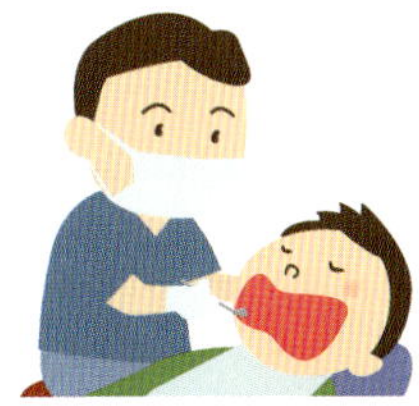

② 정밀검사

검사진단 및 치료계획의 결정에 필요한 구강 내 사진, 안모사진, 파노라마, 세팔로그램, 치열의 인상채득을 시행한다. 필요에 따라 CBCT 촬영을 한다.

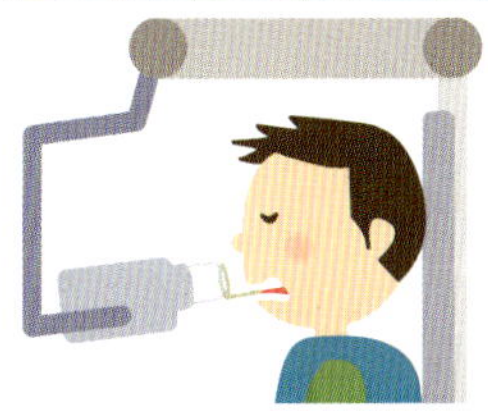

③ 치료상담

환자에게 진단결과와 치료계획을 전달한다. 정밀검사 데이터를 통해 제작한 디지털셋업을 바탕으로 최종적인 치열의 형태나 치료기간 등에 대해 구체적으로 설명한다.

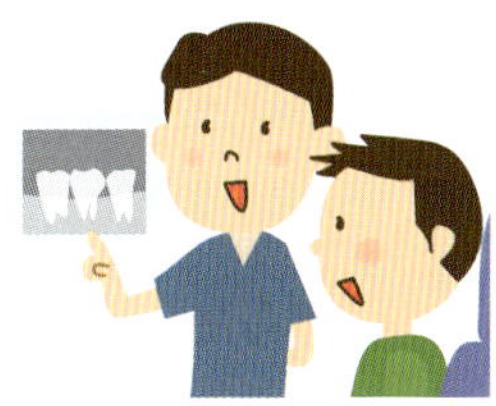

④ 얼라이너 제작

얼라이너 교정의 시스템을 제공하는 기업이나 기공소에 장치를 발주하여 제작한다(발주 후 약 1개월 이내에 제품이 도착한다).

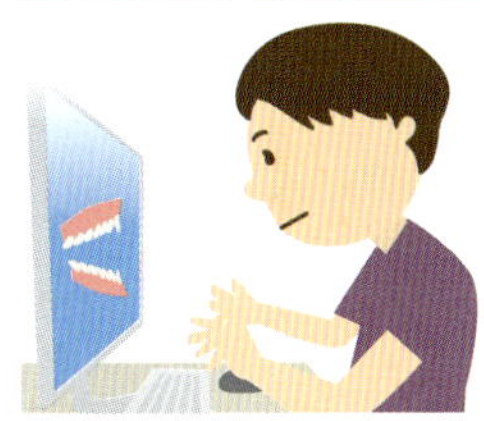

⑤ 얼라이너 전달, 치료개시

도착한 얼라이너를 장착하여 치료를 시작한다. 얼라이너를 건넬 때 사용방법을 지도하고 주의사항을 설명한다.

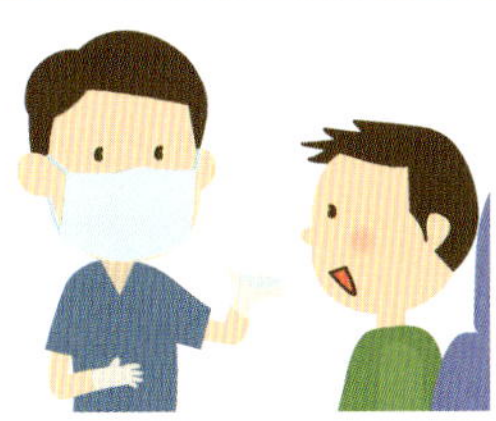

⑥ 얼라이너를 교환하면서 치료진행

얼라이너의 개수(number of stage) 등에 따라 통상 1~2주마다 새로운 얼라이너로 교환한다. 1~3개월에 1회 정도 내원하게 하여 얼라이너의 적합 등을 확인한다. 상태에 따라 엘라스틱 등의 보조적 장치의 사용을 검토한다.

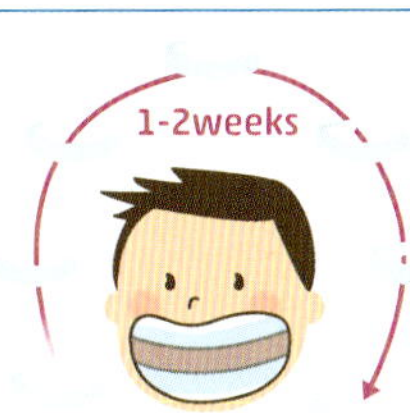

⑦ 치료종료, 고정·유지

이상적인 치열이나 교합관계가 확립된 시점에서 고정기간으로 이행한다(이것도 얼라이너를 이용하는 경우가 많다). 얼라이너의 장착 기간을 단계적으로 줄여 나가면서 치열이 유지되고 있는지 그 경과를 관찰한다.

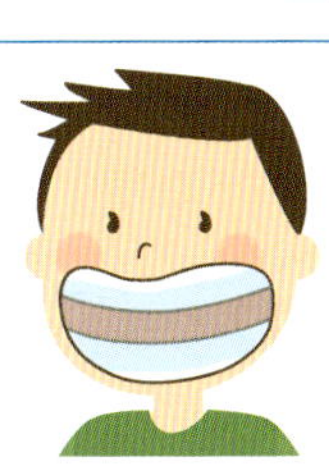

임상에서의 주의사항

■확실한 검사진단·견실한 치료계획을 세운다.

얼라이너를 이용한 교정치료는 증례에 따라 난이도가 크게 달라진다. 1치당 이동량과 이동이 필요한 치아 수를 기초로 난이도를 적절하게 판단하고 술자의 경험치와 기술도 고려하여 신중하게 증례를 선택하는 것이 중요하다. 특히 발치·비발치의 선택을 잘못하게 되면 치료기간이 장기화되거나 얼라이너 단독으로 치료하기가 곤란해지는 경우가 있다.

치료계획을 세울 때 디지털 셋업의 시뮬레이션을 기초로 하여 예측 실현성이 높은 견실한 계획을 세우는 것이 중요하다.

또한 난이도가 높은 증례는 와이어나 엘라스틱을 부분적으로 장착(해당 부위는 얼라이너를 잘라낸다)하여 얼라이너와 병용함으로써 효율적으로 치료할 수 있다.

■환자의 치료 의지를 유지시킨다.

얼라이너형 교정장치는 가철식이며 장기간 장착해야 하기 때문에 환자의 참여도와 의욕이 치료결과에 크게 영향을 미친다. 따라서 치료 전에 본 장치의 장단점을 이해시키고, 치료 중 내원 시에는 반드시 정해진 장착시간을 지키고 있는지 확인하고 정기적으로 구강 내 사진을 촬영하여 환자에게 개선되고 있다는 사실을 실감하게 하는 등 환자의 의욕을 유지시키는 과정이 매우 중요하다. 환자 스스로 개선을 향해 주어진 과제를 반드시 실행하게 하는 것이 중요하다.

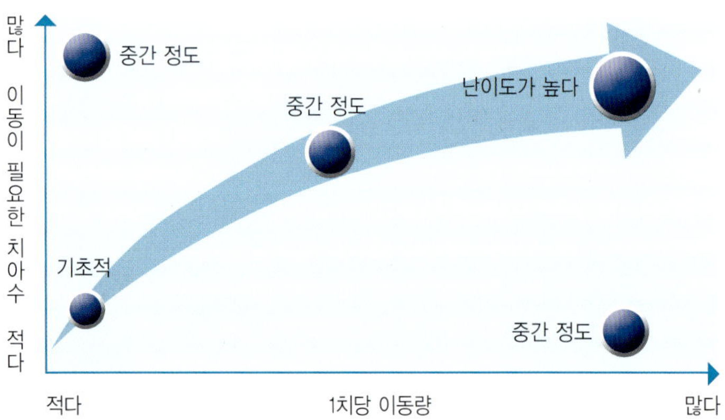

얼라이너를 이용한 교정치료의 난이도.

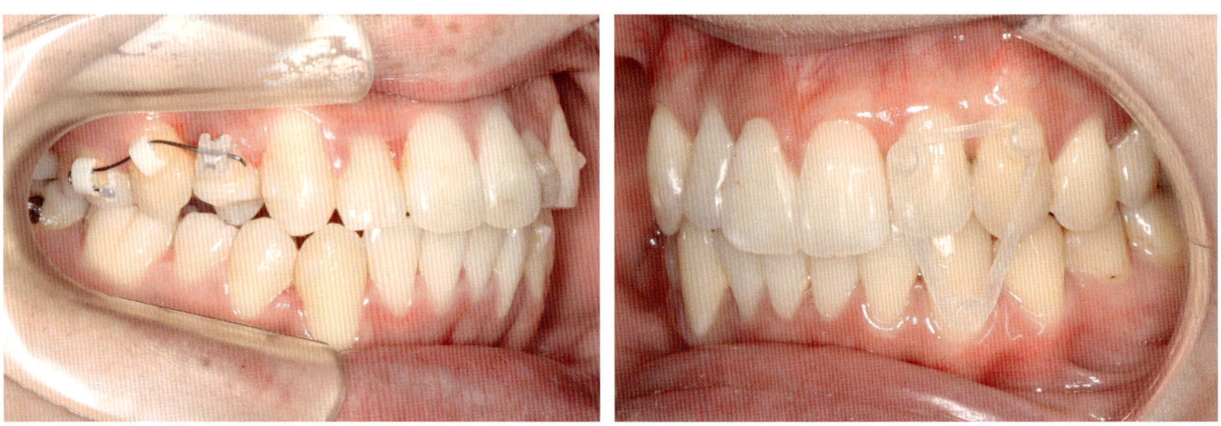
얼라이너만으로는 개선이 곤란하거나 시간이 많이 걸릴 것으로 예상되는 경우에는 해당 부분에 와이어(위)나 엘라스틱(아래)을 사용한다.

얼라이너형 교정장치를 사용한 치료의 실제

술 전의 상태

32세 남성 환자. 주소는 총생 및 과개교합이었다. 안모사진, 구강 내 사진, 파노라마, 세팔로그램을 이용하여 검사한 결과, Angle II급, 상·하악 둘 다 중등도의 총생을 동반하는 과개교합으로 진단되었으며, 심미적 교정장치를 이용하여 치료받기를 원해서 얼라이너를 통해 교정치료를 시행하기로 하였다.

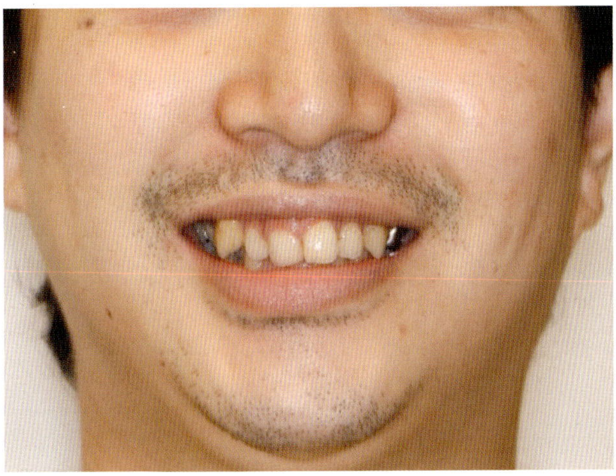

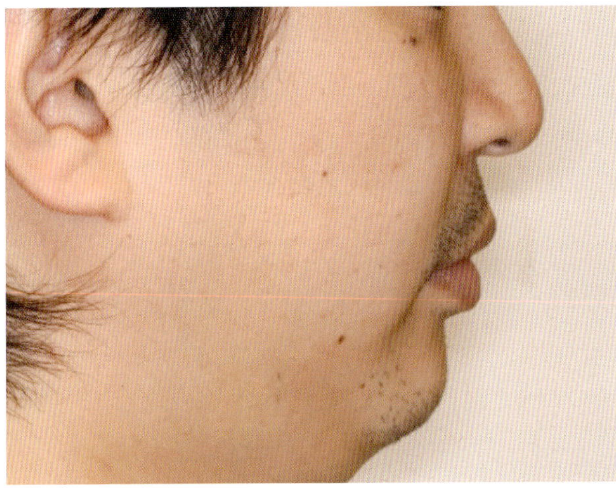

초진 시의 안모 사진. 정면에서 봤을 때 좌·우 대칭이고, 상악의 정중이 우측으로 1mm 변위되어 있는 안모 소견이 있다. 측면에서 보면 비순구각(nasolabial angle)이 약간 작고, 이부하순구(mentolabial sulcus)가 약간 깊다.

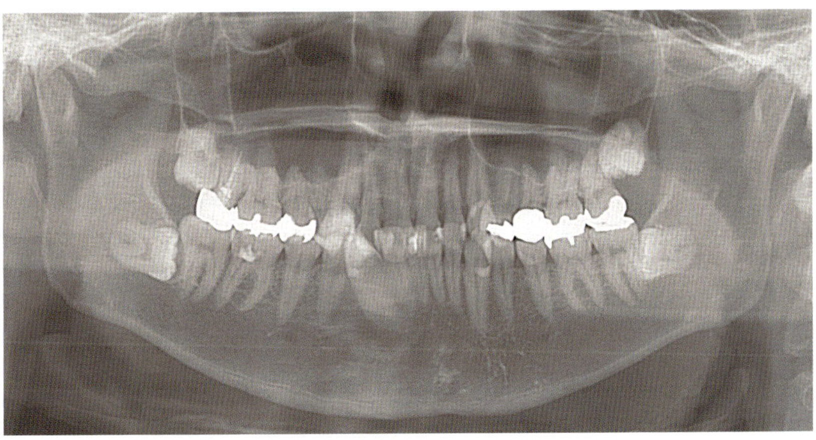

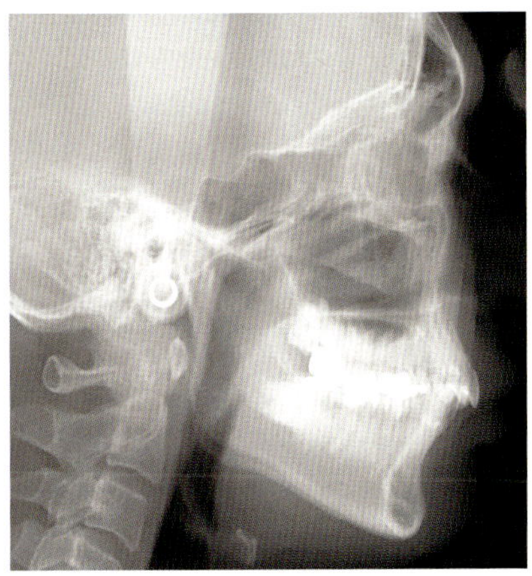

초진 시의 파노라마사진과 세팔로그램. 모든 제3대구치를 가지고 있다. 28번 치아는 CBCT 영상으로 확인하였을 때 치근부의 상악동으로의 관통이 관찰되었다. 또한 overjet은 5.5mm, overbite는 7.0mm였다.

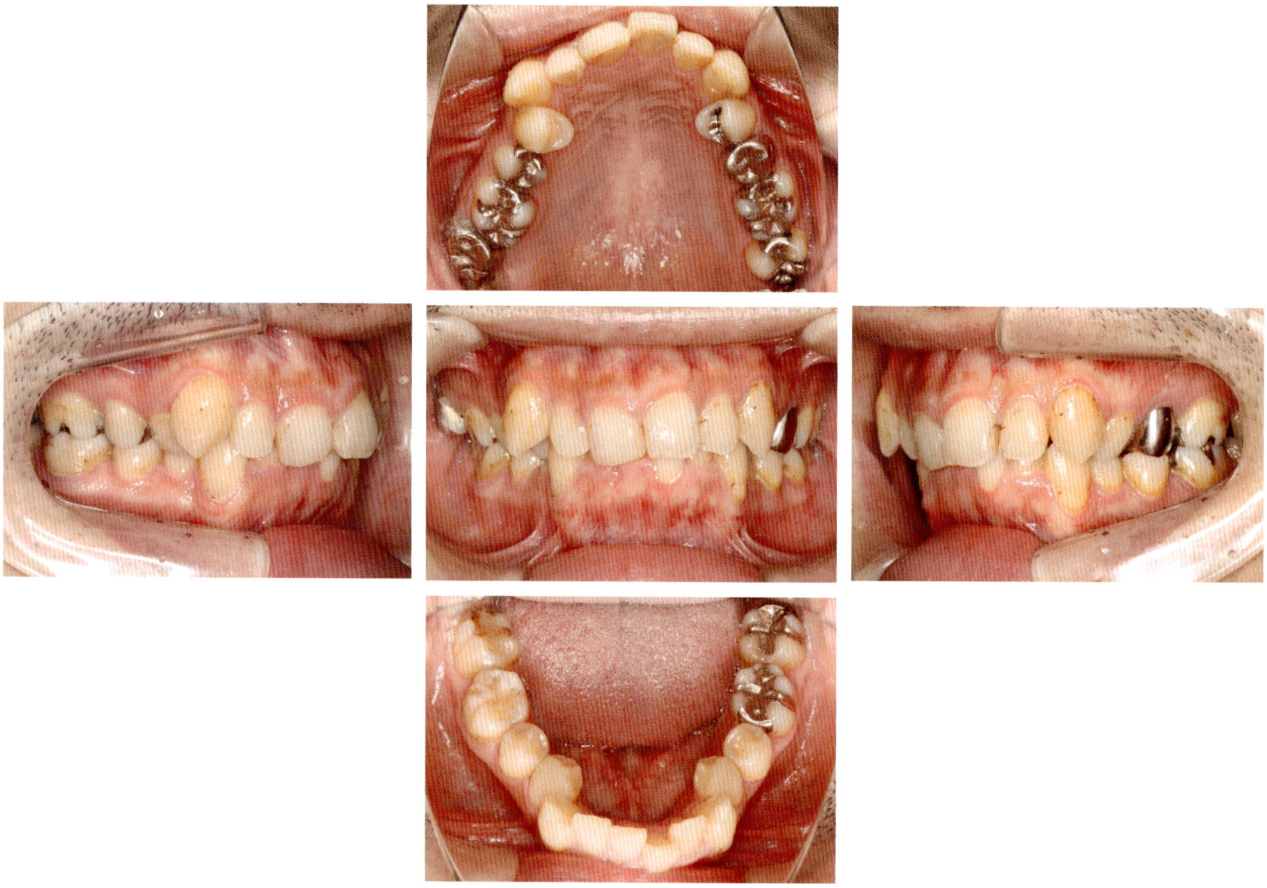

초진 시의 구강 내 사진. 상·하악 둘 다 중등도의 총생을 동반하는 협착된 치열궁이 보이며 과개교합이 나타난다. 13번, 23번 치아는 약간 저위, 순측전위 되어 있다. 또한 17번, 47번 치아는 교차교합(scissors bite)이 보인다.

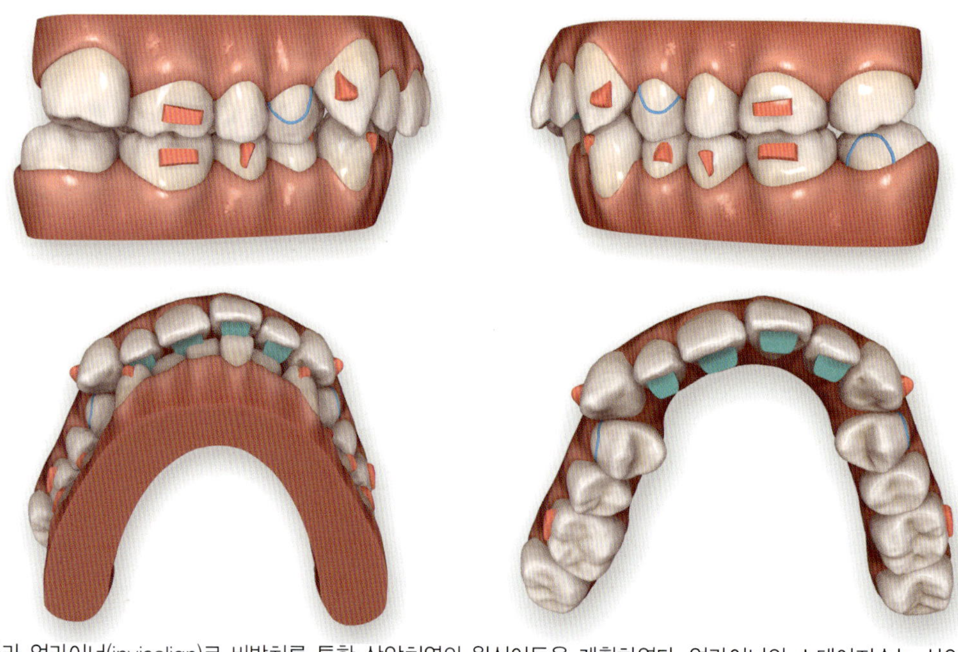

환자의 요청에 따라 얼라이너(invisalign)로 비발치를 통한 상악치열의 원심이동을 계획하였다. 얼라이너의 스테이지수는 상악 32스테이지, 하악 33스테이지였다. 수정을 위해 추가적으로 얼라이너를 한 번 더 발주하였다(상악 8스테이지, 하악 9스테이지). 첫 번째 및 추가적인 크린체크(clincheck)에서는 악간고무를 이용하여 II급 부정교합을 개선하기 위해 버튼컷(button cut)을 설치하였다(47번 치아는 설측에 설치). 또한 상악 전치 구개부에는 상악 및 하악 전치의 압하(圧下)를 촉진하기 위해 바이트램프(bite ramp)를 설치하였다.

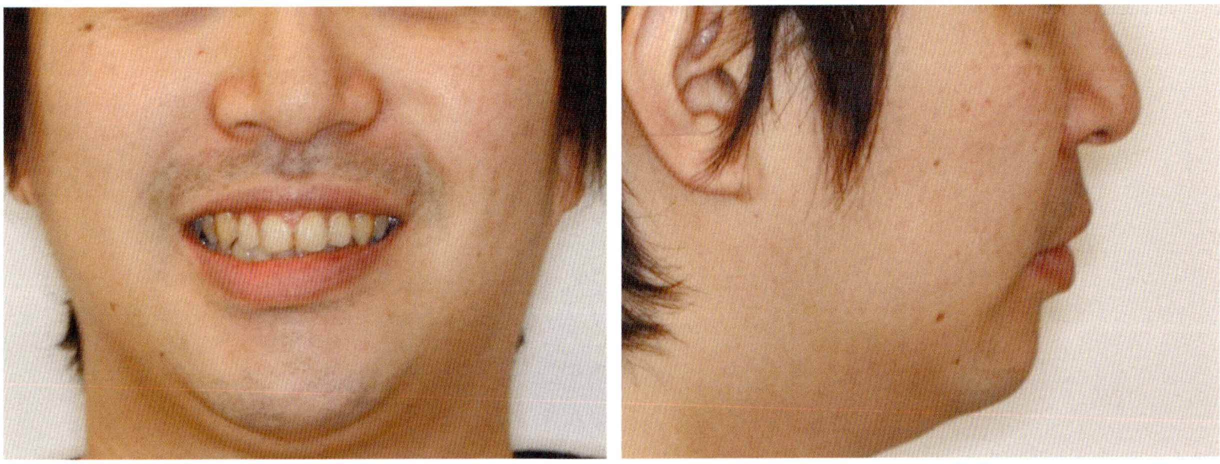

치료 1년3개월 후 치료 종료 시의 안모사진. 상악 정중은 안면정중과 일치하였다. 측면 사진에서 비순구각 및 이부하순구의 개선이 관찰되었다.

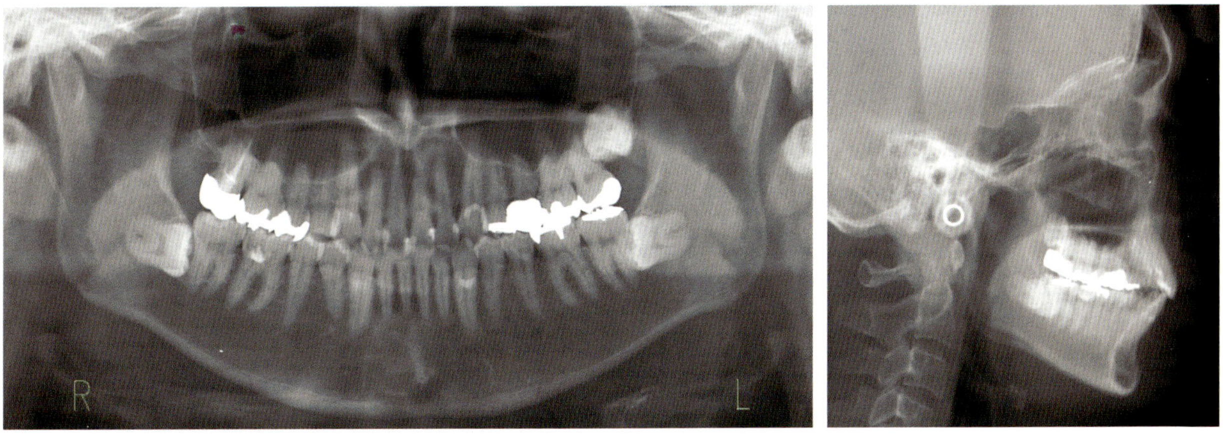

치료 종료 시의 파노라마와 세팔로그램. 치근의 병행성에 문제가 없고 치근 흡수도 없었다. 또한 overjet와 overbite는 2mm로 개선되었다. 또한 28번 치아는 교정치료에 영향이 없다고 판단하여 경과를 관찰하고 있다.

치료 전 | 치료계획 | 치료 후

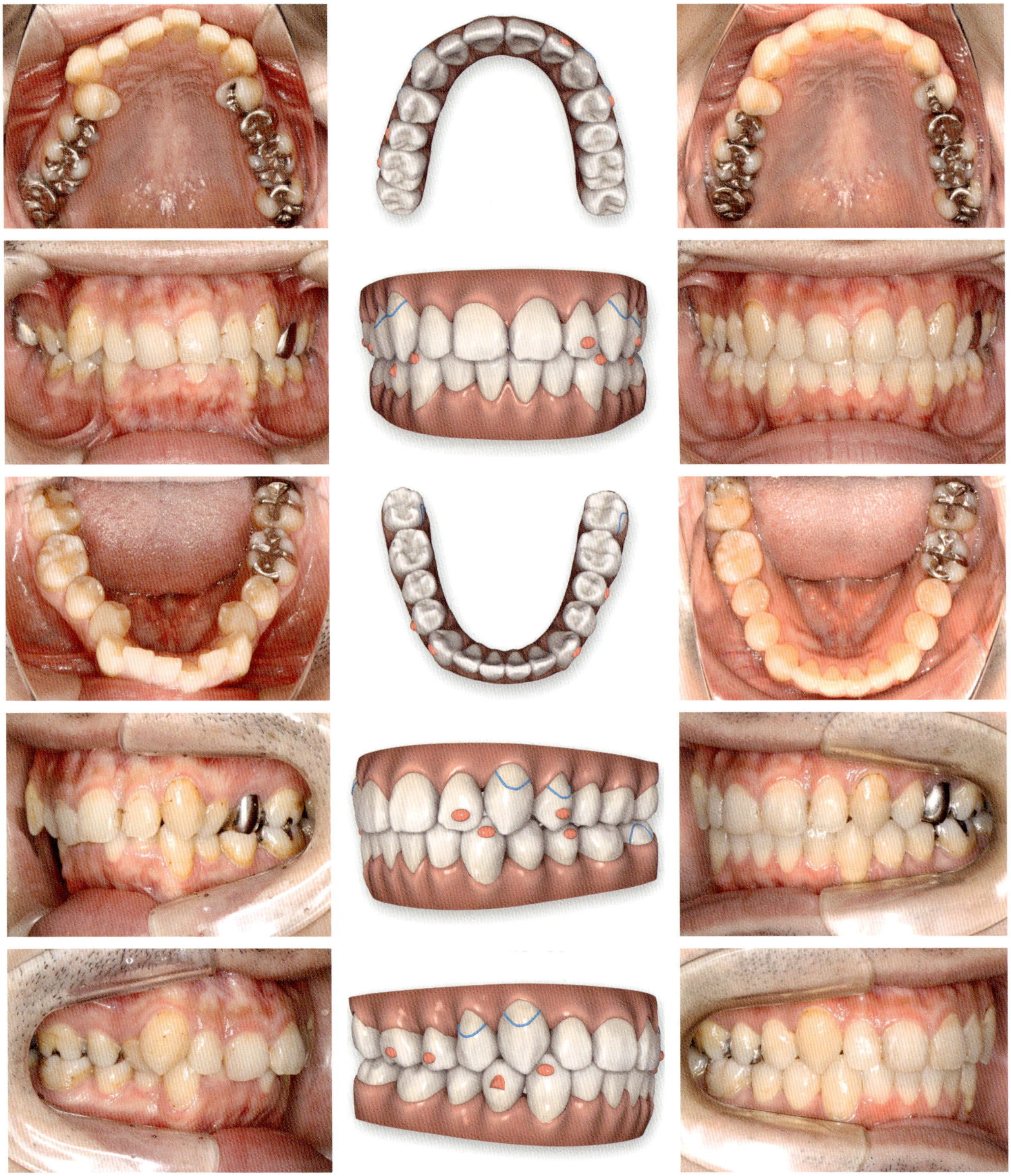

치료 후 실제의 구강 내와 크린체크와의 비교. 상·하악의 총생 및 과개교합이 개선되고 Angle I급으로 확립되었다. 17번과 47번 치아 scissors bite도 개선되었다.

환자에게는 이렇게 설명합니다.

"정해진 기간 동안 장착하지 않으면 치열이 개선되지 않습니다."

치아를 이동하려면 지속적으로 교정력을 가해야 한다. 하지만 얼라이너형 교정장치는 제거하기 쉽고 얼라이너를 뺀 시점부터 원래의 위치로 되돌아가려 하는 성질이 있어서 빼놓은 시간이 길면 길수록 교정력을 지속적으로 가하기가 어려워진다.
얼라이너형 교정장치를 이용한 교정치료에서는 원칙적으로 1일 20시간 이상 얼라이너를 장착해야 하고, 이를 지키지 않으면 개선되지 않는다고 환자에게 설명하고 이해시키는 과정이 성공적인 치료를 위해 필수적이다.
다음에 내원할 때 환자에게 장착시간을 물어보고 구강 내를 검진할 것이라고 전하고 의욕을 고취시키도록 노력한다.

"얼라이너 교정치료는 이러한 점이 좋습니다."

치료에 대한 의욕을 유지시키기 위해 아래와 같은 장점을 설명해준다.

- 투명한 장치라서 눈에 띄지 않는다.
- 두께가 얇고 매끈해서 위화감이 적고 말하기 쉽다.
- 교정력이 과하게 가해지지 않아서 통증이 적다.
- 장치가 연조직에 닿아 염증이 생기는 경우가 거의 없다.
- 치료 전과 같은 환경에서 양치질할 수 있다.
- 치료 개시~완료까지의 치아의 이동을 3D 디지털 시뮬레이션으로 파악할 수 있기 때문에 내원을 최소화하여 치료를 진행할 수 있다.
- 플라스틱제이기 때문에 금속 알레르기를 야기하지 않는다.

"이렇게 관리해 주십시오."

장치 장착의 문제를 피하기 위해서 아래의 사항과 다음 쪽에 있는 항목을 환자에게 전달한다.

- 세정할 때 부드러운 칫솔로 씻는다. 치약은 묻히지 않는다. 약제를 사용하고 싶을 때에는 치과의원에서 구입할 수 있는 얼라이너 전용 세정제를 사용한다.
- 변형되지 않도록 뜨거운 물을 붓거나 뜨거운 곳에 두지 않는다.
- 분실할 가능성을 줄이기 위해 장치를 빼면 반드시 케이스에 넣어서 보관한다.

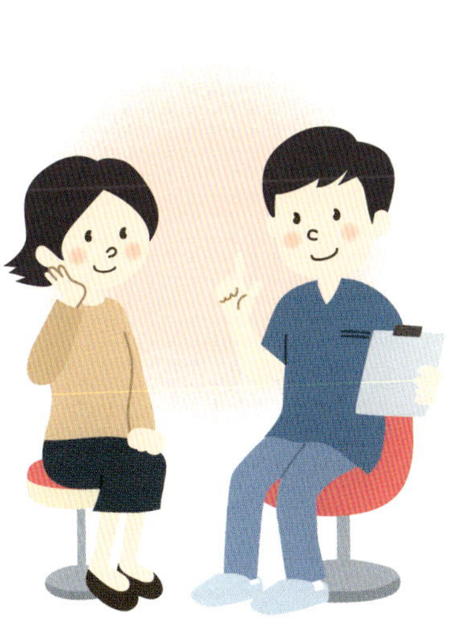

얼라이너형 교정장치의 사용 시 주의사항

건네 드린 얼라이너는 치열을 개선시키는 장치입니다. 효과적으로 치료하기 위해 아래와 같은 점에 주의하여 사용합시다.

1. 사용방법·사용시간

- 1일 20시간 이상 장착해 주십시오. 장착시간을 엄수하지 않으면 치료효과가 떨어집니다.
- 장착할 때에 얼라이너는 깨물지 말고 손가락으로 장착해 주십시오. 장치의 변연이 다치기 쉬워집니다.
- 얼라이너를 장착한 채로 스포츠드링크와 주스를 마시거나 과자를 먹고 식후에 바로 장착하면 당분이나 산성분이 장치 내에 남아서 충치가 생길 가능성이 있습니다. 양치를 하거나 입을 헹구고 나서 장착하는 등 충치를 예방하기 위해 노력합시다.
- 얼라이너를 장착한 상태로 차나 커피를 마시면 치아나 얼라이너가 착색되기 쉽습니다. 착색을 막기 위해 따뜻한 물을 마시기를 권합니다.

2. 세정·보관방법

- 매일 부드러운 칫솔로 상온수에 씻어주십시오. 세균이 번식되지 않도록 청결함을 유지합시다.
- 약제로 세정하고 싶을 때에는 치과의원에서 구입할 수 있는 얼라이너 전용 세정제를 사용합니다.
- 출장이나 외출 때문에 입에서 장치를 꺼냈을 경우 반드시 전용 케이스에 넣어서 보관해 주십시오. 장치를 분실하면 효과적으로 치료되지 않는 경우가 있습니다.
- 장치는 열에 약하고 변형되기 쉽기 때문에 아래와 같은 상황을 피하도록 합니다.
  열탕을 이용하여 세정·소독하기/주머니에 넣은 채로 옷을 건조기에 돌리기/무더운 날 차 안에 두기/온풍기 등의 열원 가까이에 방치하기

3. 문제발생·통원에 관한 사항

- 장착 기간 중 치아의 통증이나 흔들거림이 느껴지는 경우가 있습니다. 모두 치과교정치료 과정의 정상적인 반응이므로 안심하세요.
- 장치 장착 후 경과를 관찰하기 위해 정기검진이 필요합니다. 문제가 발생하면 검진 시에 치과의사와 상담하십시오.

이외에도 궁금하거나 불명확한 점이 있으면 편하게 연락하세요.

기타 치열을 개선시키는 구강 내 장치

치열교정용 교합유도장치(functional appliance)

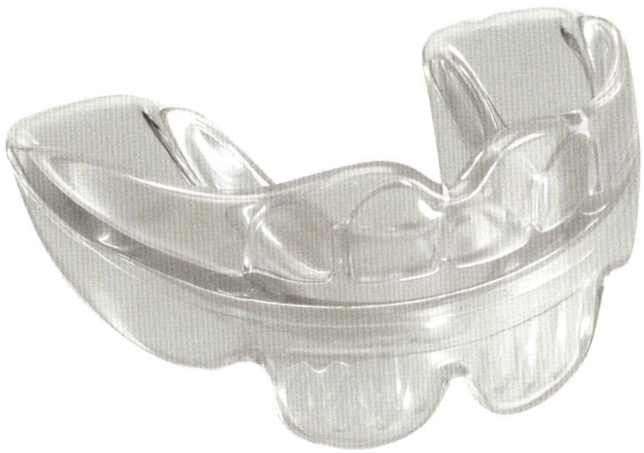

치열교정용 교합유도장치(EFline, Orthodentoram)

주로 혼합치열기에 있어서 설위의 개선, 구강주위근의 훈련을 목적으로 한 상·하 일체형 마우스피스형 교정장치이다. 설위를 구개측 방향으로 유도함으로써 혀의 구개측 방향으로의 발육을 촉진함과 동시에 설압이 전치에 걸리는 것을 막는다.

구강주위근의 훈련으로 하순의 lip support를 촉진하여 구호흡을 시정한다. 또한 구강주위근의 간섭을 막음으로써 치열의 자연스런 측방확대를 촉진하여 맹출되어 오는 치아를 적절한 위치로 유도한다. 또한 성장기에 하악 성장을 촉진하여 악골이 적절한 곳에 위치하도록 유도한다.

사용시간은 1일 12시간 이상이 적절하다. 취침 시와 기상 시(2시간 이상)에 사용하지만 그때 장치를 구강 내에 넣은 상태로 구순을 확실히 다물고 비호흡을 시행하는 것이 좋다.

▼ 이런 증례에 사용됩니다

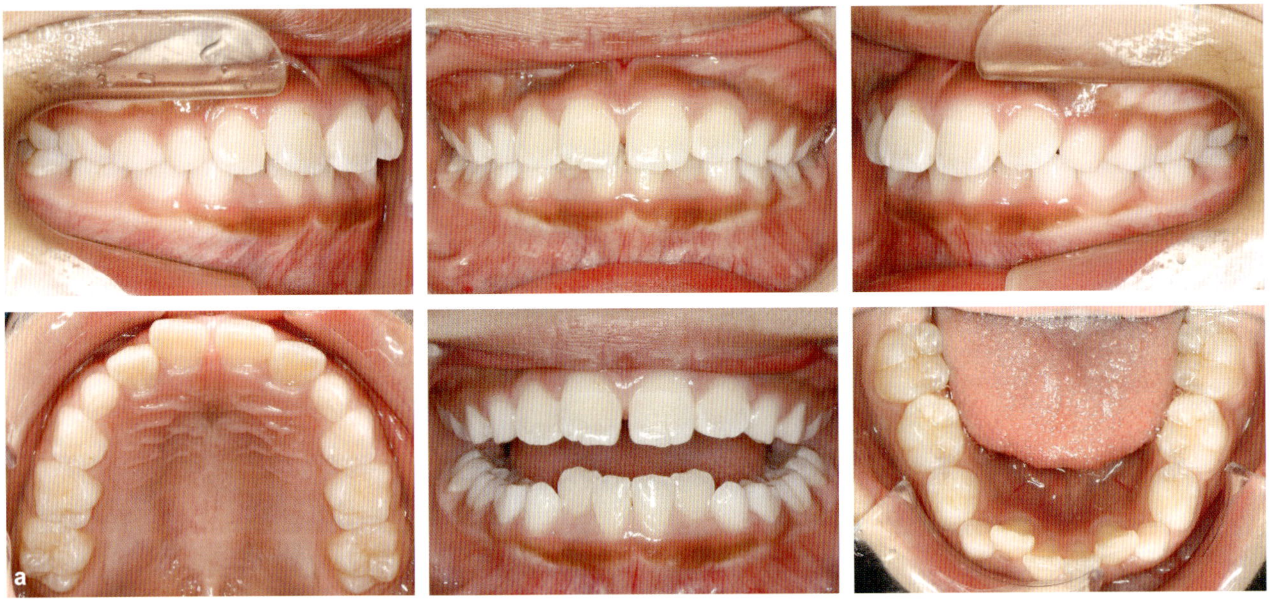

a: 초진 시의 구강 내 사진. 환자는 10세 2개월 남자이다. 구강 내 소견에서는 과개교합과 그와 동반된 11번과 21번 치아에 정중이개가 있었다. 또한 상·하악 둘 다 전치에 경도의 총생 및 회전이 관찰된다. 하악 전치의 과도한 정출에 의해 과개교합이 생겼고, 이에 따라 하악골의 성장을 저해하고 있다고 판단하였다. 하악 전치의 압하를 시행하여 overbite를 개선하고 하악의 전방유도 및 하악골의 성장을 촉진하기 위해 치열교정용 교합유도장치를 이용한 교정치료를 시작하였다.

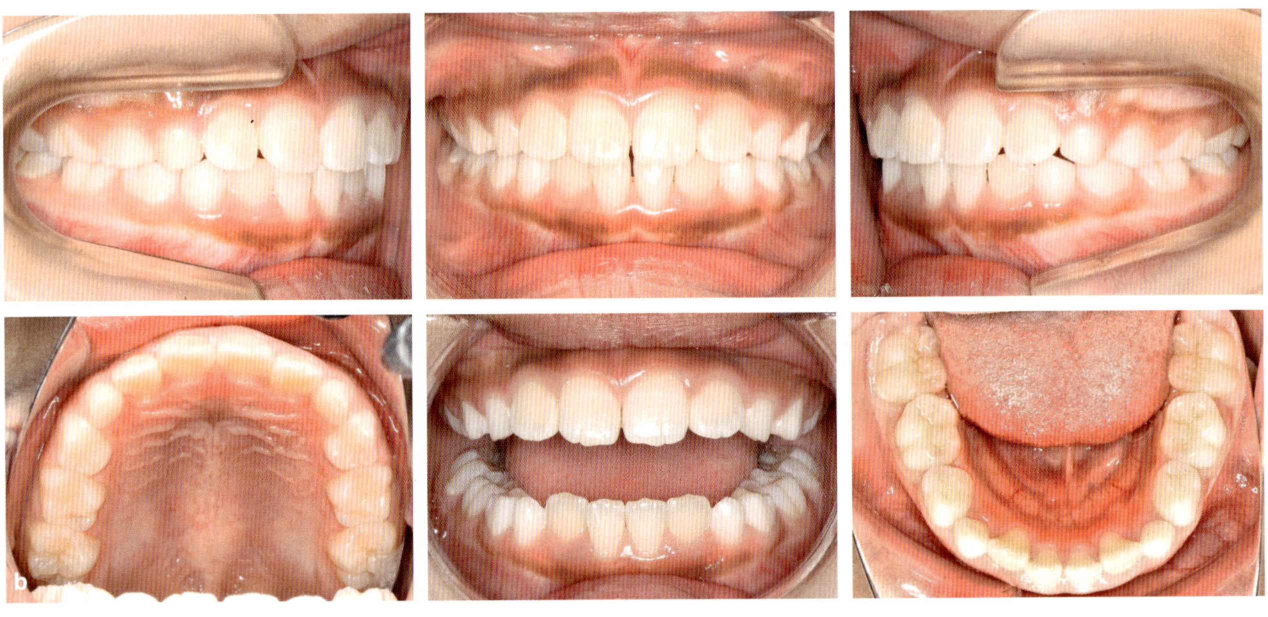

b: 치료 개시 6개월 후의 구강 내 사진. 상·하악 전치부의 압하에 의해 과개교합이 개선되었다. 특히 하악 전치는 저명한 압하가 관찰되었다. 상·하악 전치부의 총생 및 회전도 개선되었다. 치료에 이용한 치열교정용 교합유도장치로 그대로 지속적으로 고정을 유지하여 영구치의 맹출을 기다린다.

가철식 치열궁 확대장치(확대상)

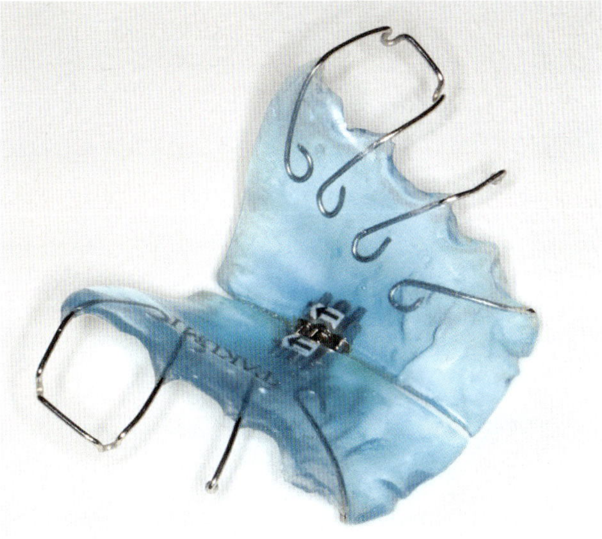

가철식 치열궁 확대장치(ASO 인터내셔널)

주로 혼합기치열에 있어서 치열궁의 측방 및 전방 확대를 시행하는 것을 목적으로 하는 가철식장치이다. 전용 확대나사를 이용하여 확대량 및 교정력을 조절할 수 있다.

또한 단계적으로 천천히 확대하기 때문에 구강연조직과의 조화를 얻기 쉽다. 이동 형식이 경사이동이 주체가 되므로 설측경사를 보이는 치아에 매우 유용하긴 하지만 확대량이 너무 크면 치관이 협측으로 경사되기 때문에 주의해야 한다.

▼ 이런 증례에 사용됩니다

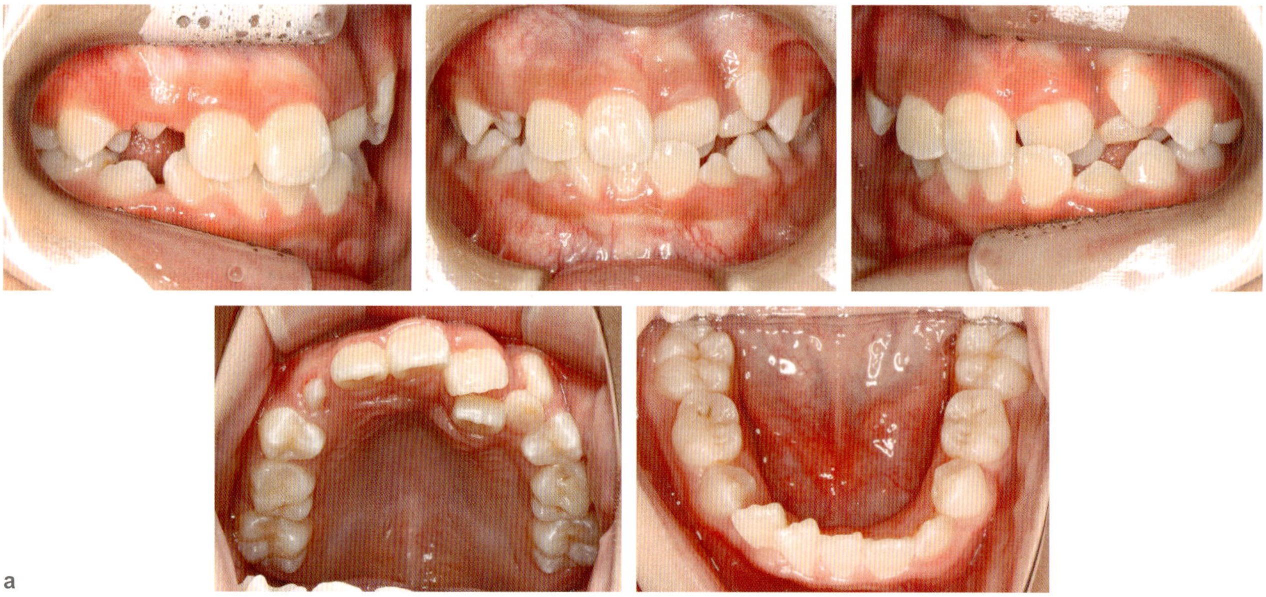

a

a: 초진 시 구강 내 사진. 환자는 8세 7개월 남자이다. 상·하악 전치부에서 심한 총생이 관찰된다. 상악의 정중은 5.0mm 좌측으로, 하악의 정중은 2.0mm 우측으로 변위되어 있다. 치열궁의 폭경은 좁고 영구치의 맹출공간이 부족할 것으로 예상된다. 치열궁의 측방확대를 꾀하기 위해 가철식 치열궁 확대장치를 장착하여 전치부에 브라켓과 와이어를 이용하여 레벨링을 시행하였다.

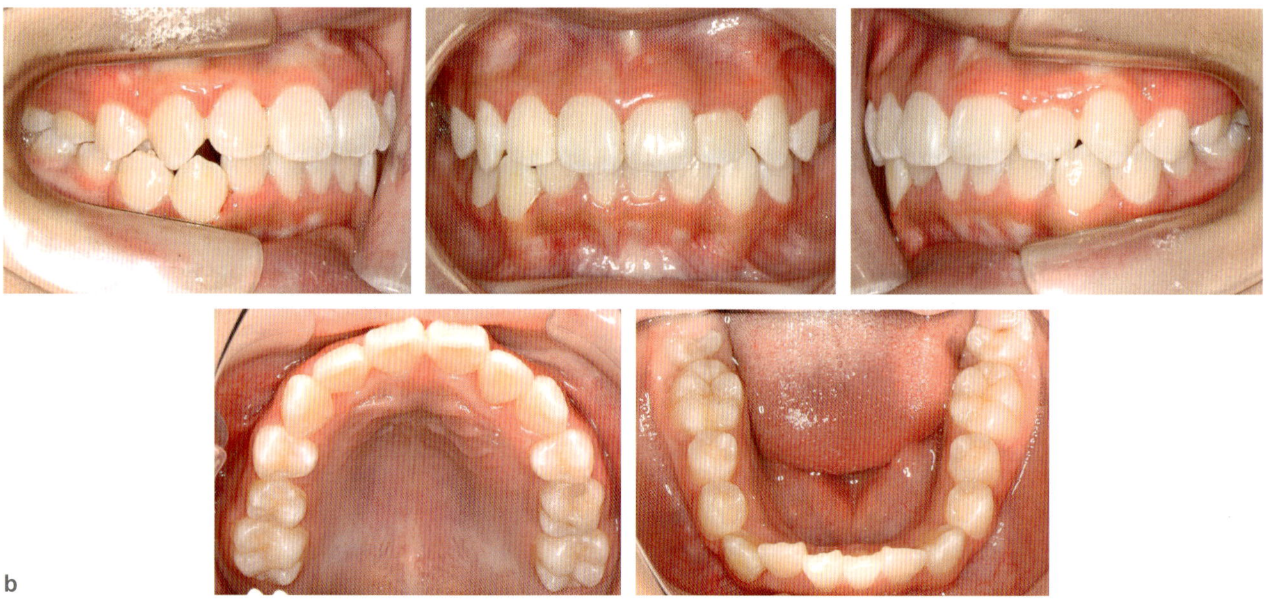

b

b: 치료 개시 15개월 후의 구강 내 사진. 상·하악 둘 다 치열폭경 및 전치부의 총생이 개선되고 상·하악 중절치의 정중도 일치하였다. 치료에 이용한 가철식 치열궁 확대장치를 유지장치로도 사용하면서 영구치의 맹출을 기다리고 계속 경과를 관찰한다.

5

'식사'와 '대화'를 돕는 구강 내 장치

설접촉보조장치(PAP)

뇌혈관장애나 신경근질환 등에 의해 혀에 운동장애가 있는 환자 혹은 절제수술에 의해 혀의 부피가 부족해진 환자를 위해 저작·연하기능이나 구음기능을 보조적으로 개선·보조할 목적으로 치과에서 설접촉보조상(PAP) 등의 보철적 장치를 제작하는 경우가 있다.

연하장애 환자에게서 연하의 5기※ 중에 혀나 뺨으로 음식을 구강 내에서 조작하여 식괴를 형성하는 '준비기'와 식괴를 혀로 구강에서 인두로 보내는 '구강기'의 개선을 기대한다. 한편 구음장애 환자는 혀와 구개가 충분히 접촉되지 않아 발음되지 않는 음, 특히 경구개부에서 산생되는 자음의 구음점의 회복, 구음 양식의 보조가 직접적 효과로 나타날 것으로 기대된다. 또한 공명강으로서 구강 용적의 감소에 따라 일부 모음의 개선도 기대할 수 있다.

장치 장착 후에도 기능훈련이나 연하훈련을 병용할 필요가 있어 치과의사와 치과위생사뿐만 아니라 섭식·연하장애, 구음장애 재활과 관련된 직종에 종사하는 사람들(의사, 간호사, 언어청각사, 이학요법사 등)과 팀을 꾸려 대응하는 것이 좋다.

※음식이 구강 내로 들어간 뒤 인두, 식도를 지나 위까지 닿을 때까지의 섭식·연하 과정, 식괴의 위치에 따라 선행기, 준비기, 구강기, 인두기, 식도기의 5기로 나뉜다.

1 '식사'와 '대화'를 돕는 구강 내 장치

설접촉보조장치(PAP)

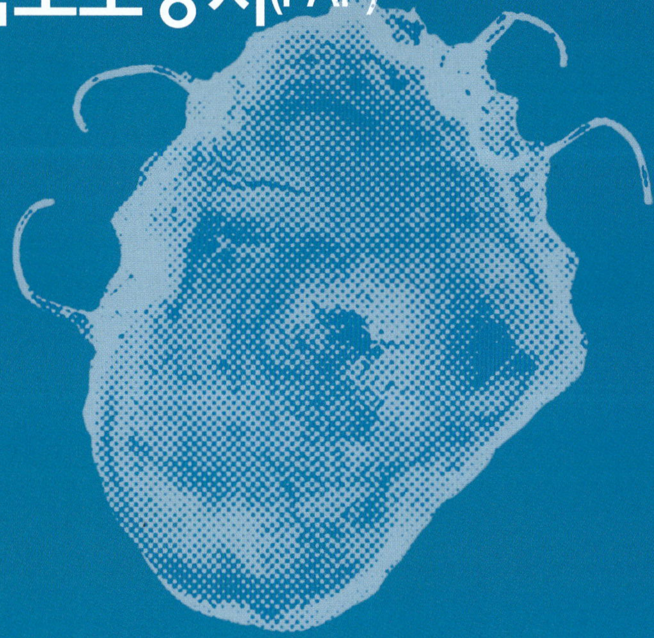

설접촉보조장치(PAP)란?

설접촉보조장치(palatal augmentation prosthesis; PAP)는 종양절제술 등에 의한 구강 내 연조직의 외과적 절제나 전신질환에 기인한 저명한 혀의 기능장애 때문에 혀와 경·연구개가 접촉되지 않아 섭식·연하장애나 구음장애가 생긴 환자의 구개 형태를 변화시킴으로써 이를 보완하는 장치이다. 결손치 유무에 따라 구개부를 두껍게 만든 유상의치형, 구개부 부분만 피복하여 훅을 치아에 걸어 고정하는 구개상형(口蓋床型)이 있다. 일본에서는 2010년 4월에 진료보수개정에 보험 수록되어 있다.

PAP의 제작 시 구개부의 형태를 유상의치나 구개상을 완성한 후에 왁스나 점막조정재 등의 형성용 재료를 축성해 결정해 나가는 것이 일반적이다. 환자 자신의 주관적 평가와 구음·연하 시의 팔라토그램(palatogram)이나 음수(飮水) 테스트, 구음 평가 등의 객관적 평가를 시행하여, 그 결과에 따라 형성용 재료의 축성 혹은 삭제를 반복한다.

2011년 6월 일본노년치과의학회와 일본보철치과학회에 의해 '섭식·연하장애, 구음장애에 대한 PAP 진료가이드라인'[1]이 발행되어 PAP를 이용한 재활치료의 적용법과 그 유용성에 관한 현시점에서의 기본적인 견해가 제시되었다.

장치의 분류와 특징

PAP 중에 유상의치형은 치아의 결손이 많으며 의치가 필요한 증례에서, 구개상형은 치아의 결손이 적은 증례에서 이용된다.

저작·연하장애에 대해서는 구개부를 두껍게 한 PAP를 상악에 장착함으로써 혀의 위축이나 절제로 증가된 고유구강용적(치열 내측의 공간)을 메꾸고, 혀가 구개와 접촉하고 식괴를 조절하기 쉽게 하여 준비기와 구강기의 섭식·연하를 보조한다. 또한 구음장애는 혀와 구개의 거리를 줄임으로써 경구개부에서 만들어지는 자음을 시작으로 하는 구음의 보조를 기대할 수 있다. 또한 공명강(共鳴腔: 소리가 반향되는 체내의 공동)으로서의 구강용적이 감소함으로써 일부 모음도 개선될 수 있다.

PAP 장치 자체는 보상적으로 기능을 회복하여 활성화(activation)를 꾀하는 것으로 장치 장착 후에도 혀 운동을 개선하기 위해서는 연하훈련을 병용해야 한다.

유상의치형

유상의치의 구개부를 두껍게 한 형태의 PAP. PAP의 적응증인 두경부암, 뇌혈관장애, 신경질환은 고령자에게 많이 발생하기 때문에 이런 형태가 적용되는 경우가 많다. 기존에 상악의치가 있으면 그것을 이용하여 제작하는 경우도 있다.

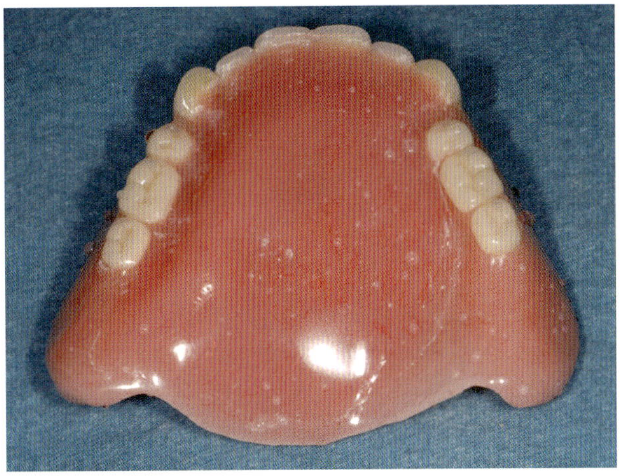

구개상형

구개 부분만을 피복하는 형태의 PAP. 클래스프를 치아에 걸어서 유지한다. 잔존치가 많고 의치가 필요하지 않은 환자에게 적용한다.

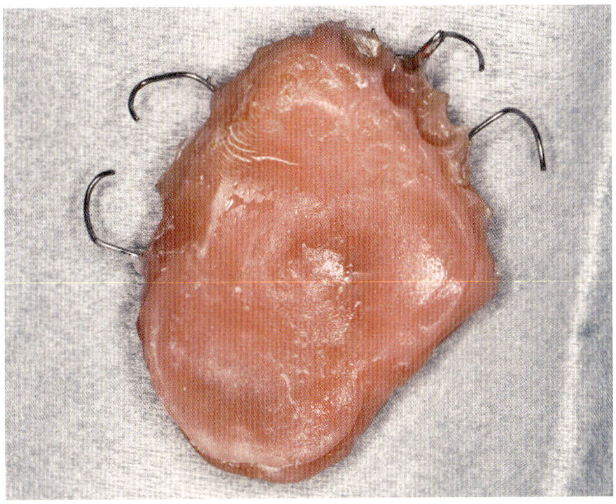

※사진 두 개는 모두 설암을 절제한 환자에게 이용한 PAP이다.

적용대상

■ **두경부암절제술 후 환자의 기능이 회복된다.**

두경부암절제술 후 환자에게 발생하는 혀의 실질결손이나 운동장애의 개선에 유효하다. 두경부암 중에서도 설암이나 구강저암, 중인두암 등은 외과적치료에 의해 섭식·연하기능에 문제가 생기는 경우가 많고 PAP를 이용해 개선을 꾀한다.

■ **기능적설운동장애를 개선한다.**

본 장치는 두경부암 이외에도 뇌성마비[2]나 뇌혈관장애[3], 근위축성측색경화증(筋萎縮性側索硬化症)[4] 등에 의한 혀의 실질결손을 동반하지 않는 기능적설운동장애에 대해서도 유효성이 보고되었다. 하지만 진행성질환에 있어서 기초질환의 진행과 동반하여 PAP의 효과는 충분하지 않고 일시적이기 때문에 주의가 필요하다.

또한 이런 PAP 적응증의 원인 질환은 고령자에게 나타나는 경우가 많아 이에 따라 유상의치형이 적응증이 되는 경우가 많다.

PAP의 구조

유상의치형, 구개상형 둘 다 기능을 개선시키기 위해 작용하는 구조는 같다. 구개를 두껍게 하여 혀가 아래에서 구개에 접촉하여 인두 뒤쪽을 폐쇄하기 쉬워진다.

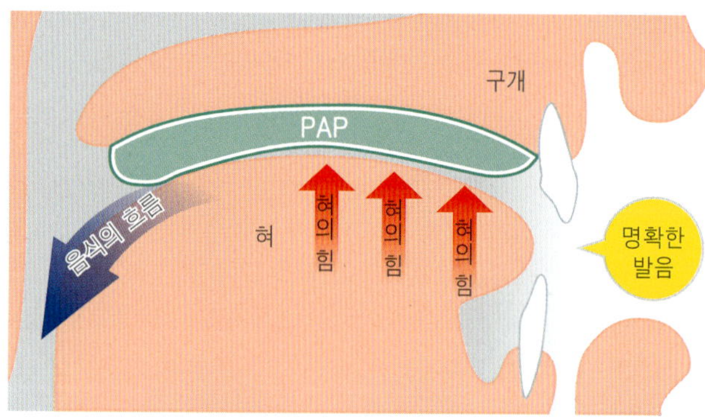

칼럼 LAP에 대해서

상악에 장착하는 PAP에 반해 하악에 장착하는 연하보조장치(lingual augmentation prosthesis: LAP)가 있다. LAP는 PAP와 비슷하게 질환에 의해 절제되었거나 선천적으로 전설의 크기가 부족한 경우 식괴가 전치와 혀 사이에 떨어져 저작·연하가 되지 않는 일을 막는 장치이다. 식괴가 떨어질 공간을 장치로 메꾸어 작은 혀로도 식괴를 치열상으로 되돌리거나 인두로 보내기 쉽게 함으로써 구강기의 저작·연하를 보조한다.

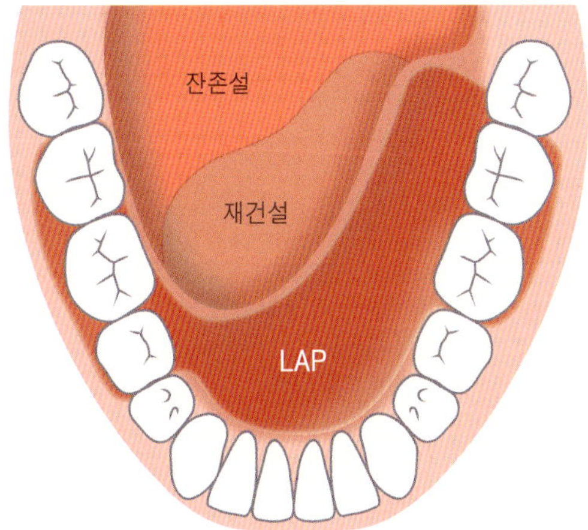

임상에서의 주의사항

■ 적용 전후에 긴밀한 기능검사를 시행하자.

명확한 적용기준이 정해져 있지는 않지만 적용판단이나 장애의 정도의 파악하고 PAP의 효과를 판정하고 조정에 필요한 정보를 얻기 위해 환자의 주관적 평가와 객관적 평가로서 섭식·연하기능검사나 구음기능검사를 시행하는 것이 좋다.

주관적 평가는 문진으로 시행한다. 또한 섭식·연하기능의 객관적 평가는 치료효과를 판정하거나 부작용을 확인하기 위해 특수한 검사기기를 이용하지 않는 섭취가능식품질문표, 개정음수시험(modified water swallowing test: MWST)나 반복타액연하테스트(repetitive salive swallowing test: RSST)를 내원할 때마다 시행하는 것을 추천한다[1,5-7]. 구음 기능의 평가는 단음절구음검사(발음 듣기 시험)를 하거나 의치적합시험재 등을 축성면에 도포한 다음 팔라토그램[8]을 시행하여 혀와 구개의 접촉 양상을 평가해야 한다. 이런 평가에 기초하여 언어청각사와 연계·협력하여 진료를 진행한다.

PAP적용 전후에 시행해야 하는 기능검사의 예 1: 섭취가능식품질문표[5]

장치의 장착 전·후나 조정 후에 섭취가능식품질문표를 이용하여 식사의 섭취 상황을 점수화하여 평가한다. 스코어가 크면 클수록 좋다고 판단한다.

식품 설문조사

이하의 식품에 대하여 아래의 회답항목에서 현재의 상황에 가장 가까운 번호를 선택하여 [ ]의 안에 기입해주세요.

[2] 쉽게 먹을 수 있다 [1] 곤란하지만 먹을 수 있다 [0] 먹을 수 없다		[△] 싫어서 먹지 않는다 [ㅁ] 틀니를 착용한 이후로 먹지 않는다	
1 전병	[ ]	2 쌀과자	[ ]
3 (생)전복	[ ]	4 오징어회	[ ]
5 딸기	[ ]	6 어묵	[ ]
7 (생)양배추	[ ]	8 (삶은) 소고기	[ ]
9 (삶은)양배추	[ ]	10 (생)오이	[ ]
11 해파리	[ ]	12 곤약	[ ]
13 (찐)감자	[ ]	14 마른 오징어	[ ]
15 문어초절임	[ ]	16 (절인)무	[ ]
17 (찐)양파	[ ]	18 단무지	[ ]
19 (데친)다시마	[ ]	20 (튀긴)닭고기	[ ]
21 (삶은)닭고기	[ ]	22 (구운)닭고기	[ ]
23 (절인)가지	[ ]	24 (생)해삼	[ ]
25 (생)당근	[ ]	26 (삶은)당근	[ ]
27 바나나	[ ]	28 햄	[ ]
29 땅콩	[ ]	30 (구운)돼지고기	[ ]
31 돈가스	[ ]	32 푸딩	[ ]
33 참치회	[ ]	34 락교	[ ]
35 사과	[ ]	협조에 감사드립니다.	

식품군 분류

제I군	푸딩 바나나 (삶은)양배추 참치회 (찐)감자 (찐)양파
제II군	딸기 햄 (삶은)닭고기 어묵 곤약 (데친)다시마 (생)오이
제III군	(튀긴)닭고기 전병 (구운)닭고기 사과 (절인)가지 (삶은)소고기 (생)양배추
제IV군	(구운)돼지고기 락교 (절인)무 땅콩 쌀과자 오징어회 돈가스
제V군	(생)당근 해파리 단무지 문어초절임 해삼 (생)전복 마른 오징어

저작 점수 계산방법

			제 I 군의 수
+	1.14	×	제 II 군의 수
+	1.30	×	제 III 군의 수
+	1.52	×	제IV군의 수
+	3.00	×	제 V 군의 수
×			100
÷			111.4
=			저작 점수

PAP 적용 전·후에 시행해야 하는 기능검사의 예 2: 개정음수테스트(MWST)[1]

3mL의 냉수를 연하하게 하여 연하반사유발의 유무, 헛기침, 호흡 변화를 평가한다. 연하가 가능한 경우에는 2회 연하운동을 추가하여 평가한다. 평가점수가 4점 이상인 경우에는 최대 3회까지 시행하여 가장 나쁜 점수를 기록한다.

점수	내용
1점	연하 없음, 헛기침 또는 호흡 변화를 동반함
2점	연하 있음, 호흡 변화를 동반함
3점	연하 있음, 호흡 변화는 없지만 헛기침 혹은 습하고 걸걸한 목소리가 남
4점	연하 있음, 호흡 변화 없음, 헛기침과 걸걸한 목소리 없음
5점	연하 있음, 호흡 변화 없음, 헛기침과 걸걸한 목소리 없음, 아무것도 없이 연하가 30초 이내에 2회 이상 가능함
판정 불가	입으로 뱉어냄, 반응 없음

PAP 적용 전후에 시행해야 하는 기능검사의 예 3: 반복타액연하시험(RSST)[6,7]

검사자가 피험자의 후두융기 혹은 설골에 두 번째와 세 번째 손가락을 가볍게 대고 후두거상을 확인하면서 30초간 3회 이상 연하가 가능한지 본다. 2회 이하의 경우 연하장애를 의심한다.

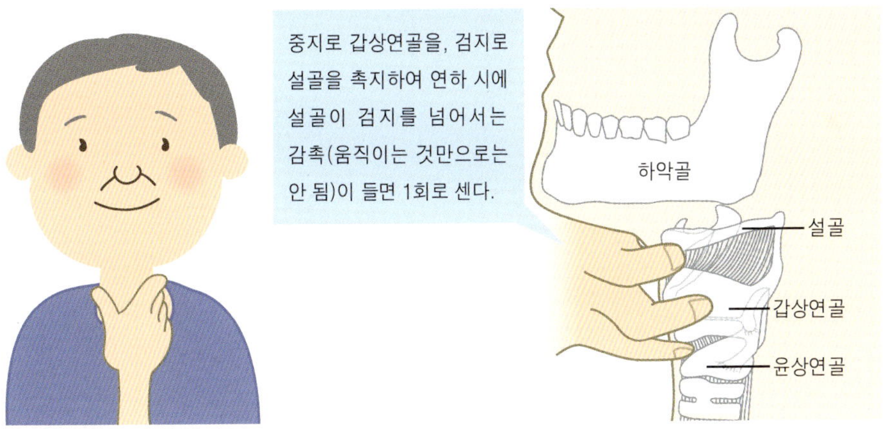

PAP 적용 전·후에 시행해야 하는 기능검사의 예 4: 팔라토그램[8]

구음 시의 팔라토그램. 청색 부분은 발음할 때 혀가 구개와 접촉하는 범위를 나타낸다. 검사 시에는 의치적합시험재 등을 구개면(축성면)에 도포한 PAP를 장착한 다음 아래와 같은 소리를 발음하게 하여 평가한다. 혀와 구개부가 접촉하고 있다면 의치적합시험재가 떨어지고 접촉하지 않는다면 남아있기 때문에 PAP의 형태가 구음을 보조하고 있는지를 확인할 수 있다.

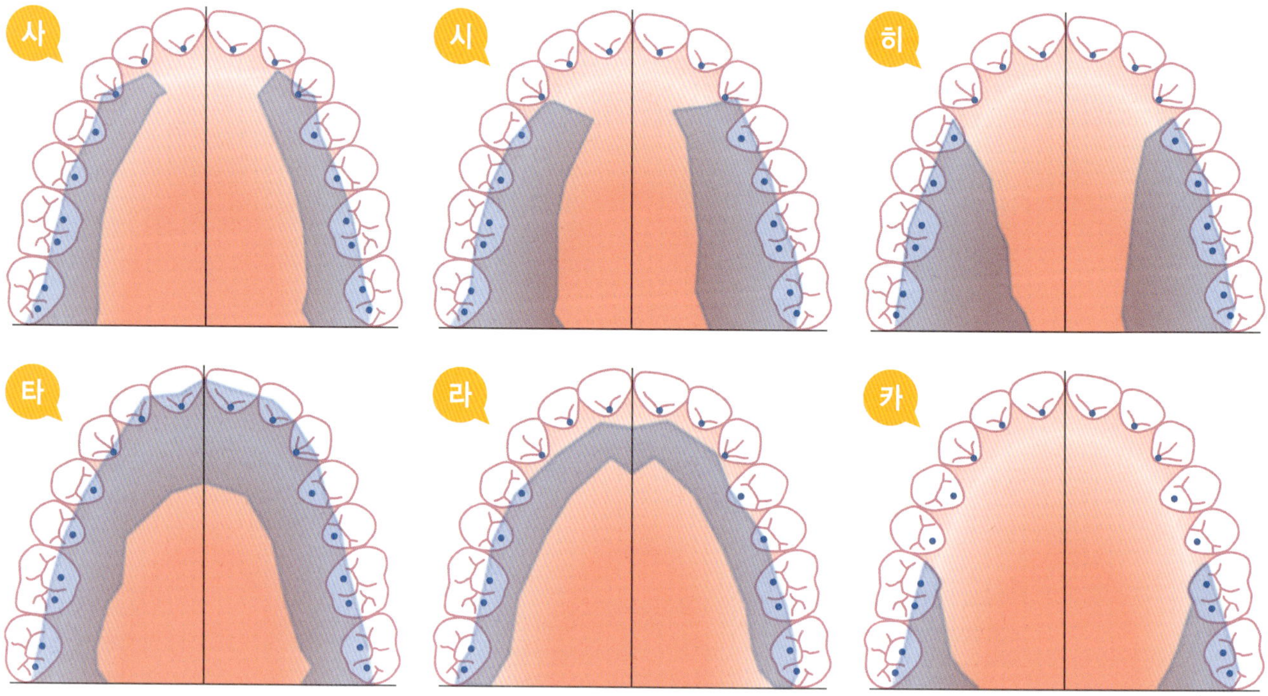

PAP를 활용한 치료의 실제

유상의치형 PAP의 경우

1 구강 내 검사

설암절제술 후 복직근피판으로 혀의 결손부가 재건된 환자의 사진. 구강 내의 혀의 가동범위와 구개와의 접촉상황을 검사하여 환자가 의치를 소유하고 있는지의 여부나 사용상황을 확인한다.

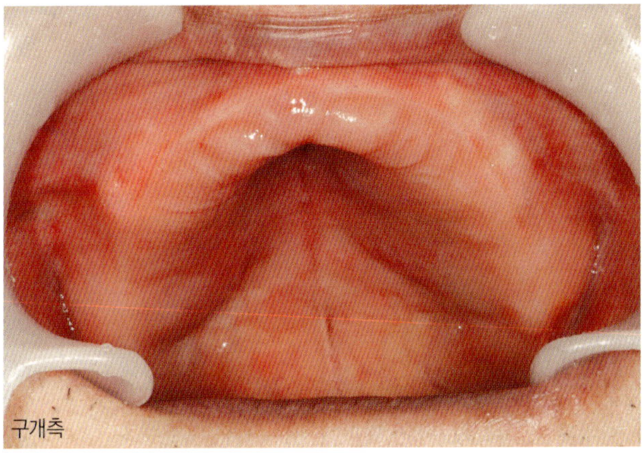

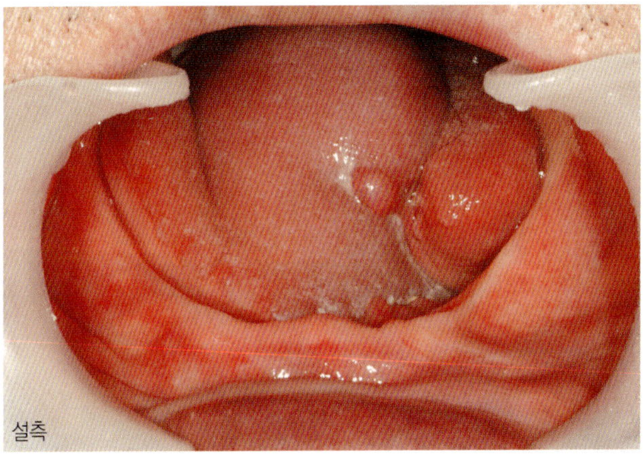

2 구개부의 축성

기존의치를 이용한 장치를 제작하기로 하였다.

PAP 제작 시에는 유상의치 혹은 구개상의 완성 후에 구개부의 형태를 왁스나 점막조정재 등의 형성용 재료를 축성하여 결정해 가는 것이 일반적이다. 저융점의 왁스나 컴파운드, 점막조정재 등의 형성용 재료를 구개부에 축성한다(사진은 소프트플레이트왁스[GC]).

축성 시에는 혀의 가동범위를 참고하여 필요충분하게 축성하고 혀의 접촉압을 보면서 조정한다. 혀의 전방부나 변연부는 접촉압이 강하게 걸리도록 두껍게 하고 정중과 후방부는 비교적 약하게 접촉하도록 축성한다.

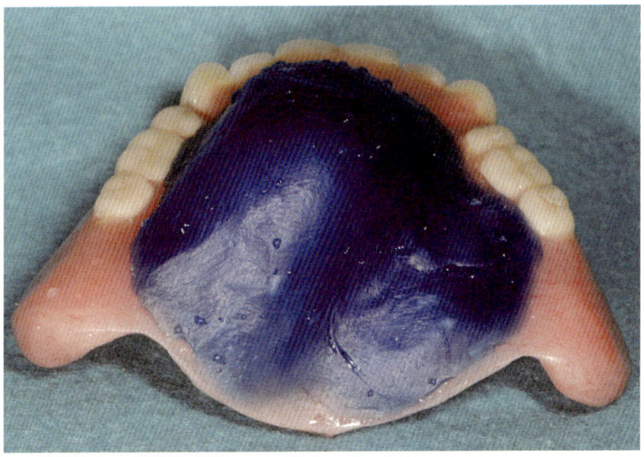

(사진제공: 일본대학 마츠도치학부 유상의치보철학강좌 飯島守雄 선생)

3 형성용 태스크의 실시

형성용 태스크(PAP의 구개 부분을 축성·형성할 때 환자가 해야 하는 과제를 말함. 타액의 연하나 발음으로 혀와 구개의 접촉 상태를 평가한다)를 시행하여 장치의 구개부를 조정해간다. 평가에는 의치적합시험재[P.I.P 페이스트나 덴스팟(쇼와약품화공) 등]를 이용하여 팔라토그램을 하면 간편하다(98쪽 참조).

1. 적합시험재를 구개상에 도포한다.

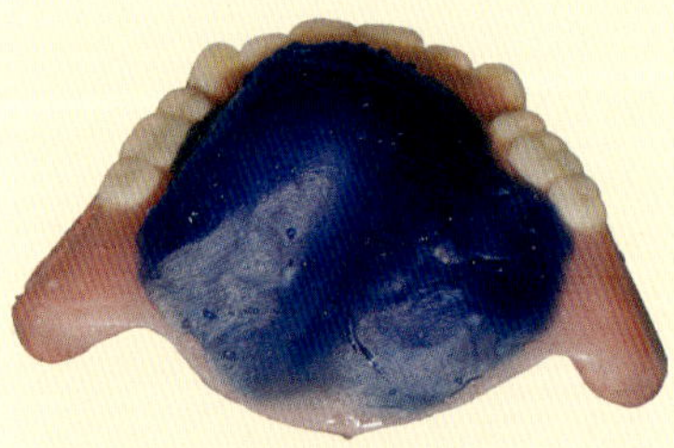

2. 구개상을 환자에게 장착한다.

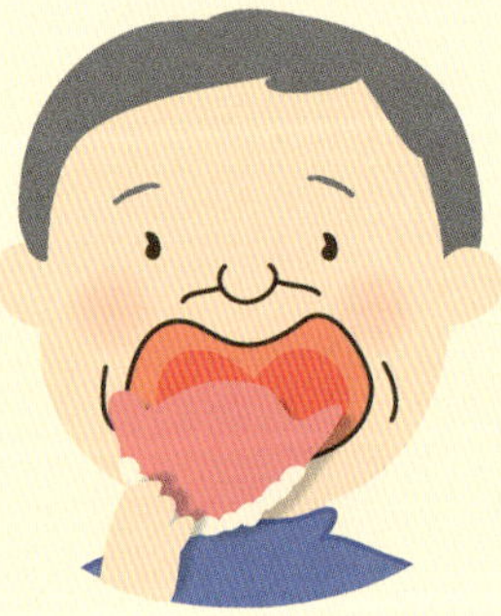

3. 환자의 상태에 따라 연하 혹은 목표가 되는 음('아타', '아키', '아카', '아사', '아샤', '아햐' 등의 ㅋ, ㅅ, ㅌ, ㄹ을 다수 이용하는 음)을 정해 과제를 지시한다.

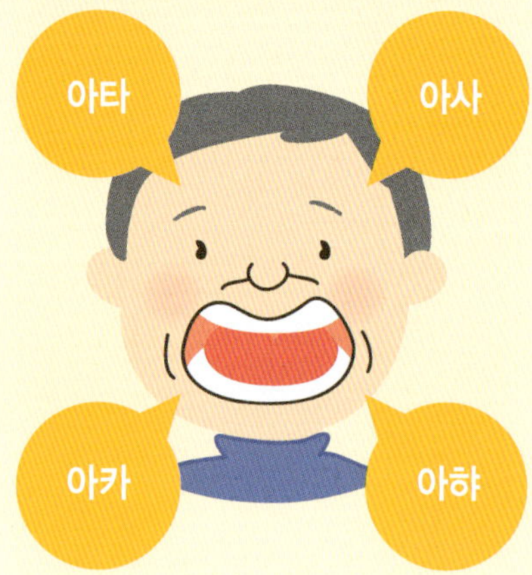

4. 구개상에 도포한 적합시험재가 떨어져 있는 부분을 혀가 접촉하고 있는 부위로 평가한다. 연하나 구음이 제대로 될 때까지 형성용 태스크와 재료의 축성·삭제를 통해 구개부의 두께를 반복하여 조정한다.

4 석고 코어의 제작, 레진을 흘려 넣기

구개부의 두께 조정이 완료되면 석고 코어를 만든다. 이것을 정밀 모형으로 하여 형태를 결정하고 레진을 흘려 넣어 치환시켜서 완성한다.

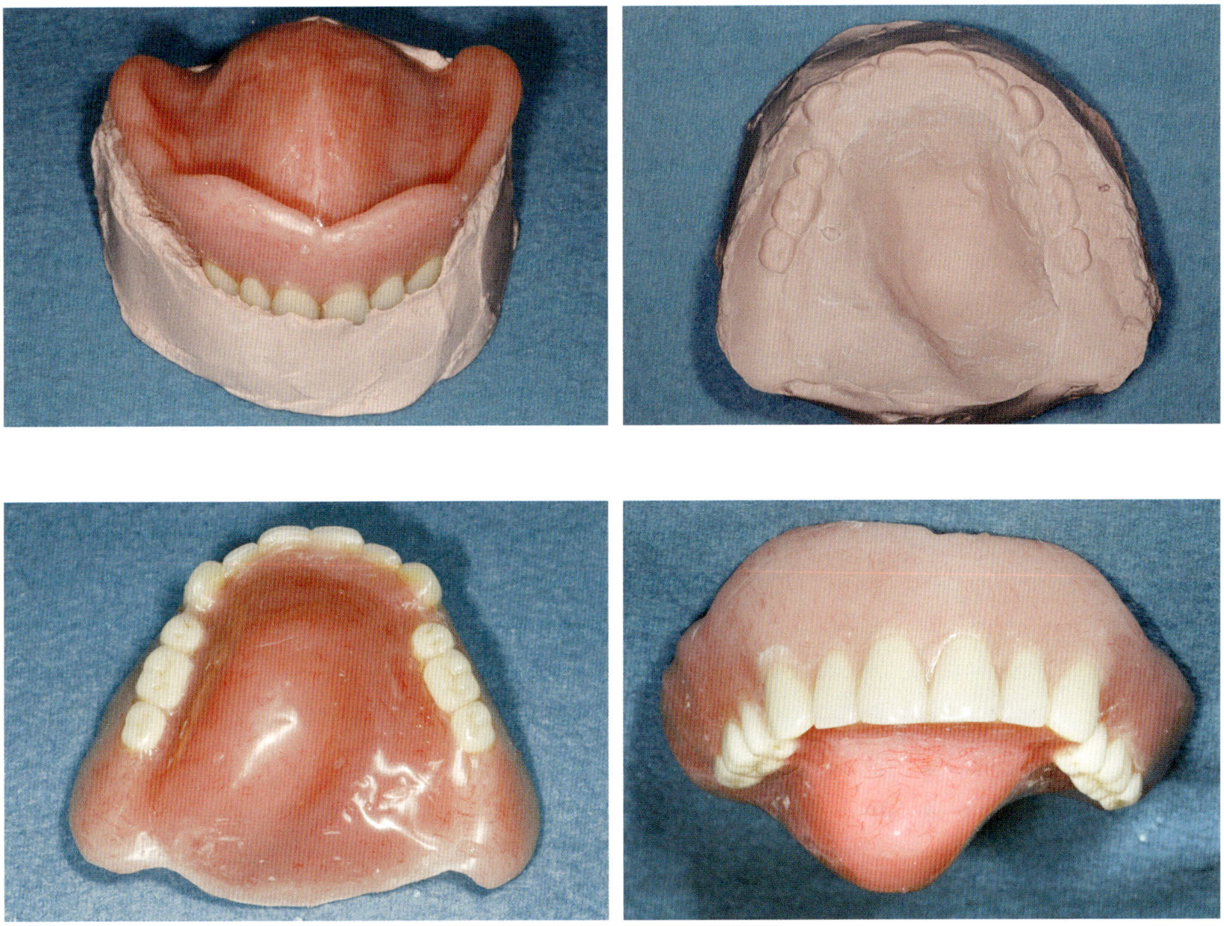

완성된 PAP. 완성 후에도 혀의 위축이나 기능성의 변화에 따라 조정이 필요하다.

구개상형 PAP의 경우

술 전의 상태

77세 남성 환자. 설암으로 종양절제술(혀의 1/2)과 복직근피판을 통한 재건술을 시행하였다. 섭식연하기능을 검사하기 위해 개정음수테스트를 하고 구음기능검사를 위해 단음절구음검사를 실시하여 일상생활이 어려울 것으로 판단하고 PAP를 통해 기능을 개선시키고자 시도하였다.

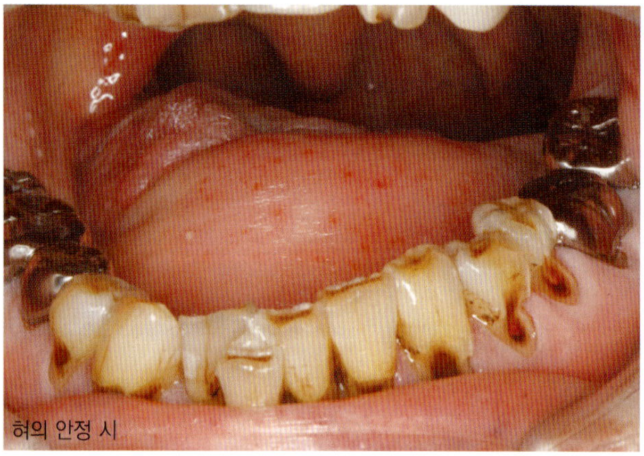
혀의 안정 시

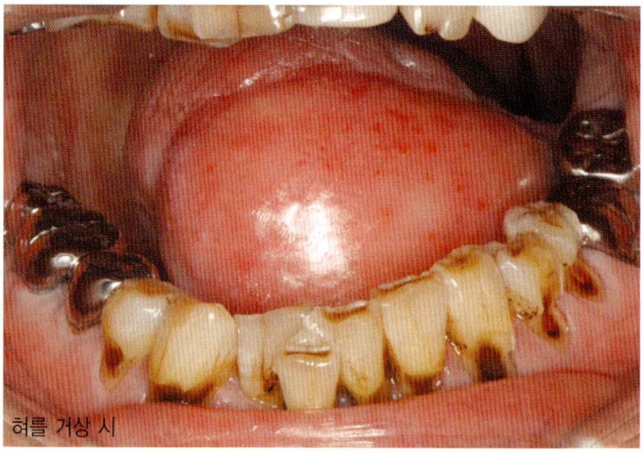
혀를 거상 시

구강 내 사진. 혀의 결손부는 복직근피판으로 재건되어 있다. 혀의 가동영역검사에서 구개에 혀가 접촉하지 않고 섭식연하와 구음장애가 있는 것으로 관찰되었다. 전악적으로 우식이 많지만 잔존치가 많았기 때문에 구개상형의 PAP를 제작하기로 하였다.

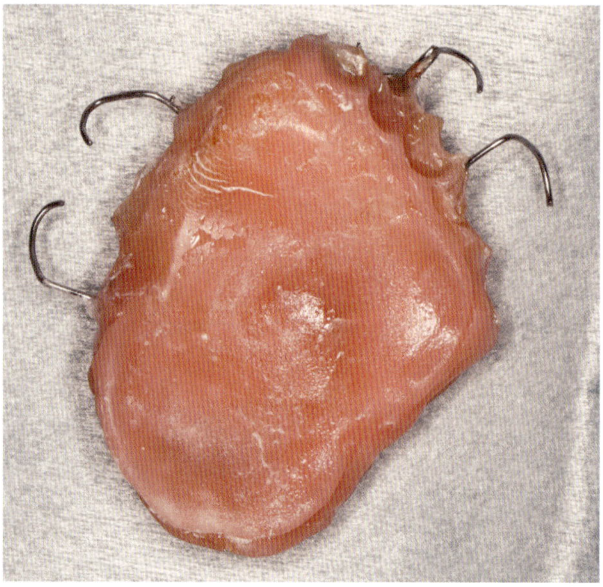

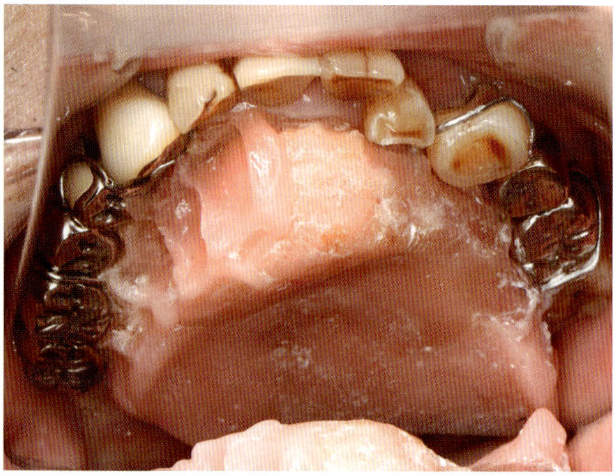

왼쪽 사진

완성된 PAP. 클래스프는 14번, 24번 치아와 16번, 26번 치아에 걸리도록 설정하였다. 구개전방은 두껍게, 후방은 인두에 이행되는 형태로 하였다.

오른쪽 사진

PAP 장착 시. "삼키기 쉬워졌다", "말하기 수월해졌다"라는 환자의 주관적 평가를 확인할 수 있었다.

환자에게 이렇게 설명합시다.

"장치의 제작·조정에는 조금 시간이 필요합니다."

장치의 제작과 제작상의 조정에 시간과 노고가 필요함을 미리 전달한다. 또한 장치를 사용하여 혀의 운동성이 향상되면 섭식연하나 구음 시에 구개부의 풍융부가 방해되기 때문에 적정량을 삭제해야 한다. 반대로 나이가 들면서 혀의 운동성이 떨어지면 다른 조정이 필요해진다. 이렇게 장기간 조정하고 수정해야 하는 장치임을 미리 설명한다.

"PAP로 모든 것이 개선되는 것은 아닙니다."

장애의 정도와 부위에 따라 PAP의 효과가 제각각이기 때문에 개선의 정도 또한 제각각이라는 점, 구음장애는 비교적 빨리 개선되지만 섭식연하장애와 구음장애 둘 다 동시에 좋아지는 것이 아니라는 점을 미리 설명한다.
또한 기능을 개선하기 위해서 PAP 장착뿐만 아니라 충분한 섭식연하 재활훈련과 구음 재활훈련이 필요하다는 점을 이해시키는 것도 중요하다. 치료효과를 높이기 위해서 환자의 이해와 협조가 필요함을 미리 밝힌다.

"다른 문제점이 발생하는 경우가 있습니다."

의치에 익숙하지 않은 환자는 구개가 장치로 덮여서 나타난 미각저하 등의 증상을 호소하는 경우도 있다. 섭식·연하기능을 개선하기 위해서 반드시 필요함을 환자가 이해하도록 장치의 필요성에 대해 충분히 설명한다.

"원래의 의치와 같이 관리해주십시오."

술 전부터 의치를 사용하던 환자에게는 이전과 관리방법이 다르지 않음을 설명한다. 처음 사용하는 환자에게도 통상의 의치와 마찬가지로 관리하고 사용하도록 설명한다.

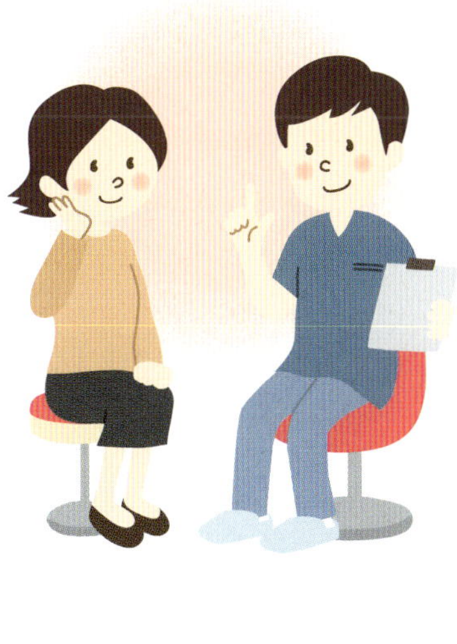

구강 내 장치(설접촉보조상, PAP)의 사용 시 주의사항

건네 드린 구강 내 장치는 아래의 사항을 확인한 뒤 주의하여 사용해 주십시오.

1. 사용방법·사용시간

- 금속부분(클래스프)을 치아에 걸어 사용합니다. 장치에 익숙해질 때까지 시간이 필요합니다.
- 치아로 물어서 장착하거나 혀로 빼지 말고 손가락을 이용하여 착탈해 주십시오.
- 장치를 사용했다고 해서 '먹기 힘든' 상황과 '말하기 힘든' 상황이 개선되는 것은 아닙니다. 지속적인 재활훈련이 필요합니다.

2. 세정·보관방법

- 매 식후와 취침 전에는 의치용 칫솔로 세척해 주십시오. 세균이 번식하지 않도록 청결하게 유지합시다. 치약은 사용하면 안 됩니다.
- 약제를 사용하고 싶으면 의치용 세정제를 사용합니다. 다만 장치에 사용된 재료에 따라 약제가 부적적할 가능성이 있을 가능성이 있으므로 치과의사에게 먼저 상담하세요.
- 장치를 빼면 전용 케이스에 넣고 물에 담가 보관해 주십시오. 의치용 세정재를 사용하는 분은 물에 세정제를 넣어두는 것도 좋습니다. 장치가 건조되면 변형될 수 있으니 주의하세요.

3. 문제발생·통원에 관한 사항

- 장치 장착 후에는 경과 관찰과 장치 조정을 위해 정기적으로 검진해야 합니다. 문제가 발생한 경우에는 검진 시 치과의사에게 말씀해 주십시오.
- 위화감, 불쾌감이 느껴지고 식사 시에 헛기침이 나오는 경우에는 언제든지 치과로 내원하여 상담하세요.

이외에도 궁금하거나 불명확한 점이 있으면 편하게 연락하세요.

6

약의 효과를 돕는 구강 내 장치

미백용 트레이/3DS 트레이(dental drug delivery system)/ 모이스쳐 트레이(보습용 마우스피스)/ 기타 약의 효과를 돕는 구강 내 장치

심미적 목적에 따라 미백치료를 희망하는 환자가 증가하고 있다. 치아를 삭제하지 않는 편한 방법으로 하얗고 아름답게 만들 수 있는 점이 매력적이다. Dental Drug Delivery System(3DS)은 전문적 구강바이오필름의 제어법으로서 처음에 우식원인균의 제균 기술로 보고되었으나[1], 치주병 원인균 제어 가능성이 소개되어[2], 일상 임상에 널리 응용되게 되었다. Reservoir를 가지면서 목적에 따라 약제를 치면으로 국소집중적으로 작용시키는 구강 내 장치는 이런 치료·시술에서 이용된다.

모두 열성형을 이용하여 제작된 구강 내 장치로 치열을 피복하여 약제를 침투시킨다. 재료나 기본적인 제작방법은 스포츠 마우스가드와 마찬가지지만 시트의 두께나 설계에서 조금 차이점이 있다. 대강 제작하면 원래의 효과를 거두지 못할 수도 있으므로 면밀하게 설계하고 정확하게 제작해야 한다.

6 약의 효과를 돕는 구강 내 장치 (1)

미백용 트레이

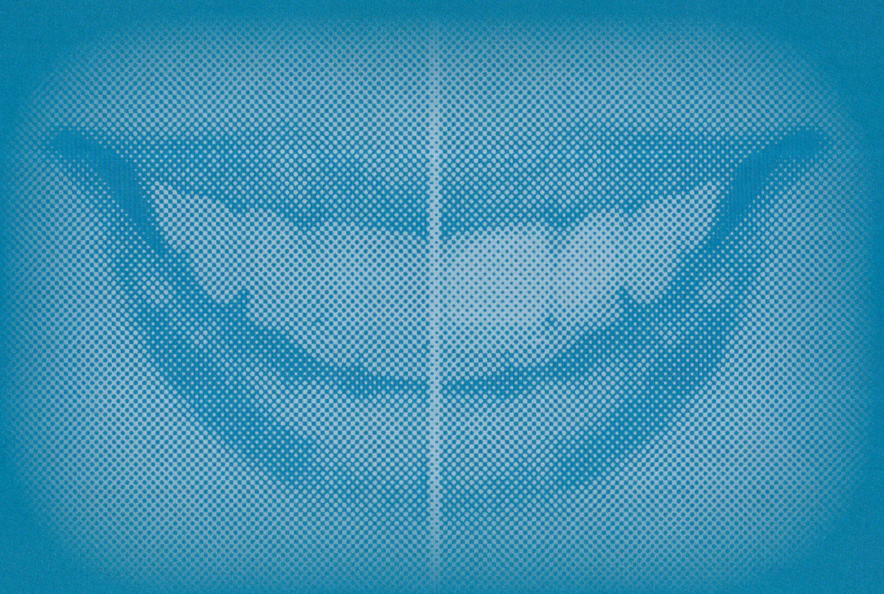

미백용 트레이란?

최근 심미적인 관심이 높아지면서 치아미백(bleaching, whitening)이 주목받고 있다. 이는 미백제(주로 과산화수소 혹은 과산화수소를 포함하는 과산화요소)를 이용하여 법랑질을 미백하는 것으로 무수변색치에는 내부블리칭(워킹블리칭), 유수변색치에는 치과의원에서 광조사를 통해 단시간에 미백하는 오피스블리칭, 환자의 자택 등에서 미백용 트레이를 장착하여 미백하는 홈블리칭, 오피스블리칭과 홈블리칭을 병행하여 시행하는 듀얼블리칭이 있다.

미백용 트레이에는 치면에 약제를 장시간 작용시킬 목적으로 약제를 저류시킬 수 있는 스페이스(reservoir)가 있다. 홈블리칭은 지각과민이 비교적 적고, 과산화요소의 부차적효과로서 플라그 부착이 억제되고 우식원인균이나 치주낭이 감소되는 등의 내용이 보고되어 있어[3-5], 계속 통원하게 하는 의욕을 고취시킬 수 있어서 미백을 희망하는 환자에게 추천하고 싶은 방법이다.

장치의 분류와 특징

최근 약제나 연질시트 등 재료의 개량에 의해 두께가 얇고 치관부분만 덮도록 설계된 장치를 널리 이용되게 되었다. 그래서 좀 더 환자에게 부담과 위화감이 적은 홈블리칭이 가능해지고 있다.

미백용 트레이는 10% 과산화요소젤을 내면에 주입하여 치아에 덮어 사용한다. 구강 내에서 분해되어 가는 과산화요소에 포함되는 저농도의 과산화수소가 장시간 동안 천천히 치면에 효과를 발휘하게 된다[6]. 때문에 약제가 효과를 발휘하는 기전에서 생기는 통증이 비교적 적으며, 안심하고 확실한 미백할 수 있다.

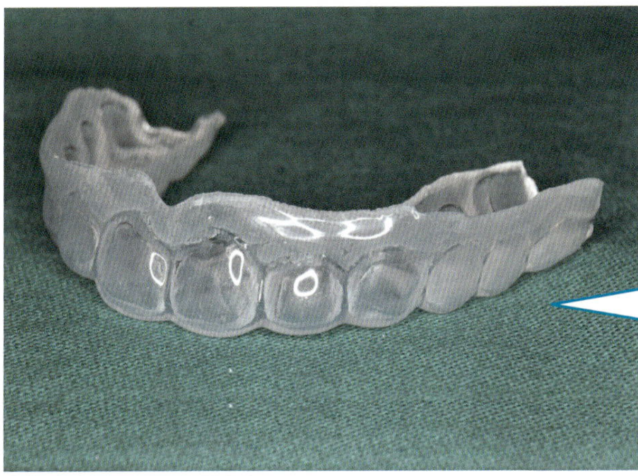

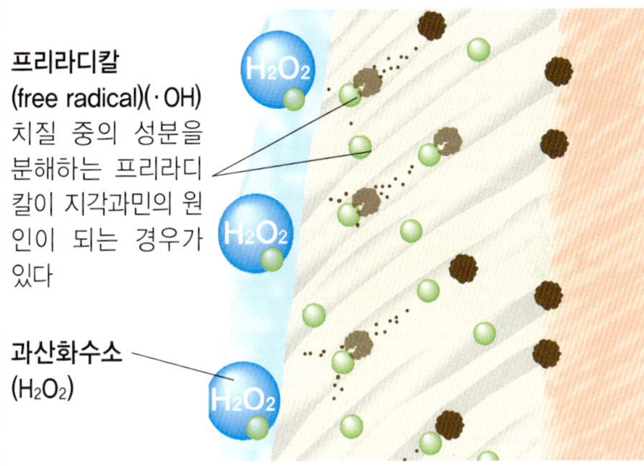

미백용 트레이와 화이트닝의 작용 기전 예. (참고문헌[6]에서 인용)

과산화수소가 분해되어 생긴 프리라디칼이 치질에 침입하여 착색 물질을 분해한다.

홈블리칭 키트의 예

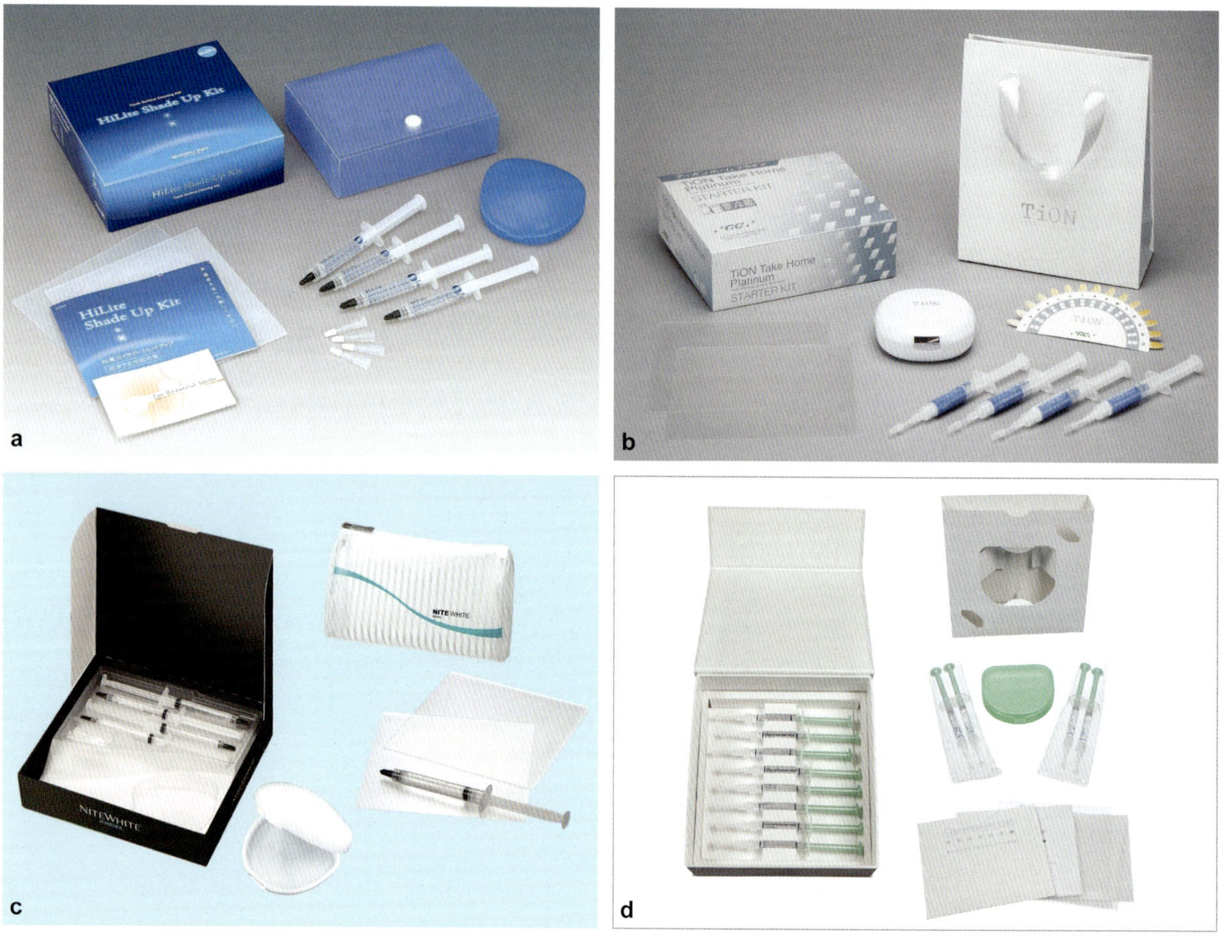

모두 10% 과산화요소가 배합된 젤상의 약제 실린지를 포함하는 키트이다.
a: 하이라이트쉐이드업(Shofu)
b: 티온홈플라티나(GC)
c: 나이트화이트엑셀(Dentsply)
d: 오펄에센스(울트라덴트 Japan)

적용대상

■적응·부적응증을 잘 판단한다.

홈블리칭은 가령에 의한 치아 변색, 영유아기에 일부의 항생물질(tetracycline)을 복용하여 생기는 변색(Feinman의 분류에서 제1도, 제2도의 경도의 것), 불소증에 의한 변색(경도의 것)에 가장 효과적이다.

또한 광선과민증이나 심각한 호흡기질환이 있는 환자도 홈블리칭으로 치아미백을 할 수 있다.

미백제가 태아나 유아에게 미치는 영향에 대해서는 확인되지 않아서 임신·수유 중인 환자에게는 시행하지 않는다. 또한 치료하지 않은 우식이나 치주병이 있는 환자, 과산화수소를 분해하는 효소를 체내에서 생성하지 못하는 무카탈라제증(acatalasia)이 있는 환자, 소아 등에게서도 비적응증이 된다.

이외에도 홈블리칭의 장단점을 판단하여 환자에게 적합한 방법을 상담하면서 적용 여부를 결정한다[7].

홈블리칭을 시행하지 않는 것이 좋은 경우[7]

- 임신 중이거나 임신할 가능성이 있다
- 수유 중이다
- 소아 혹은 미성년자이다
- 중증의 지각과민이 있다
- 형성부전 치아가 있다
- 우식 등 아직 치료하지 않은 치아가 있다
- 기타 실질결손이 많은 치아가 있다
- 치주병을 아직 치료하지 않았다
- 중증의 Tetracycline치(Feinman의 분류에서 제3도, 제4도)가 있다
- 무수치이다
- 크게 충전이 되어 있는 치아가 있다
- 무카탈라제증의 환자이다(절대 불가)

홈블리칭의 장단점[7]

장점

- 통원을 적게 한다
- 체어타임이 짧다
- 술기가 간단하고 안전하다
- 설비가 필요 없다
- 환자가 자택에서 빈 시간에 시행할 수 있다
- 비교적 지각과민이 생기기 어렵다
- 비교적 재착색이 생기기 어렵다
- 비교적 비용이 저렴하다

단점

- 효과가 나타나기까지 시간이 걸린다
- 트레이를 장착하는 시간이 길다
- 한 치아만 적용할 수가 없다
- 환자 스스로 장착·착탈 관리를 해야 한다
- 기공조작이 필요하다
- 약제를 오음할 위험성이 있다
- 트레이 착용에 의한 턱관절이나 치은으로의 영향이 생길 가능성이 있다
- 전문가가 통증을 감소시키는 처치를 바로 시행할 수 없다

제작방법과 설계의 포인트

약제용 구강 내 장치를 제작할 때 점성이 없어 흐르는 약제가 있는 등 약제에 따라서 작업모형의 치면에 레진이나 왁스 등의 재료를 부분적으로 축성하여 reservoir(약제를 저류시키는 공간)를 부여해야 한다. 이에 따라 치아와 트레이 사이에 있는 균일하고 얇은 공간에(폴리에틸렌 필름 등의 스페이서시트를 작업모형에 압접하여, 그 위에 트레이용의 시트를 압접함으로써 창출할 수 있다), 좀 더 많은 약제를 저류할 공간을 만들 수 있다.

Reservoir는 약제용 구강 내 장치의 대다수에 부여된다.

미백용 트레이의 제작 순서

1 작업모형의 제작

통법대로 작업모형을 제작한다. 시트나 성형기에 따라 제작방법을 바꿔야 한다(9쪽 참조).

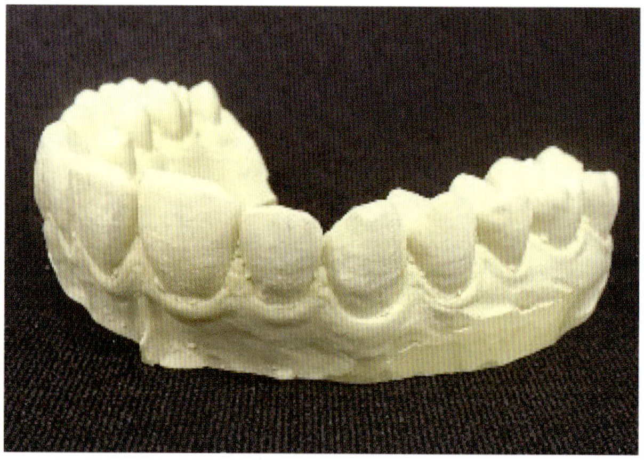

2 Reservoir의 외형선과 유지공의 설정

작업모형에 연필로 reservoir의 외형선을 설정한다. 미백대상치의 순협측면에 0.5~1mm 정도의 두께로 치경부에 약제가 닿지 않도록 0.3mm 떨어뜨려 설정한다. 또한 reservoir 부여를 위해 축성시킨 재료가 연질시트압접시에 이동·박리되지 않도록 고정하는 유지공을 reservoir의 외형선 중심에 표시한다.

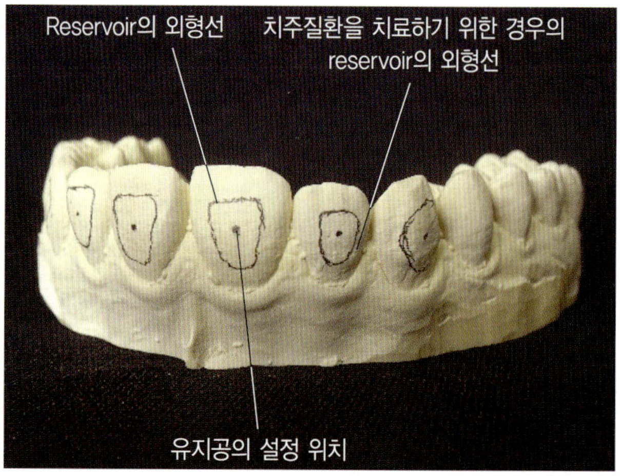

3 유지공의 형성

카바이드 버를 이용하여 작업모형에 그려 놓은 그림에 따라 1mm 정도의 깊이로 유지공을 형성한다.

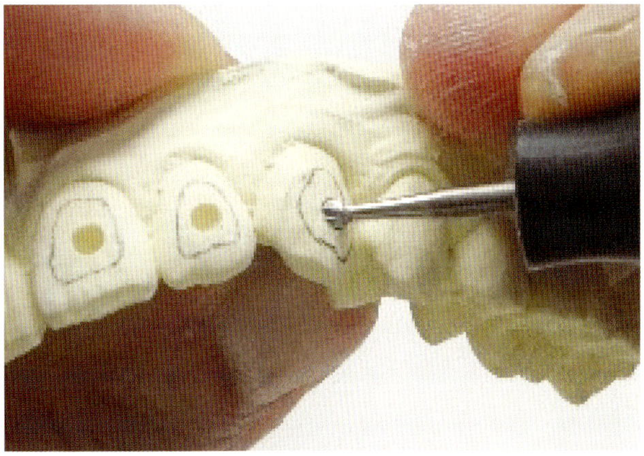

4 재료의 축성(reservoir의 부여)

Reservoir를 부여하기 위한 재료(광중합레진, 상온중합레진, 고융점왁스, 접착성러버 등)를 작업모형의 치면에 그려진 외형선 내에 붓을 이용하여 0.5~1mm 정도의 높이가 되도록 축성한다.

(오른쪽 사진은 패턴레진[GC])

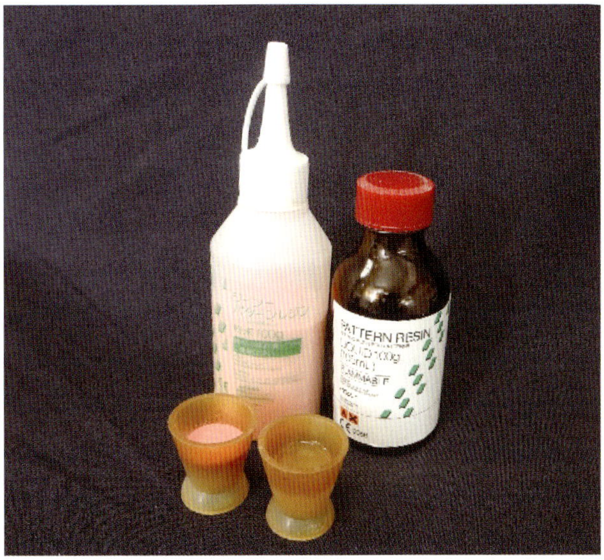

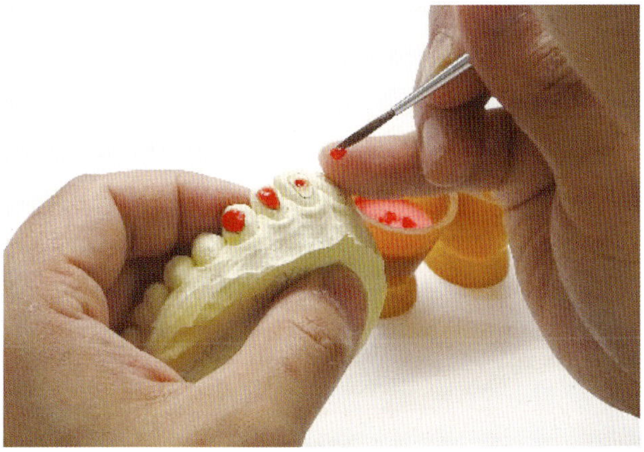

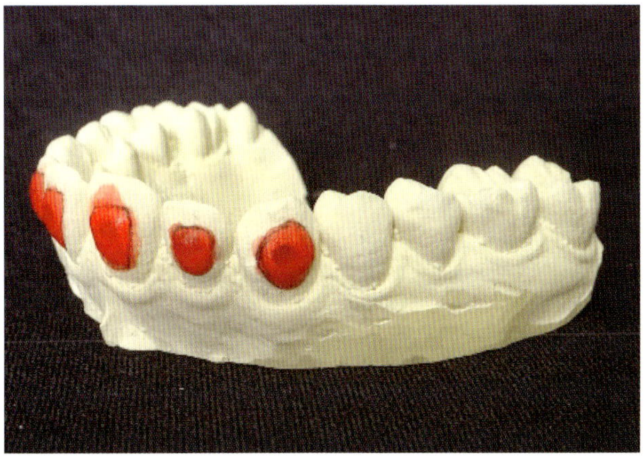

상온중합레진을 이용한 reservoir의 부여

5 시트의 압접

EVA시트 등의 트레이시트를 성형기에 세팅한다. 가열하여 연화된 시트가 자기의 무게에 의해 10~15mm 정도 내려오면 시트홀더를 내린다. 연화된 시트가 작업모형에 접근하면 신속하게 진공흡인시킨다.

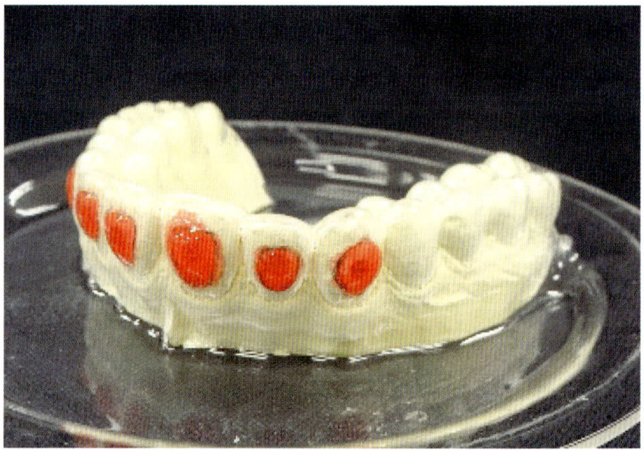

6 트리밍, 마무리

시트가 상온 정도로 냉각되고 나면 가위로 시트 주위의 넘치는 부분을 대강 잘라내고, 시트의 치경부에 유성펜으로 최종적인 외형선을 기입한다. 이때 마무리할 때 크기를 조정하는 과정을 고려하여 약간 크게 설정한다. 크라운 시저로 설정한 외형선의 외측까지 잘라내고 세부 형태는 NT커터 등을 이용하여 치경선 1mm 정도에서 잘라낸다. 잘라낸 다음에는 카바이드 버나 페이퍼콘으로 변연을 부드럽게 정리한다(미니 토치나 달궈진 기구로 정리하는 경우도 있다).

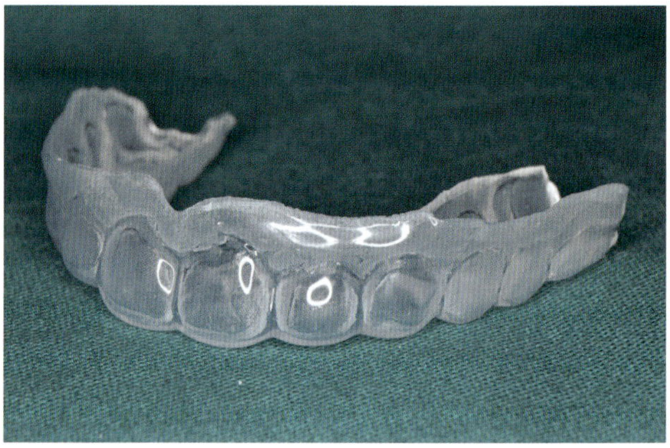

임상에서의 주의사항

■ 모든 치아의 변색에 효과가 있는 것은 아니다.

지대치 등 치료에 사용된 금속에 의해 변색된 치아나 보철장치에 대한 미백 효과는 기대할 수 없다.

이런 블리칭에 비적응증인 환자에게는 치면을 삭제하여 세라믹을 부착하는 방법이나 치면코팅이 있고, 스테인이나 담배 등의 색소에 의한 변색에는 PMTC와 같은 대체 방법이 있기 때문에 잘 판단하고 상담하여 치료방침을 결정한다.

■ 정기적으로 내원하고 검사하는 것이 중요하다.

6개월에 한 번 정도 내원하게 하여 약제가 효과가 있는지, 고르지 않게 되어 있는지, 구강 내의 청소 상태는 양호한지, 다른 이상은 없는지 확인한다. 클리닝을 시행하여 블리칭 중의 착색에도 대처해야 한다.

또한 일정기간 지속적으로 미백용 트레이를 장착함으로써 턱관절에 위화감이 생기는 경우가 있기 때문에 후두감합위가 안정되어 있는지 살펴보고 개구량과 클릭음의 유무 등을 확인하는 등 턱관절부위의 검사도 정기적으로 시행한다.

환자에게 이렇게 설명합시다.

"트레이는 하루에 2시간씩 2주 동안 장착합니다."

트레이는 기본적으로 1일 2시간 정도씩 2주 동안 장착하게 한다. 환자가 "오래 장착해도 괜찮을까요?" 등의 문의를 한다면 피해를 입는 경우는 적으니 안심해도 좋다고 답변한다. 또한 지시대로 확실하게 장착하게 하기 위해 효과가 바로 나타나지 않더라도 꾸준히 장착하는 습관이 하얀 치아를 얻을 수 있는 유일한 길임을 이해시킨다. 몇 주가 지나도 효과가 없으면 치과의원에게 상담하도록 전달한다.

"약제의 사용·보관은 신중하게 하십시오."

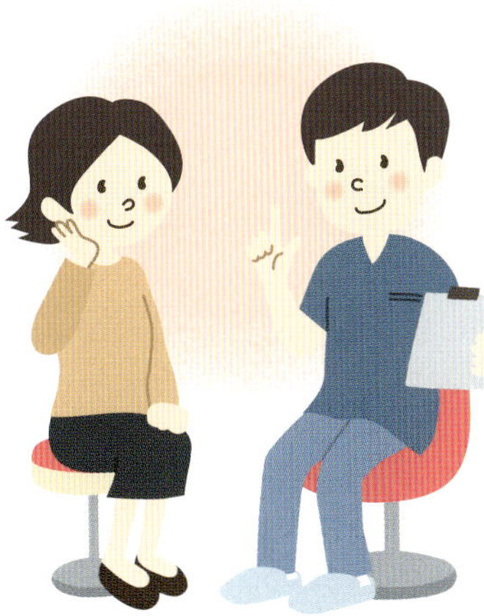

미백치료는 트레이 내에 저류되기 쉬운 젤 형태의 약제를 사용하는 경우가 많다. 냉장고에 넣을 필요까지는 없고 어둡고 시원한 곳(25℃ 전후)에 보관한다.
약제를 잘못하여 삼킨 경우 건강에 미치는 영향은 없지만 기분이 나빠지거나 구토감이 느껴지면 토하거나 입을 여러 번 헹궈서 대처하도록 한다.
또한 트레이에 다량의 약제를 넣더라도 효과가 변하는 것이 아님을 설명하고, 치과의사가 지시한 적정량을 주입하도록 한다. 트레이를 장착·적합시킬 때에 약제가 트레이에서 새어나오는 경우에는 칫솔이나 깨끗하게 씻은 손가락을 이용하여 제거하도록 설명한다.

"장치를 장착하기 전에는 양치질을 하십시오."

약제의 효과를 감소시키지 않기 위해 트레이 장착 전에는 양치질을 하도록 한다. 장착 후에는 물로 입을 헹구고, 장착 직후에 음식을 먹는 상황 등은 피하도록 한다. 지각과민을 방지하기 위해 불화물(불소화합물)배합 페이스트나 지각과민예방 페이스트를 청소 후의 트레이에 넣어 잠시 장착하고 있게 하는 것도 좋다.

"착색되기 쉬운 음식이나 음료는 멀리 하고 흡연은 피해주세요."

와인이나 커피·홍차·녹차 등 스테인이 부착되기 쉬운 음료, 카레나 야키소바 등의 색소가 들어간 음식, 색소가 강한 딸기 등의 야채·과일을 이용한 음식은 치면에 색소가 침착되기 쉽기 때문에 가능한 한 피한다.
또한 밀감류나 식초, 탄산음료, 요구르트 등의 산성 식품도 치면에 탈회 등의 피해를 주기 때문에 피해야 한다.
흡연을 하면 타르에 의해 착색되기 때문에 흡연자에게 미백용 트레이 장착 기간 개시 전에 금연하도록 지시한다.

"통증이 조금 있거나 색이 균일하지 않을 수 있습니다."

미백치료는 그 작용 기전에 의해 다소 통증이 생길 수 있다. 통증은 일시적이고 타액에 의해 회복되기 때문에 특별히 큰 문제가 되는 경우는 없다. 통증이 신경 쓰이는 경우에는 고농도의 불화물배합페이스트를 트레이에 넣어 장착하게 하거나 치과의원에 내원하게 하여 불화물도포 등의 대응을 한다.
또한 치아는 부분적으로 조직이 미묘하게 균일하지 않는 곳이 있기 때문에 미백 효과가 나타나기 쉬운 부분과 아닌 부분이 있다. 치면에 화이트스팟(white spot)이 있는 사람이 미백을 시행하여 백반이 조금 더 눈에 띄게 되는 경우도 있다. 시술 종료 후 2~3일 경과하고 나면 치아의 재석회화가 진행되어 서서히 색깔이 안정되어 눈에 띄지 않게 되는 경우가 대부분이지만 시술 전에 미리 설명해 둘 필요가 있다.

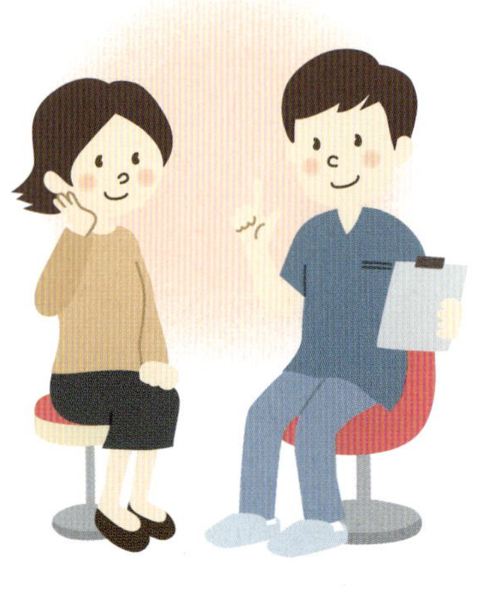

미백용 트레이의 사용 시 주의사항

치료를 효과적으로 진행하기 위해 아래의 사항에 유의하여 사용합시다.

1. 사용방법·사용시간

- 사용 전에는 충분히 양치질을 하십시오.
- 치과의사에게 지시받은 트레이의 부분에 약제를 적정량 넣어주십시오.
- 장착할 때 트레이는 깨물지 말고 손가락으로 밀어 넣어주십시오.
- 트레이에서 약물이 새어 나온 경우에는 휴지 등으로 닦아내십시오.
- 하루 2시간 동안 장착하십시오.
- 트레이 장착 시에는 식사나 음료를 피해주십시오.

2. 세정·보관방법

- 사용 후에는 약제를 물로 충분히 헹궈내어 마우스가드 전용제균·세정 스프레이로 세정하고, 다시 물로 충분히 씻어내고 건조된 상태로 전용 케이스 안에 보관해주십시오.
- 장치를 휴지 등으로 싸놓으면 분실의 원인이 됩니다.
- 장치는 열에 약하고 변형되기 쉽기 때문에 아래와 같은 상황을 피하도록 합니다.
  열탕을 이용하여 세정·소독하기/주머니에 넣은 채로 옷을 건조기에 돌리기/무더운 날 차 안에 두기/온풍기 등의 열원 가까이에 방치하기

3. 문제발생·통원에 관한 사항

- 장착 기간 중 치아나 치은에 통증이나 지각과민이 발생하는 경우가 있습니다. 통상적으로 1~2일 내에 사라지지만 심각한 경우에는 치과의사와 상담하세요.
- 장치 장착 후에는 경과를 관찰하기 위해 정기적으로 검진해야 합니다. 문제가 발생하면 언제든지 치과의사에게 상담을 받으십시오.

이외에도 궁금하거나 불명확한 점이 있으면 편하게 연락하세요.

6 약의 효과를 돕는 구강 내 장치 (2)

3DS 트레이
(Dental Drug Delivery System)

3DS란?

'3DS'는 Dental Drug Delivery System의 단어 앞 글자를 따서 만든 명칭으로, 항균제를 주입한 커스텀트레이(3DS 트레이)를 장착하여 치면이나 치주조직에 약제를 침투시켜 병원균을 감소시키는 방법이다. 트레이를 사용함으로써 타액에 의한 약제 농도의 저하를 방지하고 약제를 장시간 효과적으로 작용할 수 있다.

우식원인균인 mutans연쇄구균이나 치주병 원인균을 포함하는 바이오필름을 화학적으로 제거할 수 있는 3DS의 제균 효과는 2개월~1년 정도 유지된다고 한다[8,9]. 바이오필름을 기계적으로 제거한 다음에 시행하면 더욱 효과적이어서 PMTC를 실시한 직후에 시행한다.

특히 치주치료에 이 방법을 사용하는 경우에는 reservoir를 치경부에 부여하여 글루콘산클로로헥시딘이나 포비돈요드, 항생물질연고 등의 약제를 이용하여 병원균을 살균하거나 치은의 염증을 억제하기 쉽게 한다. 또한 우식치료로서 이 방법을 이용하는 경우에는 reservoir를 치면 전체에 일정한 두께로 설정하여 불화나트륨, 클로로헥시딘 등의 소독약을 단시간 작용시키면 효과적이다.

장치의 분류와 특징

3DS에 의한 구강 내세균총의 화학적 제거는 치과에서 우식이나 치주병의 예방수단으로 널리 이용되고 있다. PMTC용 칫솔이나 러버컵 혹은 페이스트를 이용한 PMTC를 통법대로 적절하게 시행한 다음에 커스텀트레이와 약제가 있으면 실행할 수 있는 간편한 처치이다[8,9].

최근에는 우식원인균과 치주병원인균이 치원성폐혈증을 야기하는 위험요소임이 확인되어 치원성폐혈증을 예방하는 데에도 주목하고 있다. 이외에도 구강 내 세균과 협심증·심근경색, 뇌경색과 당뇨와 같은 전신질환과의 연관성이 많이 거론되고 있어 3DS에 의한 구강 내 세균총의 reset이 전신 건강에도 기여할 가능성도 기대되고 있다. 또한 약제를 고농도의 불화물젤로 변경하면 불화물도포가 가능해진다.

3DS 치료의 프로토콜[8,9]

우식초기치료
치주기본치료
생활습관 개선

문진

- 일반적인 구강검사에서 더 나아가 전신 상태를 확인한다. 특히 혈압, 혈당치, 비만도, 복용하는 약물 등을 확인한다.

세균검사의 실시

뮤탄스연쇄구균
비율: 2% 이상
수: 1×105CFU/mL 이상

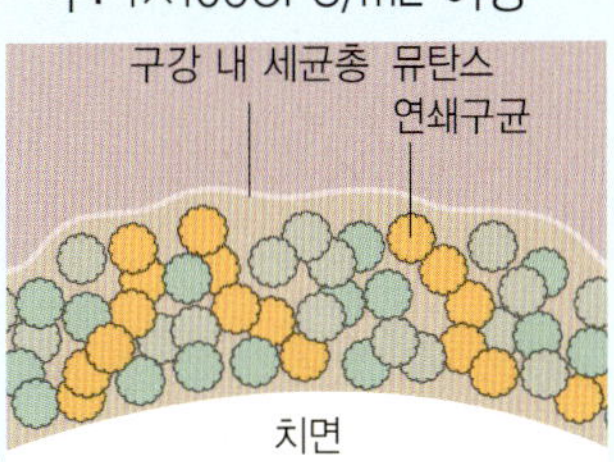

커스텀트레이 제작

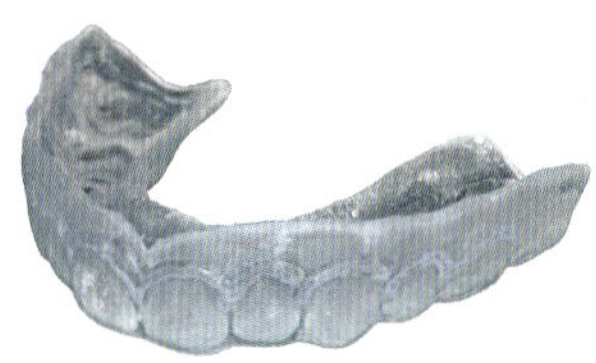

바이오필름의 기계적 제거
(PMTC)

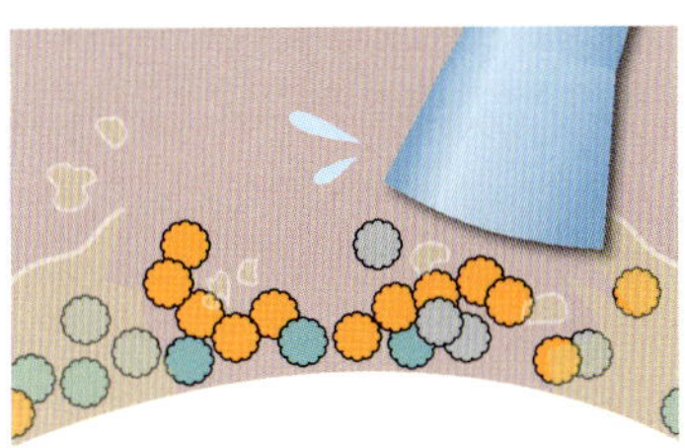

약제를 주입한 트레이 장착
(5분간)

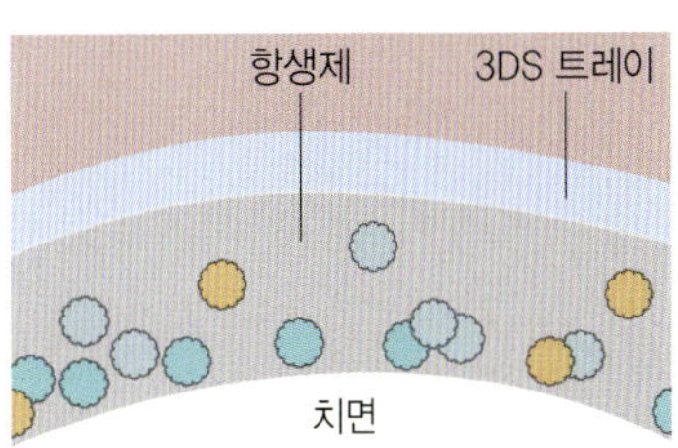

홈케어

- 뮤탄스균 등의 재감염을 방지하기 위해 새로운 칫솔을 이용한다
- 다음의 3DS를 시행하기까지 매일 통상적인 양치 후에 불화나트륨이 들어있는 젤을 커스텀트레이에 넣어 5분간 장착한다.

수회를 거친 3DS 종료부터 60일 후
세균검사의 실시

뮤탄스연쇄구균
비율: 0.2%이하
수: 1×104CFU/mL 정도가 좋다. 이 이상의 결과라면 다시 3DS를 실시한다.

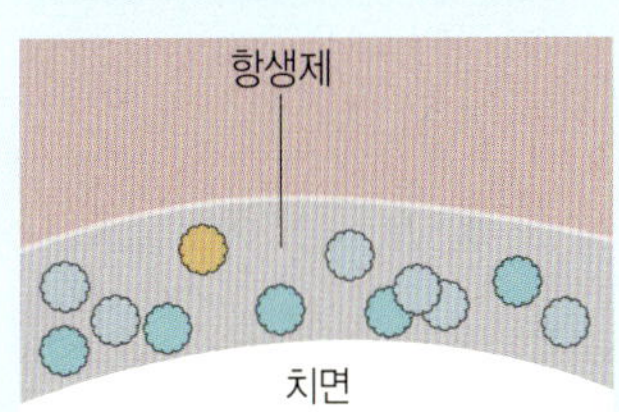

3DS에 이용되는 약제와 배합되어 있는 성분

상품명	배합성분	대상
ConCool 젤코트F [웰텍]	자일리톨, 불화나트륨, 클로로헥시딘 외	우식 치주병
Home Gel [오랄케어]	0.4% 불화제1주석, 감미료자일리톨, 향료, 파라벤	우식
이소딘젤 [문디파머] 포비돈요드겔 10% '메이지' [Meiji Seika 파머]	글리세린, 프로필렌글리콜, 무수규소, 자일리톨, 불화나트륨 등	우식
프로스펙젤텍트 [라이온]	0.4% 불화제1주석	우식
항생물질연고 페리오클린[선스타] 페리오필[쇼와약품화공] 등	미노사이클린염산염	치주병

적응대상

3DS의 적용

- 홈케어를 시행하고 있지만 우식이 되기 쉬운 환자의 조절
- 중증의 우식 조절
- 소아의 우식다발증(rampant caries)에 의한 영구치열로의 영향을 방지
- 임신 중이거나 치근노출이 있거나 보철치료의 흔적이 많은 등 우식위험이 높은 환자의 조절(임신 중에도 실시 가능)
- 우식위험이 높은 환자의 교정치과 치료 전·중의 조절
- 우식원인균(뮤탄스연쇄구균)의 모자감염 방지(임신 중에도 가능)
- 타액분비 저하에 의해 우식위험이 높은 환자의 조절
- 치은염, 치주병의 개선·예방

위의 표의 항목을 목적으로 기본적으로 모두에게 적용할 수 있다. 입원 중인 환자나 간호가 필요하고 손가락을 사용할 수 없는 환자, 누워서 생활하게 된 고령자에게도 사용할 수 있다. 다만 다음 항목의 환자에게 적용하는 방법은 한 번 고민하는 것이 좋다.

- 요오드나 클로로헥시딘 등의 약제 알레르기가 있는 환자
- 약제를 침투시키기 위한 트레이를 5분간 입에 넣고 있지 못하는 소아나 구토반사가 심한 환자, 구강 내의 통증이 심한 환자
- 원래 뮤탄스연쇄구균이 적은 환자

제작방법과 설계의 포인트

■사용하는 약제에 따라 제작방법이 달라진다.

3DS용 트레이는 목적, 즉 어떤 부분에 약제를 작용시키는지에 따라서 약제를 저류시키는 reservoir를 설정하는 위치가 달라지기 때문에 제작방법도 조금 달라진다. 치관부 우식에 대해서는 치관 주위에, 치근면 우식에 대해서는 치근면상에, 치주병에 대해서는 치주낭의 주위에 reservoir를 설계한다.

여기에서는 열성형에 따른 대표적인 3DS 트레이의 제작을 목적별(치관부 우식치료/치주치료)로 설명한다.

치관부 우식치료용 트레이의 제작방법

1 작업모형의 제작

통법대로 작업모형을 제작한다. 시트나 성형기에 따라 제작방법을 바꾼다(9쪽 참조).

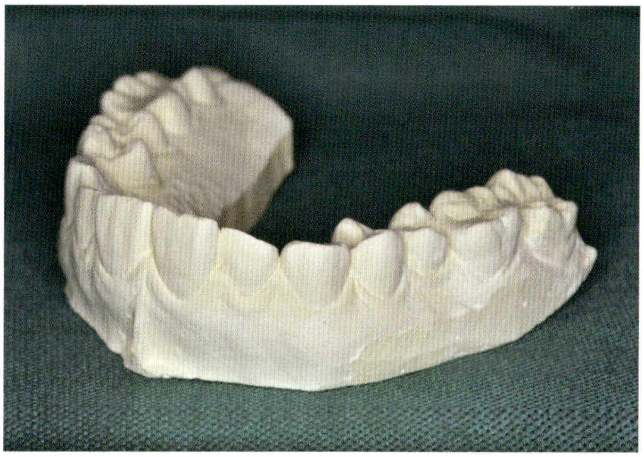

2 시트의 압접

작업모형에 0.7~0.8mm 정도의 아크릴제 시트를 압접한다(사진은 0.8mm의 아크릴제 시트).

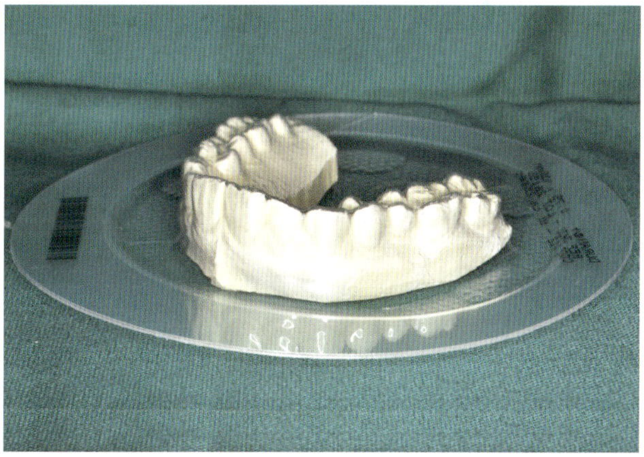

3 트리밍

압접한 시트를 치관부만 덮도록 크라운 시저를 사용하여 트리밍한다. 이것이 reservoir가 된다.

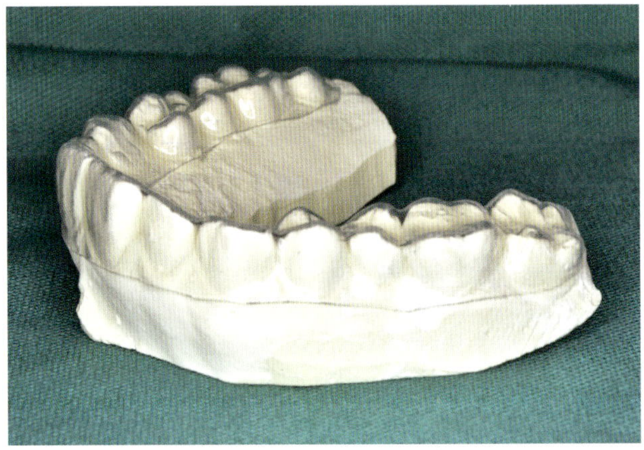

4 두 번째 층의 압접, 트리밍

3의 위에 1.5mm의 EVA시트를 압접하여 아크릴제 시트에 reservoir 내에 약제를 저류시키기 위해 1mm 길게 트리밍한다.

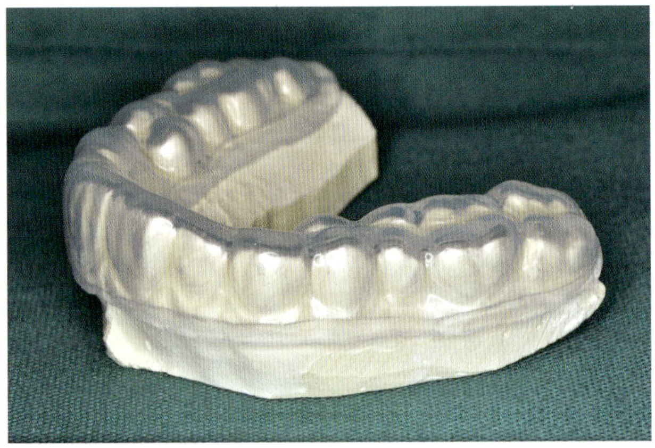

5 세 번째 층의 압접, 트리밍

4의 위에 2.0mm의 EVA시트를 압접한다. 약제가 새는 것을 막기 위해 트레이의 최종적인 외형선은 약간 길게 설정하여 트리밍한다.

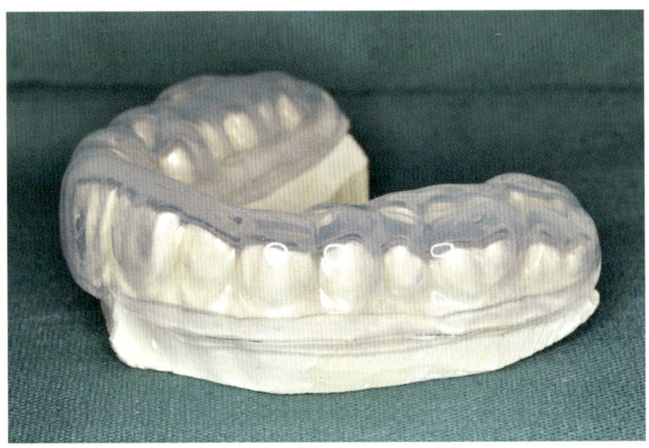

6 완성

마지막으로 reservoir가 되는 아크릴 부분(첫 번째 층)을 제거하여 완성한다. 트리밍한 부분의 절단면은 카바이드 버나 페이퍼 콘 등으로 연마하여 부드럽게 한다.

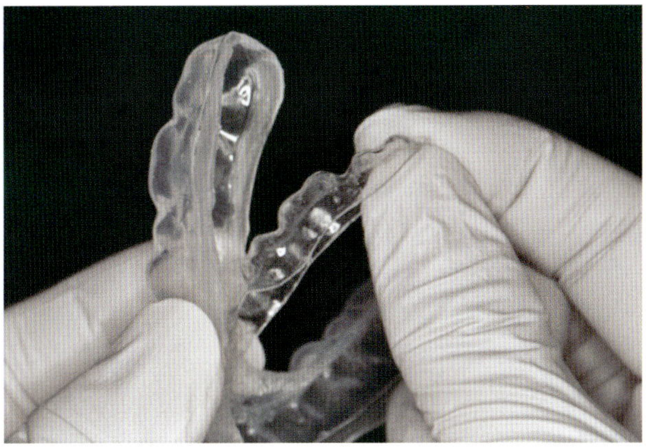

치주치료용 트레이의 제작방법

1 작업모형의 제작

통법대로 작업모형을 제작한다. 시트나 성형기에 따라 제작방법을 바꾼다(9쪽 참조).

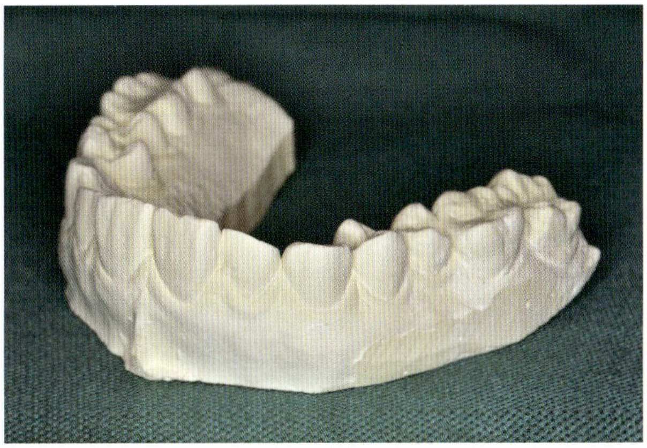

2 재료의 축성(reservoir의 부여)

작업모형의 치경선상(치주낭 부분)에 블록아웃레진을 이용하여 reservoir를 형성한다.

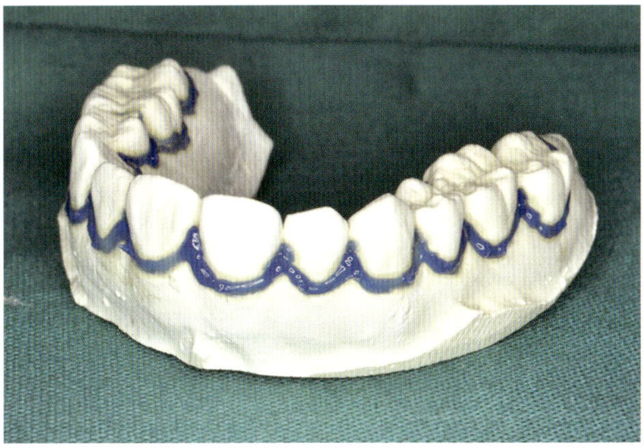

3 시트의 압접

1.5mm의 EVA시트를 압접하여 치경부에서 치관측 및 치은측 3mm 넘어선 곳에서 트리밍한다.

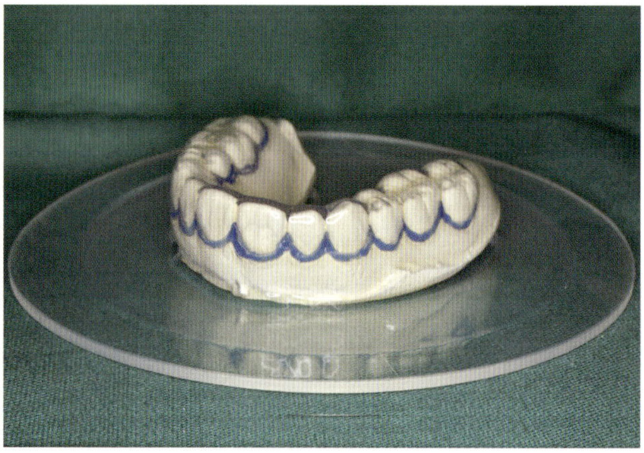

4 트리밍

크라운 시저를 이용하여 절단연를 노출시키고 시트치경부의 reservoir 윗부분만 덮도록 트리밍한다.

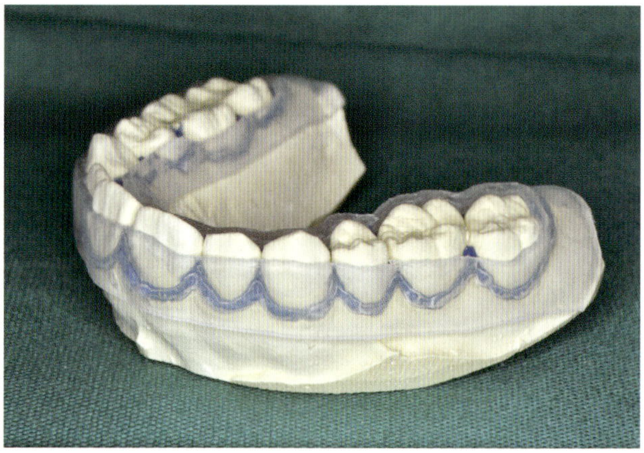

5 두 번째 층의 압접

4의 위에 2.0mm의 EVA시트를 압접하여 구강 내로 약제가 흘러나가는 것을 막는다.

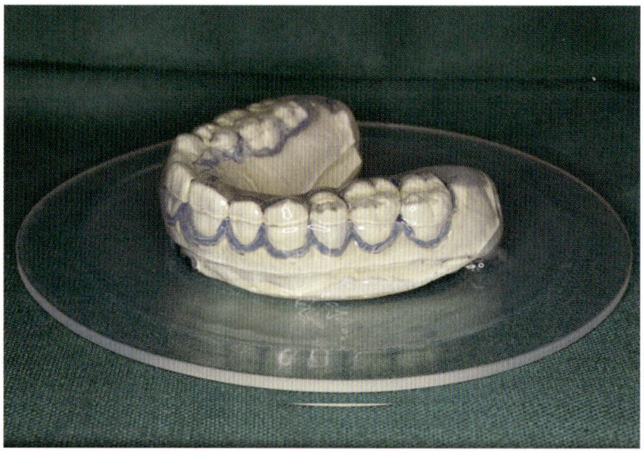

6 완성

트리밍한 부분의 절단면은 카바이드 버나 페이퍼 콘 등으로 연마하여 부드럽게 한다.

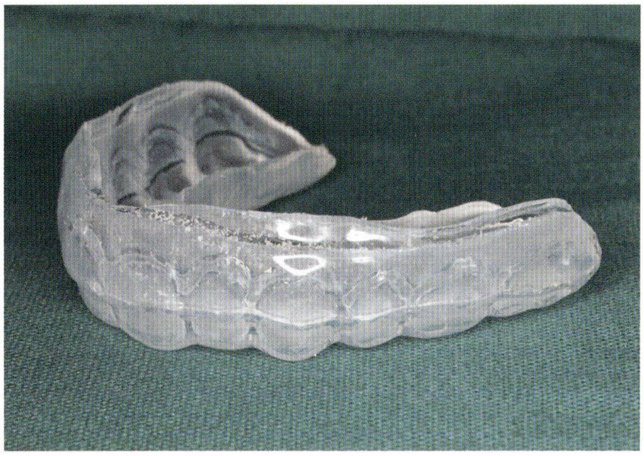

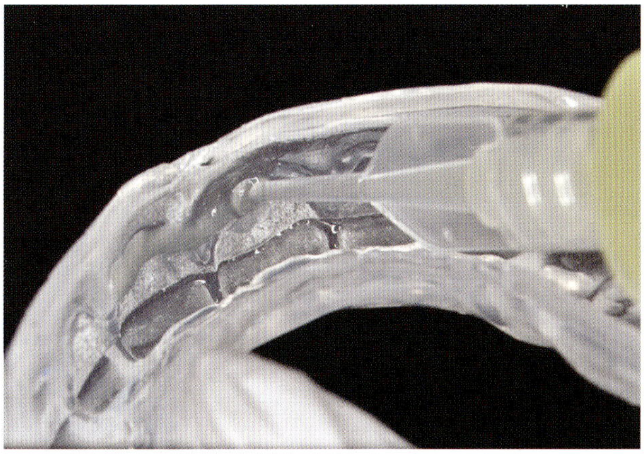

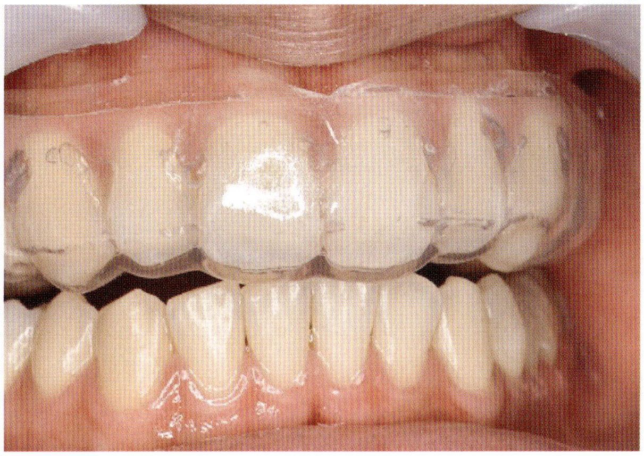

약제를 치경부에 위치시킨 reservoir에 주입하여 장착하여 이용한다.

임상에서의 주의사항

■항생제 알레르기나 쇼크에 주의한다.

약제를 사용할 때 생각하지 못한 약제 알레르기나 아나필락시쇼크 등이 생기는 경우가 있다. 문진 시에 아토피의 기왕력, 약제·음식 알레르기의 유무, 아나필락시쇼크의 기왕력 등을 확인해 두고, 약물에 과민한 환자에게는 3DS를 실시하지 않는 것이 좋다. 또한 문진에서 문제가 없었던 환자라도 만일의 경우에 대비하여 처치 중에는 불필요한 약제가 연조직에 접촉하지 않도록 배려한다.

3DS 실시 후 2회째에 시행하는 세균검사는 가능하다면 1회째와 같은 시간대에 시행하면 좀 더 정확하게 결과를 판정할 수 있다. 또한 검사 2시간 전부터 식사나 구강청소는 시행하지 않도록 미리 환자에게 알려준다.

■사용하는 재료에 주의한다.

현재 2mm 미만의 시트가 판매되지 않는 폴리올레핀계의 시트는 사용하지 않고 2mm 미만의 두께의 EVA를 사용한다(또한 2mm 미만의 두께의 EVA시트에는 투명한 것밖에 없다).

환자에게 이렇게 설명합시다.

"이 약은 만능약이 아니며 효과가 영구적이지 않습니다. 매일 적절하게 양치질하는 것이 더 중요합니다."

■ 3DS가 치주치료의 전부가 아니기 때문에 이 기법의 효과와 특성을 고려하여 자신의 치과 예방프로그램에 도입한다. 따라서 환자에게는 홈케어의 중요성에 대해 인식하게 하는 것이 필요하다.

또한 3DS에 의한 제균 효과의 지속 기간은 상황에 따라 다르지만 대략 1년 정도라는 인식이 타당하다. 지속 기간의 길고 짧음에는 생활습관이 크게 영향을 준다. 3DS의 효과를 최대한 이끌어내고 싶으면 양치질과 구강관리 지도뿐만 아니라 생활습관이나 운동, 식사 등 환자의 생활 배경에 대해서도 관여할 필요가 있다.

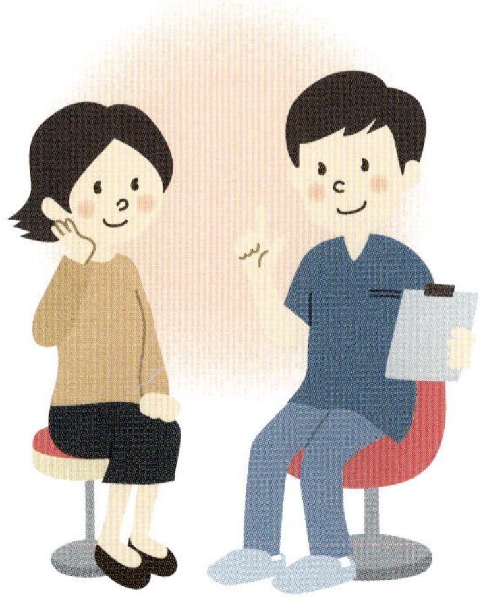

구강 내 장치의 사용 시 주의사항

[3DS 트레이/연고 트레이용]

치료를 효과적으로 진행하기 위해 아래의 사항에 주의하여 사용합시다.

1. 사용방법·사용시간

- 사용 전에 환부를 양치질, 거즈 등으로 청결하게 해주십시오.
- 치과의사에게 지시받은 트레이 부분에 약제를 적정량 넣어 주십시오.
- 장착할 때 트레이는 깨물지 말고 손가락으로 밀어 넣으십시오.
- 트레이에서 약물이 새어 나온 경우에는 휴지 등으로 닦아 내십시오.
- 장착시간은 1회 ________ 시간입니다.
- 트레이 장착 시에는 식사나 음료를 피해주십시오.

2. 세정·보관방법

- 사용 후에는 충분히 약제를 물로 헹궈내어 마우스가드 전용제균·세정 스프레이로 세정하고, 다시 물로 충분히 씻어내고 건조된 상태로 전용 케이스 안에 보관해 주십시오.
- 장치를 휴지 등으로 싸놓으면 분실의 원인이 됩니다.
- 장치는 열에 약하고 변형되기 쉽기 때문에 아래와 같은 상황을 피하도록 합니다.
  열탕을 이용하여 세정·소독하기/주머니에 넣은 채로 옷을 건조기에 돌리기/무더운 날 차 안에 두기/온풍기 등의 열원 가까이에 방치하기

3. 문제발생·통원에 관한 사항

- 장착 기간 중 치아나 치은에 통증이나 지각과민이 생기는 경우가 있습니다. 통상적으로 1~2일 내에 사라지지만 심각한 경우에는 치과의사에게 상담하세요.
- 장치 장착 후에는 경과를 관찰하기 위해 정기적으로 검진해야 합니다. 문제가 생긴 경우에는 언제라도 치과의사에게 상담해 주십시오.

이외에도 궁금하거나 불명확한 점이 있으면 편하게 연락하세요.

6 약의 효과를 돕는 구강 내 장치 (3)

모이스쳐 트레이
(보습용 마우스피스)

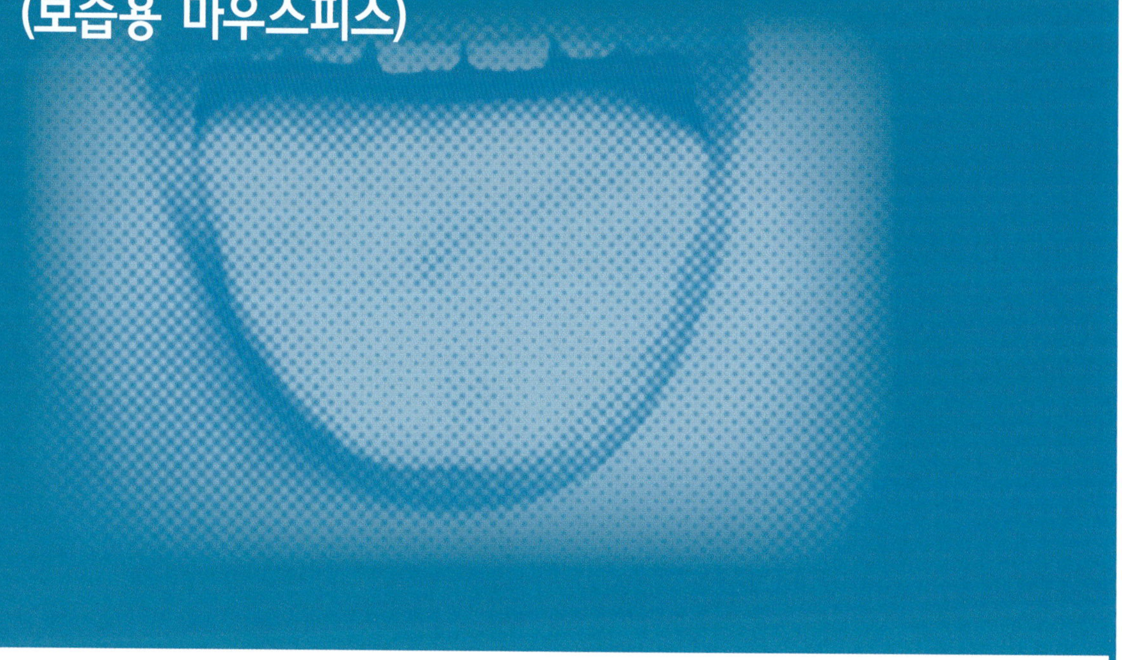

모이스쳐 트레이란

최근 고령 인구의 증가와 함께 약물을 많이 복용하며 생활하는 고령자가 증가하고, 과도한 스트레스로 타액분비량이 현저하게 저하되어 구강점막이 건조한 환자가 증가하고 있다. 이외의 요인에 의해서도 구강 내 건조를 호소하는 환자도 늘고 있다.

구강 내 건조가 심하거나 수면 중 입이 건조한 환자에게 보습제나 물을 주입하여 장기간 보습할 수 있는 효과적인 장치가 모이스쳐 트레이다.

이 장치는 수면 시 이갈이방지용 나이트가드(28쪽)와 유사한 형태로 상악에 장착하여 사용한다. 제작할 때에는 작업모형의 구개부에 상온중합레진 등을 축성하여 보습제나 물로 적신 거즈 또는 스펀지를 넣을 큰 reservoir를 부여한다. Reservoir 부분에는 작은 구멍을 내서 거기에서부터 구강 내로 물이나 보습제가 스며 나오도록 설계한다.

장치의 분류와 특징/적용대상/임상에서의 주의사항

잠잘 때 구강 내가 건조하면 목의 통증이나 불편감이 느껴지고 우식이 발생하거나 구강 내 위생 상태가 악화될 가능성이 있어서 최대한 막아야 한다. 모이스쳐 트레이는 특히 야간에 구강건조를 호소하는 환자에게 적용한다(낮에는 식사하거나 사람들과 대화하기 때문에 적절하지 않다. 구강보습용 스프레이나 젤 등으로 대처한다).

EVA시트를 열성형하는 소프트 타입과 아크릴제 시트를 열성형하는 하드 타입이 있으며, 환자에 따라 구분해서 사용한다. 열성형을 이용하면 무치악 환자에게도 간단하게 장치를 제작할 수 있다.

모이스쳐 트레이의 분류

구강건조에 대한 치료의 기본은 '구강의 보습'으로 건조 상태가 심하거나 수면 중에 입이 마르는 환자에게 이 장치를 이용한다. 나이트가드와 유사한 모습이지만 구개 부분에 보수(保水) 공간이 있는 것이 특징적이다. 이 공간에 물로 적신 거즈나 스펀지, 보습제 등을 넣어 상악에 장착한다. EVA시트를 열성형한 소프트 타입과 아크릴제 시트를 열성형한 하드 타입이 있어 환자나 술자의 사용감, 선호도에 따라 선택한다. 필자는 기본적으로 장착감이 좋고 제작하기가 편한 소프트 타입을 제공하고 있다.

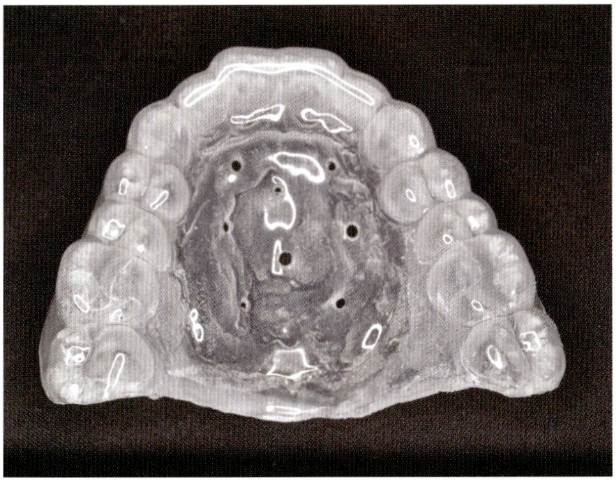

연성유상형의 모이스쳐 트레이. EVA시트로 제작되었고 좀 더 편하게 수분을 이동시키기 위해 reservoir에 드릴로 구멍을 내었다.

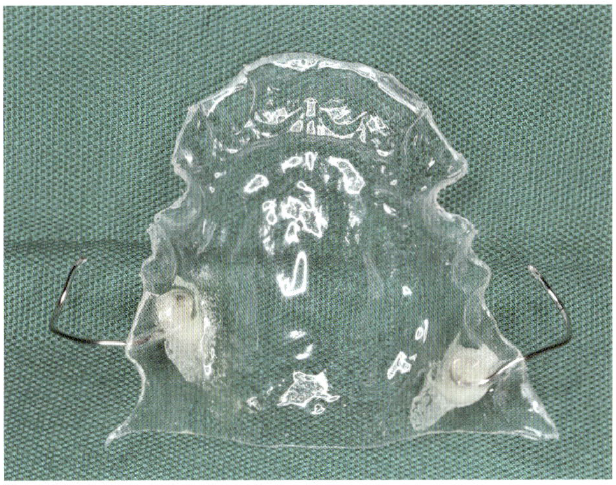

구개상형의 모이스쳐 트레이. 아크릴제 시트로 제작되어 있다.

제작방법과 설계의 포인트

■Reservoir의 설정방법을 확인한다.

환자의 구강건조 상태 수준에 따라 제작방법이 조금 달라진다. 수분을 유지하기 위한 공간(reservoir)의 크기를 크게 하지 않는 경우에는 구개 부분에 즉시중합레진을 쌓아 올려 공간을 만든 다음 시트를 압접한다.

한편 큰 공간이 필요한 경우에는 삽입하는 거즈나 스펀지의 크기에 따라 공간을 확보한다. 하지만 너무 크면 장착 중에 혀가 닿아 위화감이 느껴지거나 호흡에 방해가 될 가능성이 있기 때문에 설계 시 이를 고려해야 한다.

또한 열성형으로 제작한 트레이는 적합도가 높기 때문에 빈틈으로 수분이 스며 나오기 힘들 때가 있다. 이런 경우에는 reservoir에 라운드 버를 이용하여 작은 구멍을 낸다.

(열성형을 통한) 연성유상형 모이스처 트레이의 제작순서

1 재료의 축성(reservoir의 부여)

통법대로 제작한 작업모형의 구개부에 즉시중합레진을 이용하여 reservoir를 부여한다.

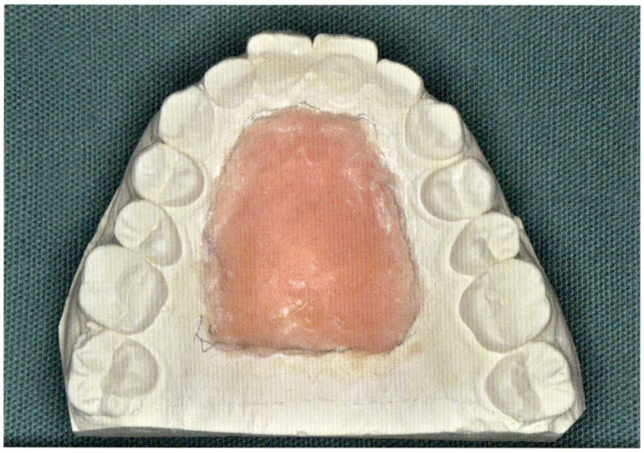

2 시트의 압접

성형기로 3mm EVA시트를 압접한다.

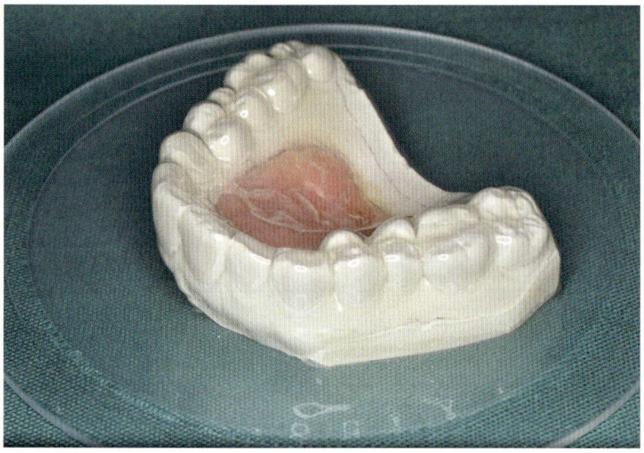

3 시트의 트리밍

크라운 시저를 이용하여 협측은 치경부에서 1mm, 후연은 reservoir의 위치보다 3mm 정도 연장된 위치에서 시트를 트리밍한다. 트리밍한 부분의 절단면은 카바이드 버나 페이퍼 콘 등으로 연마하여 부드럽게 한다.

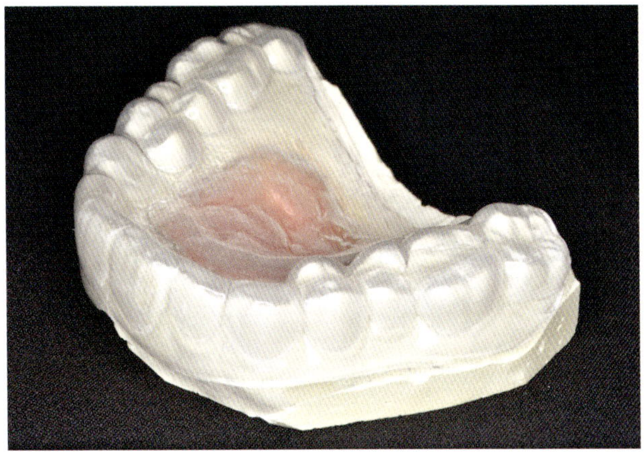

4 완성

드릴로 reservoir에 필요에 따라 구멍을 뚫어 수분이 잘 통하게 해준다.

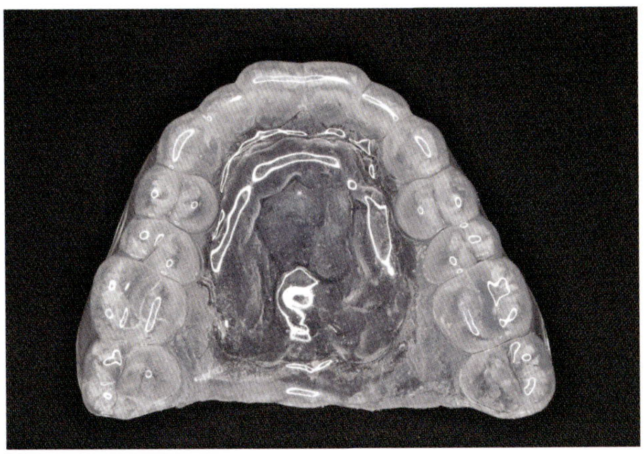

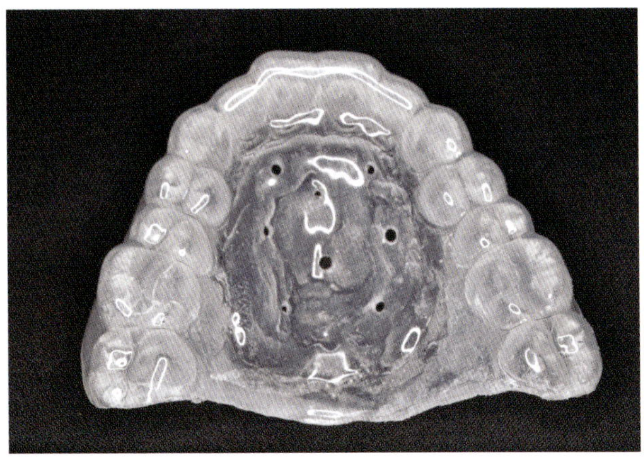

(열성형을 통한) 구개상형 모이스쳐 트레이의 제작순서

1 재료의 축성, 시트의 압접

통법대로 제작한 작업모형의 구개부에 즉시중합레진을 이용하여 reservoir를 부여하여, 성형기로 1.0mm 시트를 압접한다. 이때 구치부에 부여하는 단순 클래스프를 치아의 형태에 맞춰 굽혀 둔다.

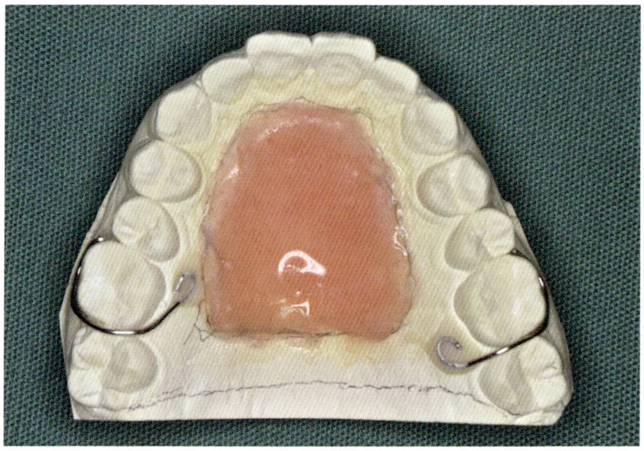

2 트리밍

구개측 치경선에 따라 크라운 시저로 시트를 트리밍한 후 즉시중합레진을 이용하여 모형상에서 단순 클래스프를 접착한다.

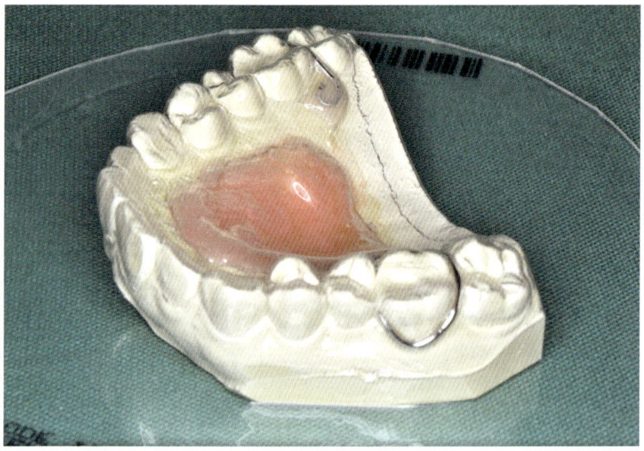

3 트리밍, 완성

트리밍한 부분의 날카로운 변연은 카바이드 버나 페이퍼 콘 등으로 연마하여 부드럽게 한다. 이 장치는 reservoir에서 수분이 나오기 쉬운 구조이기 때문에 reservoir 부분에 구멍을 뚫는 경우는 적다.

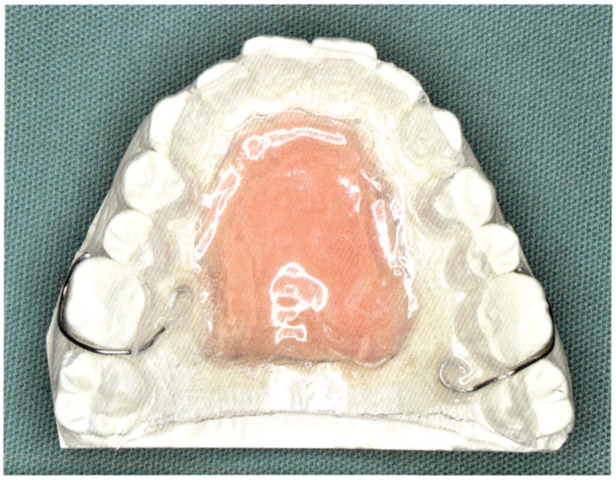

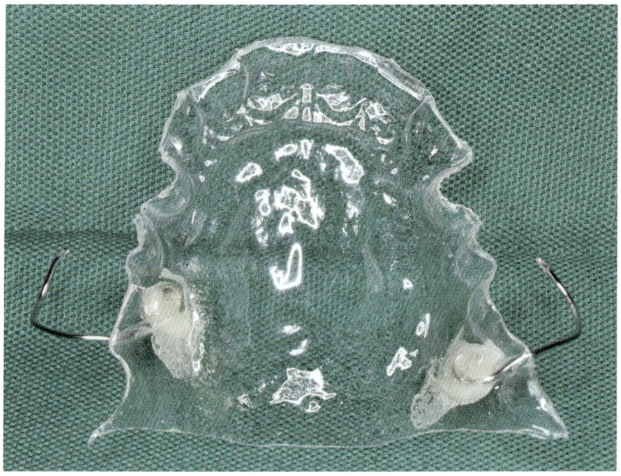

임상에서의 주의사항

■ **연하나 개구 등의 구강근기능이 저하되어 있는 환자에게는 가급적 적용하지 않는다.**

모이스쳐 트레이는 주로 수면 중에 사용하면 유효하지만 수면 중에 의도하지 않은 상태에서 액체가 인두부로 들어가게 되면 오음과 오연을 초래할 위험이 있다. 구강건조로 이 장치를 사용할 가능성이 높은 고령자는 연하 기능이 저하되어 있기 때문에 좀 더 주의할 필요가 있다. 마찬가지로 수면 중 개구 가능성도 있기 때문에 문진할 때 반드시 확인해야 한다.

환자에게 이렇게 설명합시다.

"구강건조에는 여러 가지 요인이 함께 작용하므로 다양한 치료법과 대응법을 시도할 필요가 있습니다. 그중 하나가 이 모이스쳐 트레이를 장착하는 것입니다."

■ 구강건조증은 복수의 원인이 복합적으로 작용하여 나타나므로 다양한 대응이 필요하다는 것을 환자에게 설명할 필요가 있다. 환자의 증상에 대응하는 방법에 대해서 모두 설명한 다음에 모이스쳐 트레이가 그 치료방법 중에 한 가지임을 설명한다. 아래에서 다양한 구강건조 대응법에 대해 간단하게 설명하였으니 참고하시길 바란다.

(1) 원인 약제 변경·경감
약제성 구강건조증이나 복용 약물에 의해 타액분비저하가 예상되는 경우에는 약제의 영향을 피하도록 해야 한다.

(2) 타액분비작용이 있는 약제의 사용
원인 약제사용을 줄이거나 중지하더라도 바로 효과가 나지 않는 경우가 많으므로 타액분비작용이 있는 약제의 처방은 임상적으로 매우 유용하다.

(3) 구강의 재활치료
구강기능장애나 의치부적합 환자는 구강기능이 저하되기 쉽고 이에 따라 타액분비량도 저하되기 쉬우므로 근기능훈련 등의 재활치료가 효과적이다.

(4) 물과 보습제를 이용한 구강의 보습
점막에 보습효과가 있는 액체보습제나 증발방지효과가 있는 젤상의 보습제 등을 증상에 따라 사용할 필요가 있다. 이때 모이스쳐 트레이의 사용 등을 고려한다.

(5) 입을 통한 수분 보급
급성 구강건조 혹은 타액분비저하에서는 입을 통한 정기적인 수분 보급이 유효하나, 만성이 되어버린 구강건조나 타액분비저하에서는 수분 보급에 의한 효과가 적다.

(6) 구강관리를 통한 보습
스스로 관리하지 못하는 환자는 간병인이 구강 관리를 도와서 구강점막을 보습해야 한다.

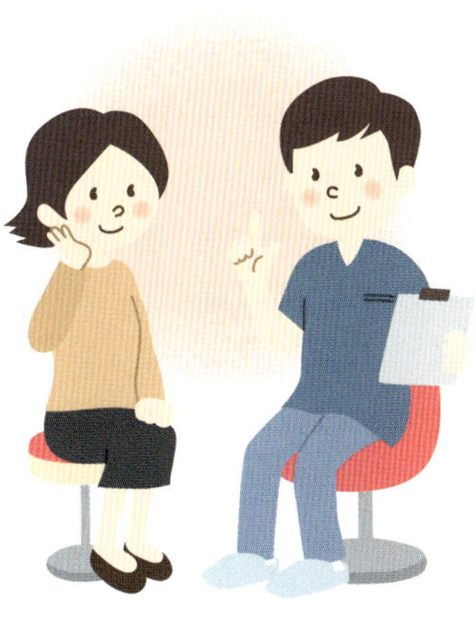

모이스쳐 트레이의 사용 시 주의사항

구강 내 장치를 오래 안전하게 사용하기 위해 아래의 사항에 주의하여 사용합시다.

1. 사용방법·사용시간

- 사용 전에는 칫솔이나 치간칫솔 등으로 충분히 양치질하십시오.
- 치과의사에게 지시받은 트레이 부분에 약제나 젖은 거즈를 적정량 넣어주십시오.
- 장착할 때 트레이를 깨물지 말고 손가락으로 밀어 넣으십시오.
- 트레이를 장착한 후에는 식사나 음료를 피해주십시오.

2. 세정·보관방법

- 사용 후에는 약제를 물로 충분히 헹궈내어 마우스가드 전용제균·세정 스프레이로 세정하고, 다시 물로 충분히 씻어내고 건조된 상태로 전용 케이스 안에 보관해주십시오.
- 장치를 휴지 등으로 싸놓으면 분실의 원인이 됩니다.
- 장치는 열에 약하고 변형되기 쉽기 때문에 아래와 같은 상황을 피하도록 합니다.
  열탕을 이용하여 세정·소독하기/주머니에 넣은 채로 옷을 건조기에 돌리기/무더운 날 차 안에 두기/온풍기 등의 열원 가까이에 방치하기

3. 문제발생·통원에 관한 사항

- 장착 기간 중 턱이나 치아 혹은 치은에 통증이나 위화감이 발생하는 경우가 있을 수 있습니다. 심각한 경우에는 치과의사에게 상담해주십시오.
- 사용개시 후 경과를 관찰하고 확인하기 위해 정기적으로 검진해야 합니다. 문제가 생긴 경우에는 언제든지 치과의사에게 상담해 주십시오.

이외에도 궁금하거나 불명확한 점이 있으면 편하게 연락하세요.

기타 약의 효과를 돕는 구강 내 장치

연고트레이

연고트레이는 궤양, 아프타 등의 점막질환에 대해 약제를 도포할 때 이용하는 트레이이다.

구강점막질환에 약제를 도포하는 일은 구강 내에 타액이나 음식 등의 수분이 지나가기 때문에 난이도가 높다. 연고트레이를 사용하면 약제가 타액에 의해 씻겨 나가지 않고 환부도 보호할 수 있어 효과적이다.

덴탈펜슬로 환부의 형태를 정확하게 파악하고 트레이에 반영하여 EVA시트를 열성형한 소프트 타입으로 제작한다(제작순서 참조).

적응증으로는 인상을 채득할 수 있는 어린이부터 고령자가 대상이 된다. 환자에 대한 설명 및 주의사항은 3DS와 비슷하다(124, 125쪽 참조).

연고트레이의 제작 순서(구내염 증례의 열성형을 통한 제작)

1 환부의 마킹

구내염에 이환되어 있는 부분을 직접 덴탈펜슬로 마킹한다. 염증이 있는 부분이기 때문에 마킹에 의한 동통의 발생에 충분히 주의하고 사전에 환자에게 통증이 생길 가능성에 대해 설명한다.

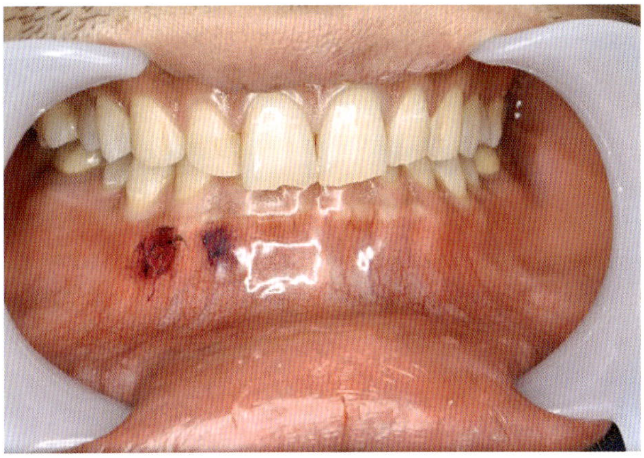

2 인상채득

통법대로 인상채득을 시행하면 덴탈펜슬이 인상면에 인기된다.

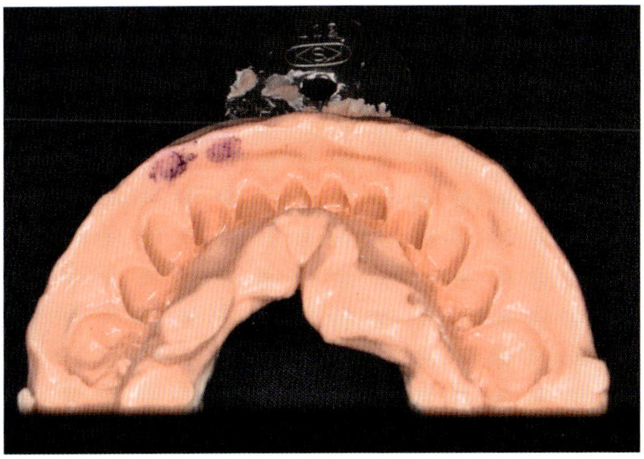

3 작업모형 제작

덴탈펜슬이 표시된 인상으로 작업모형을 제작하면 석고에도 같은 부분에 인기된다.

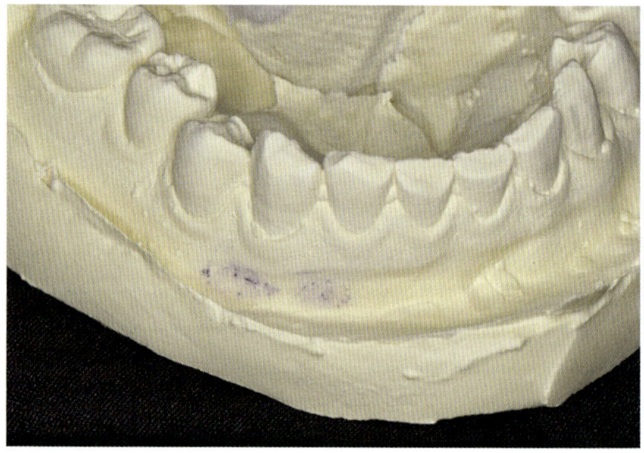

4 모형의 트리밍

압접하는 시트를 좀 더 잘 적합시키기 위해 모형의 불필요한 부분을 트리밍한다.

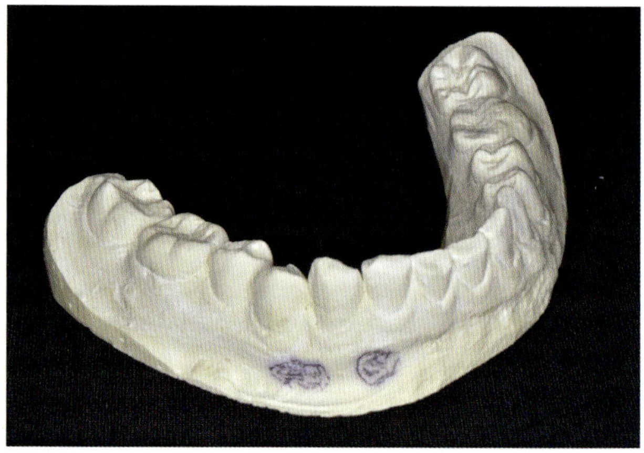

5 재료의 축성(reservoir의 부여)

작업모형에 마킹된 부분에 즉시중합레진을 이용하여 연고가 충분히 들어갈 정도의 reservoir를 부여한다.

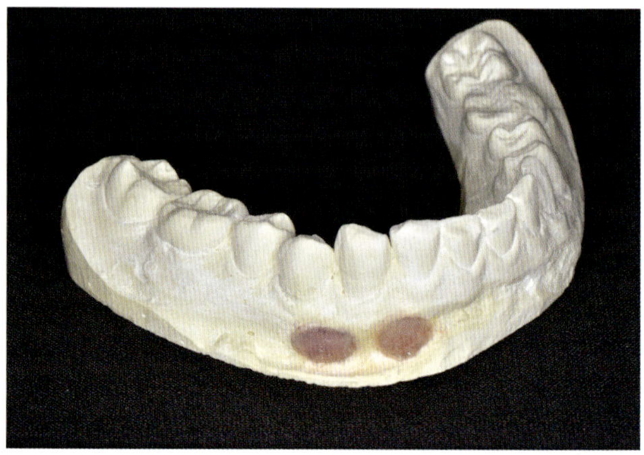

6 시트의 압접

성형기로 2mm EVA시트를 압접한다.

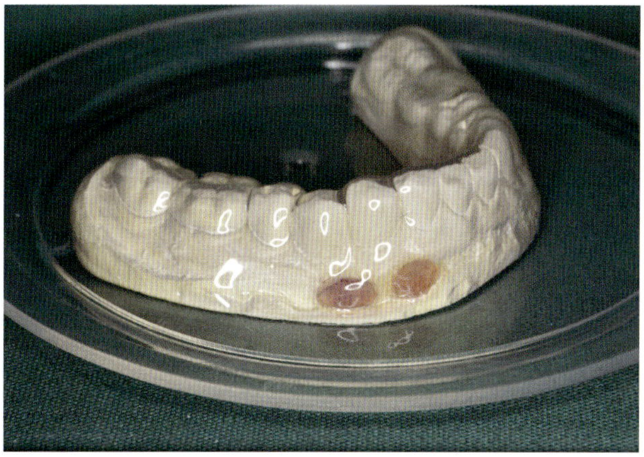

7 시트의 트리밍

크라운 시저를 이용하여 시트를 트리밍한다. Reservoir 부위는 1mm 정도 크게 하고 그 외는 치경선상에 두면 된다. 트리밍한 부분의 절단면은 카바이드 버나 페이퍼 콘 등으로 연마하여 부드럽게 한다.

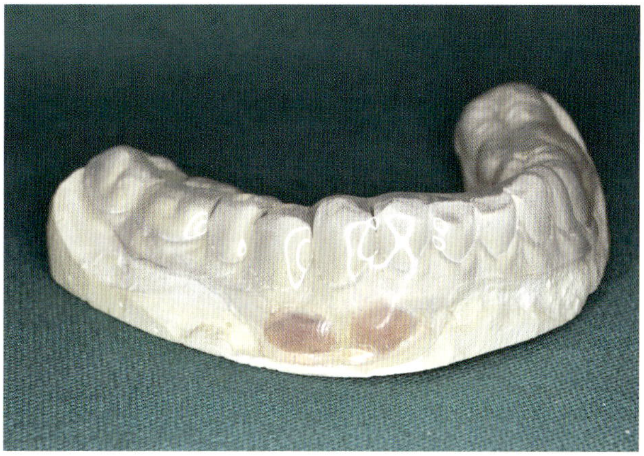

8 시적·조정

구강 내에 시적하여 필요에 따라 조정한다

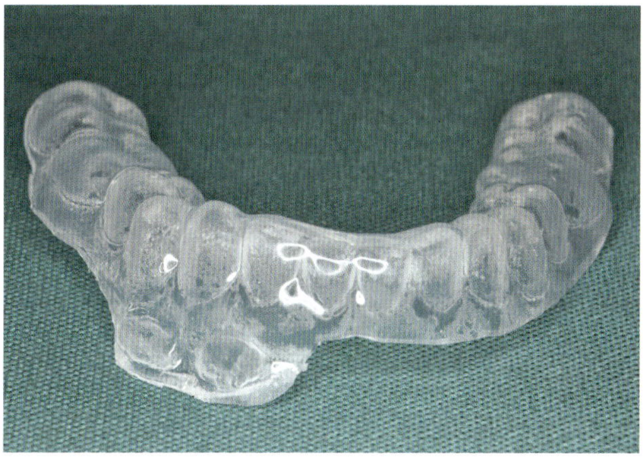

칼럼 혀의 위치를 개선하는 구강 내 장치의 등장

유효성 검토 중이지만 주목받고 있는 TRP

정상적인 구강근기능의 발휘를 방해하는 구강악습벽에 대해 치과교정이나 섭식연하 또는 수면치과 등의 영역에서는 이를 개선하기 위해 다양한 방법을 시도하고 있다. 특히 혀의 악습벽(잘못된 습관) 개선, 기능 회복에 대해서 MFT라고 불리는 근기능훈련요법이 이용되고 있다.

최근 일본에서 혀의 위치와 기능을 개선하기 위해 새로운 구강 내 장치 Tongue·Right·Positioner(TRP, 텅라보※)를 사용하기 시작하였다. 이 기구는 취침 중 상악에 장착하는 커스텀메이드 구강 내 장치로서 구강 내 다른 조직에 영향을 주지 않고 혀 고유의 감각운동만을 자극하도록 설계되었다. 특히 수면 중에 떨어진 설중인두기능을 재활하는 것이 목적이다[10].

TRP의 작용에 의해 생기는 설근의 긴장이 설위를 안정시키고, 비정형연하의 억제나 인두나 구개점막 등의 근육의 장력을 높임을 통해 코의 통기성과 기도를 개선한다고 추측된다.

현재 TRP의 유효성을 다양한 각도에서 검토하고 있지만 혀의 악습관 개선, 기능 회복에 있어서 새로운 치료법 중 하나가 될 수 있을 것으로 기대되는 장치이다.

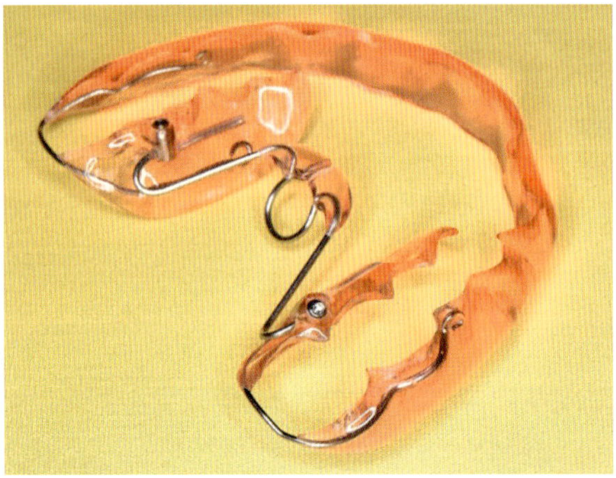

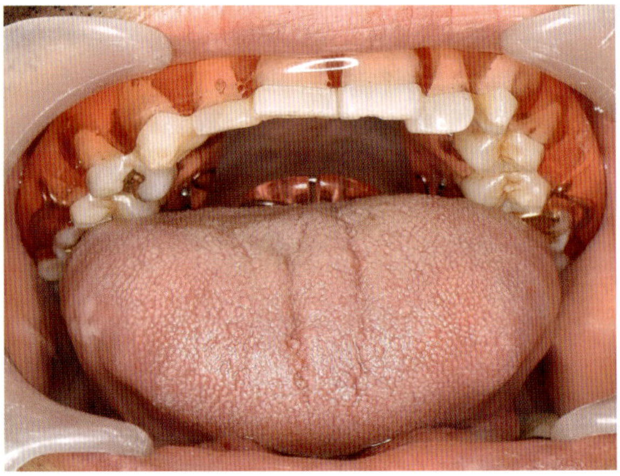

※특허취득 완료

7

구강외과 수술과 관련된 구강 내 장치

폐쇄장치(obturator)/지혈용 스플린트

구강외과 영역에서도 구강 내 장치를 장착하는 경우가 있다. 특히 폐쇄장치는 결손부 및 개구부를 막는 것을 통해 구강·비강의 감염, 건조의 방지, 발음·언어 기능의 회복, 저작 기능의 회복, 심미성의 회복 등 잃어버린 기능이나 심미성을 개선하기 위해 사용되는 매우 중요한 장치이다. 주로 대학병원 구강외과나 전문 외래기관에서 사용되는 경우가 많기 때문에 일반적으로 널리 사용되지는 않지만 그 내용에 대해서는 알아둘 필요가 있다.

한편 지혈용 스플린트는 임상에 관련된 사람에게 유효한 장치이다. 고령화 사회에서 항혈전제를 복용하는 환자가 많고 통상적인 발치 후의 처치만으로는 지혈이 곤란한 경우도 있다. 발치 부위가 다수인 경우에는 즉시의치가 지혈용 스플린트의 역할을 하지만, 적은 경우에는 환부를 봉합하고 지혈제를 사용하는 것과 더불어 지혈용 스플린트를 병용함으로써 지혈을 확실하게 하고 발치 후의 감염을 예방할 수 있다. 특히 지혈용 스플린트는 열성형으로 베이스 부분을 간단하게 제작할 수 있어서 적극적으로 사용하면 좋다.

7 구강외과 수술과 관련된 구강 내 장치 (1)

폐쇄장치 (Obturator)

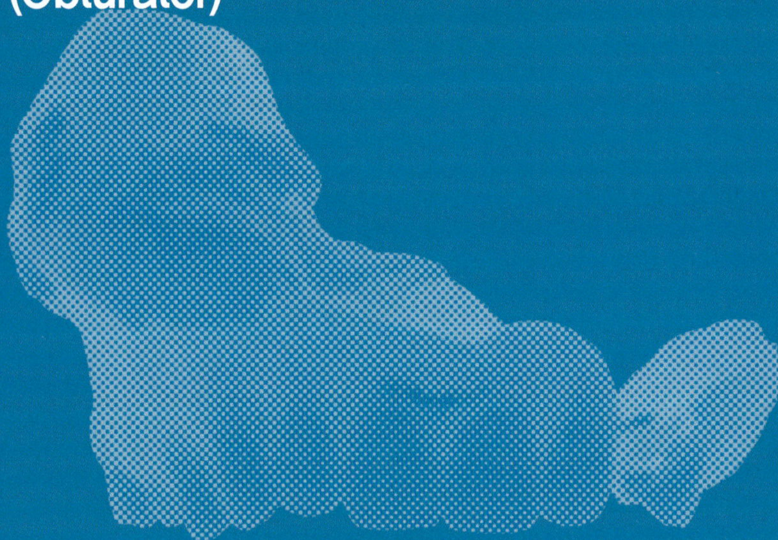

폐쇄장치란?

악성종양이나 골수염 등의 질환으로 인해 외과적 치료로서 상악이나 구개의 일부를 절제하는 경우가 있다. 술 후에 비강이나 상악동, 인두 등의 기관과 구강을 분리하는 벽이 없어져서 저작, 연하, 구음 등의 구강기능이 뚜렷하게 저하된다. 이때 비강이나 상악동과 구강을 구분해주고 구강의 형태를 회복함으로써 저하된 저작연하기능·구음기능의 개선을 꾀하는 장치가 폐쇄장치(연구개 폐쇄장치)이다.

폐쇄장치는 결손부분을 메꾸는 장치 부위의 형태에 따라서 충실형(充実型), 중공형(中空型), 천개개방형(天蓋開放型) 등으로 분류된다. 마찬가지의 외과치료에 있어서 치아뿐만 아니라 턱이나 안면부분도 포함하여 수복하는 악의치의 경우는 그 중량이 20g을 넘으면 장치를 장착하더라도 유지하기가 곤란하다고 알려져 있기 때문에[1] 폐쇄부의 내부를 비우거나(중공형), 폐쇄부의 상부를 크레이터형으로 비워서(천개개방형) 경량화한다.

장치의 분류와 특징

이 장치를 이용하여 외과치료나 그 외의 장애로 인해 구강과 비강·부비강을 차단함으로써 섭식·연하·구음 등의 기능적 회복과 심미적 회복을 꾀한다.

치조부나 상악골의 결손이 큰 경우에 사용하는 의치가 일체화된 유상의치형(악의치)과 치조부에 골결손이 없고 잔존치가 많아 의치가 필요하지 않는 경우에 사용하는 구개상형이 있다.

폐쇄장치는 구강 측에서 봐서 결손부의 형태에 맞춰야 하지만 결손부위를 완전히 채울 필요는 없다. 연구개까지 결손되어 있는 경우에는 잔존연구개의 가동성에 유의하여 연구개가 거상되더라도 봉쇄유지를 얻을 수 있도록 잔존된 연구개전연과 폐쇄부를 적합시켜 비인강측면을 향해 약간 연장하는 등의 방법을 통해 형태를 조정한다(제작순서는 22쪽 참조).

유상의치형(악의치)

의치와 구개상이 하나가 된 형태의 폐쇄장치. 구강과 비강·부비강이 열려 있는 환자 중에 잔존치가 적고 의치가 필요한 환자나 치조부가 결손된 환자에게 사용한다.

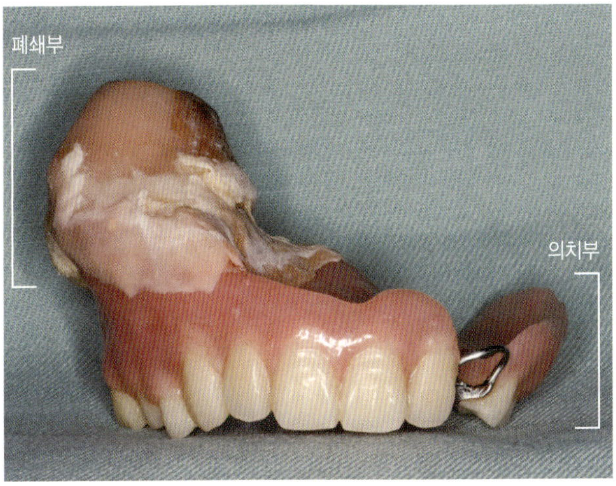

(사진은 상악 우측 구치부의 악골결손에 대해 유상의치에 충실형 폐쇄장치를 부여한 악의치)

구개상형

구개 부분만을 피복하는 형태의 폐쇄장치. 클래스프를 치아에 걸어 유지시킨다.
구강과 비강·부비강이 열려 있는 환자 중에 잔존치가 많고 의치가 필요하지 않은 환자에게 적용한다.

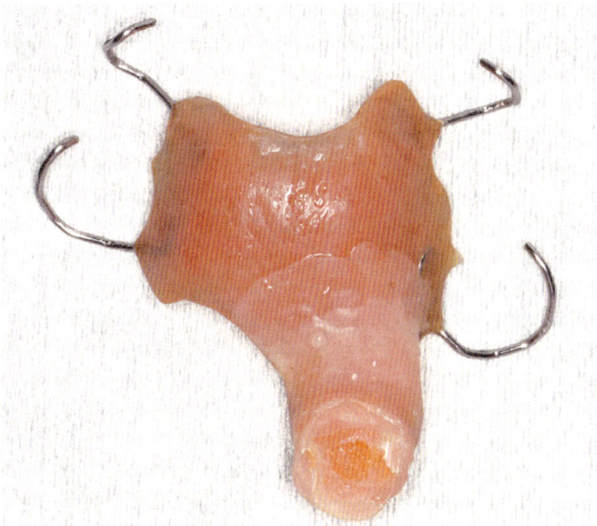

폐쇄부의 형태와 분류

• 충실형

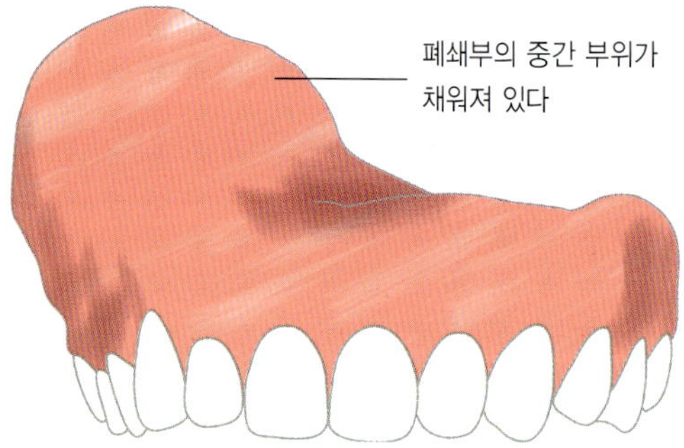

결손강의 형태에 맞춘 기본적인 폐쇄장치이다. 중량이 무거워지기 때문에 결손이 적은 증례에서 이용한다.

• 중공형

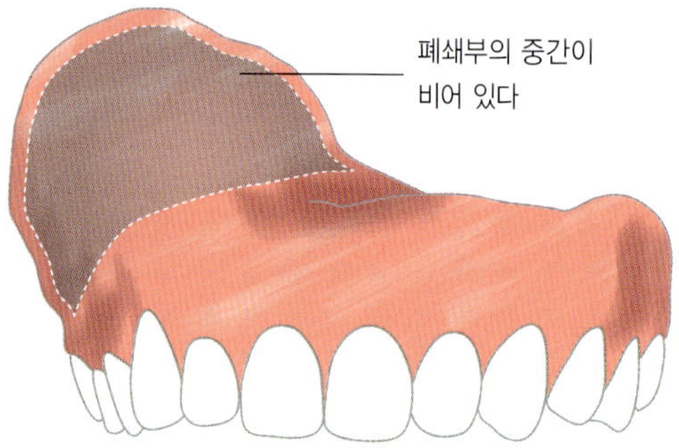

충실형을 경량화하기 위해 폐쇄부의 내부를 공동화시킨 형태이다. 안정적이지만 조정 시 폐쇄부의 레진이 얇은 부분이 천공되거나 물을 흡수하여 내부에 물이 차는 경우가 있다.

• 천개개방형

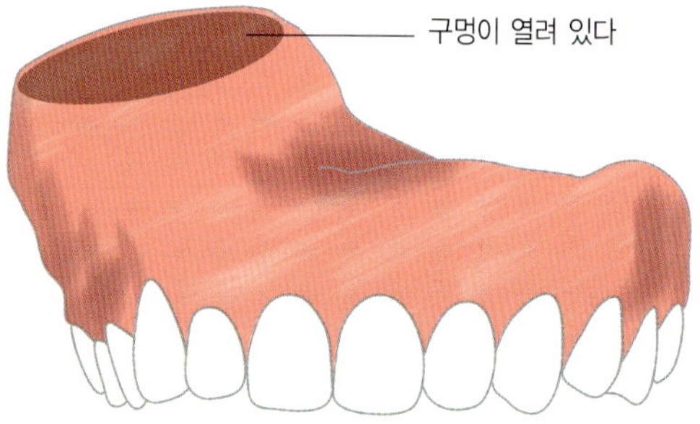

폐쇄부의 내부를 공동화시키고 상방을 개방한 형태이다. 시적과 조정이 끝난 뒤에 폐쇄부의 내면을 삭제하여 경량화를 계획할 수 있고, 리베이싱 시 폐쇄부가 두꺼워지더라도 내부부터 삭제하는 등의 과정을 통해 경량화를 유지할 수 있으며, 전고가 낮고 착탈이 용이하다는 등의 이점이 있다. 하지만 개방된 부위가 오염되기 쉽다.

적용대상

■ 절제술이나 선천성 문제로 상악·구개의 결손이 있는 환자에게 적용한다.

주로 상악 치은편평상피암이나 점표피암, 선양낭포암 등의 악성종양을 치료하기 위해 상악이나 경구개, 연구개 등의 절제술을 받은 환자에 적용한다. 이외에 상악골골수염이나 악골괴사에 의한 악골절제술을 받은 환자, 구개열을 치료하지 않은 환자, 구개열의 외과수술 후에 누공이 생긴 환자에게도 적용한다.

이러한 환자 대부분은 처음에 질환을 치료한 병원의 치과나 치과대학병원의 보철과 등에서 계속적으로 보철치료를 받지만, 그곳으로 통원하기 어려운 환자는 일반 치과진료소나 방문 치과진료 등을 통해 치료하는 경우가 있다.

폐쇄장치의 적용

- 악성종양 치료를 위해 상악·구개 절제술을 받은 환자
- 상악골골수염이나 악골괴사에 의한 악골절제술을 받은 환자
- 구개열을 치료하지 않은 환자
- 구개열에 대한 외과수술 후 누공이 생긴 환자

적용대상 예시

• 상악 치은암절제술에 의한 상악결손

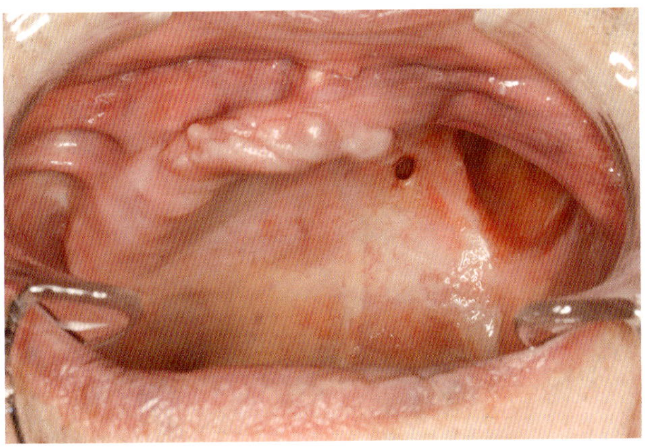

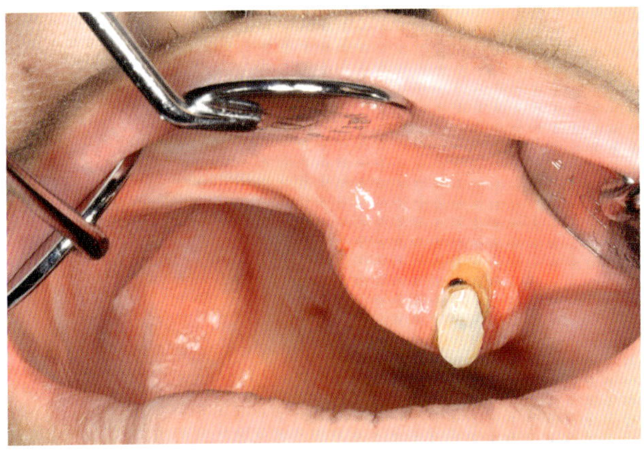

(사진제공: 일본대학 마츠도치학부 유상의치보철학강좌 飯島守雄 선생)

• 구개타액선암절제술에 의한 구개결손

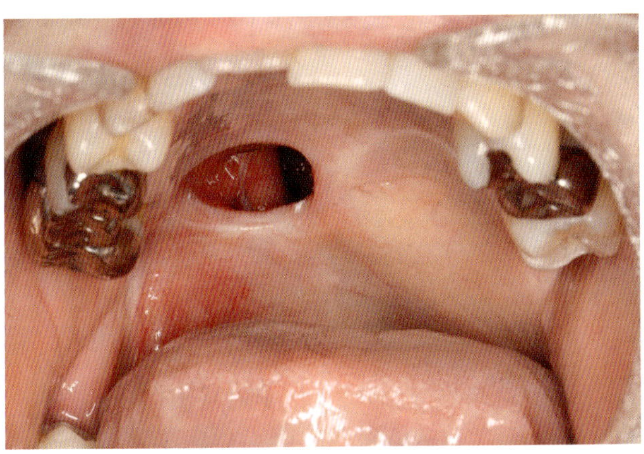

• 상악동암절제술에 의한 상악결손

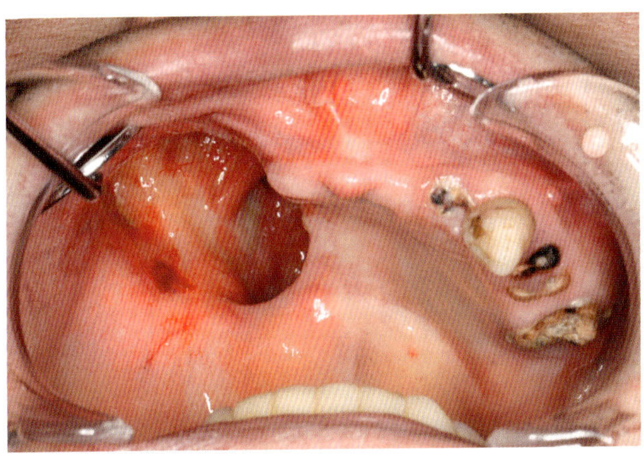

임상에서의 주의사항

■원인 질환의 치료나 술 후의 상태를 확인하자.

원인 질환을 치료한 병원에 정보제공을 의뢰하여 어떤 치료를 시행했는지 투약 상황은 어떠했는지 파악한다. 악성종양의 경우 방사선치료나 화학요법을 시행하고 골흡수억제제를 복용하고 있는 경우가 있어 이후 방사선성악골골수염이나 약제 관련 악골괴사 등에 의해 악골이 변화하거나, 면역억제나 출혈 경향 등에 의해 잔존치 치료에 영향을 받을 가능성이 있다.

따라서 원인 질환을 치료한 주치의와 함께 보철치료 개시 시기를 검토한다.

■술 후의 변화에 따라 장치의 세세한 조정이 필요하다.

악성종양 절제술 후에는 구음과 연하기능 회복을 위해 가능한 한 조기에 폐쇄장치를 적용하는 것이 좋다. 또한 원인 질환의 치료 영향(방사선치료나 절제수술에 의한 반흔구축 등)으로 개구장애를 보이는 경우도 많아서 장착하는 동시에 개구훈련 등의 기능훈련도 시행할 필요가 있다.

병소절제 부분은 치유되면서 형태가 변하기 때문에 적절하게 폐쇄장치와 결손부의 적합 상태를 확인하여 폐쇄장치를 삭제하거나 첨가하는 등의 조정을 시행한다.

폐쇄장치를 이용한 치료의 실제

■유상의치형 폐쇄장치의 적용 예

술 전의 상태

60세 여성 환자. 상악 치은암이 원인 질환이고 타원에서 종양절제술과 방사선치료를 받은 다음에 의치제작을 의뢰하기 위해 내원하였다. 결손부에 폐쇄장치를 이용한 악의치를 제작하는 것으로 결정하였다.

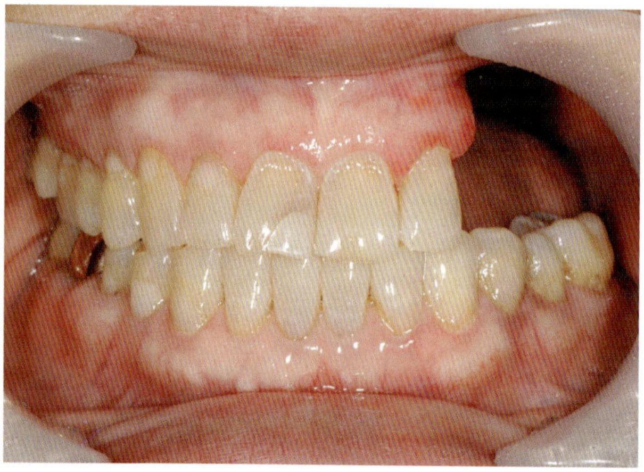

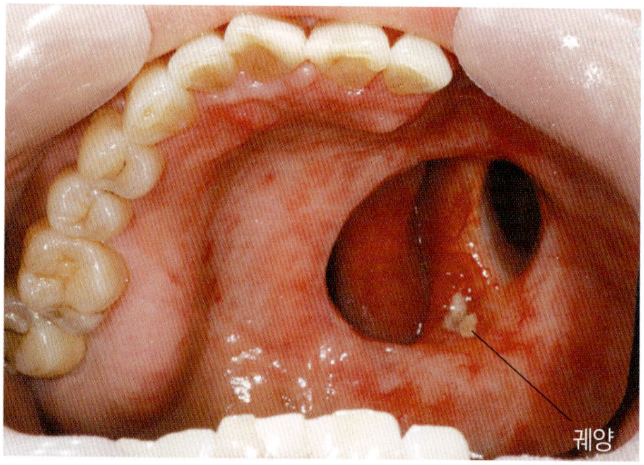

종양절제술 이후 8개월 경과, 장치제작 전의 구강 내. 23~27번 치아의 상악골이 절제되어 있고 상악동과 비강이 통해 있었다. 결손부 후연에는 임시장치 장착 시에 형성되었을 것으로 추측되는 궤양이 관찰되었다. 외과 수술에 의한 창상은 치유되었고, 상악 좌측 구치부에 의치형 색전자를 제작하는 것으로 하였다.

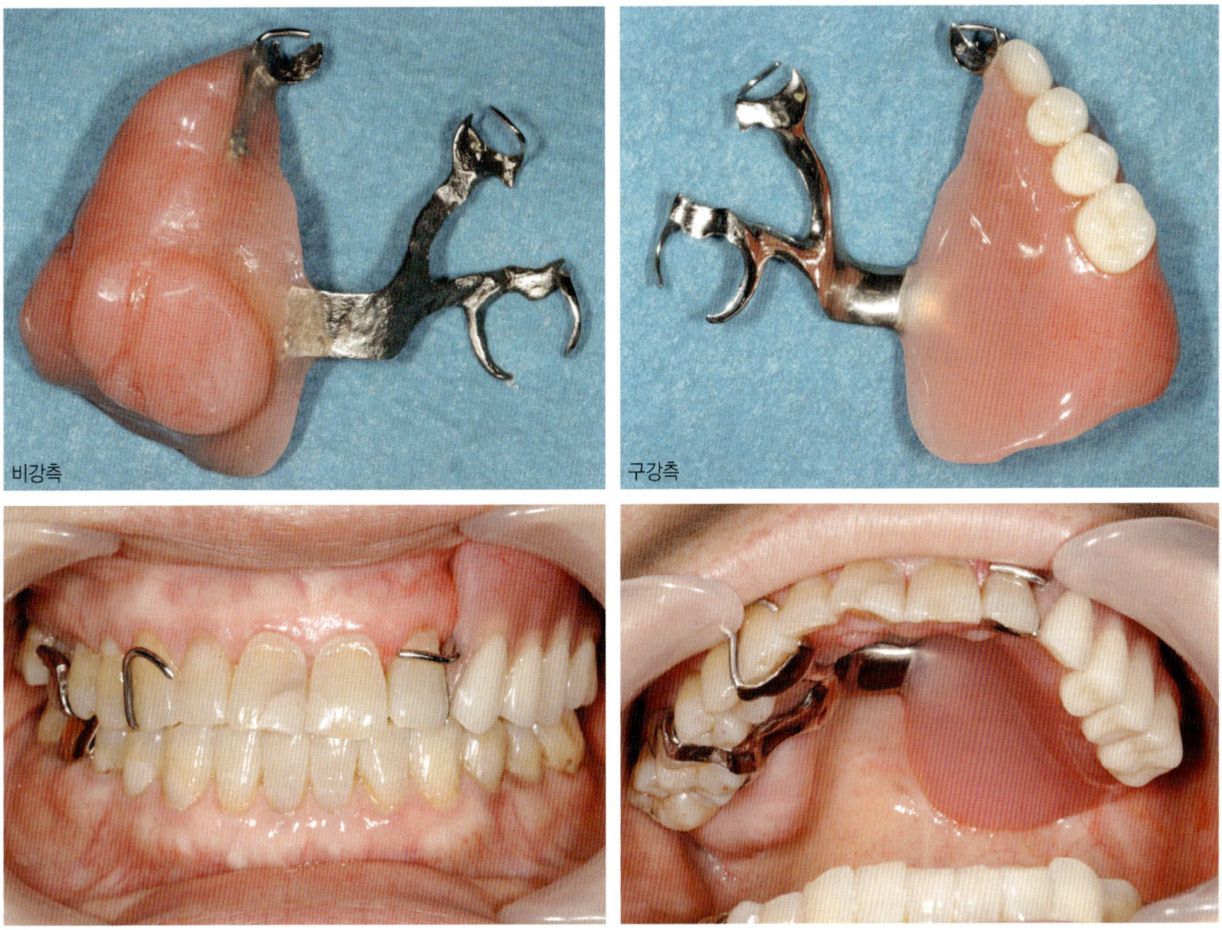

완성된 장치와 장치 장착 시의 구강 내. 결손부에 충실형의 폐쇄부를 부여한 유상의치형 폐쇄장치로 13~16번과 22번 치아에 클래스프를 부여하였다. 장치 장착에 의해 저작연하기능과 구음장애가 개선되었다.
(사진제공: 일본대학 마츠도치학부 유상의치보철학강좌 飯島守雄 선생)

■구개상형 폐쇄장치의 적용 예

술 전의 상태

40세 여성 환자. 구개의 종창을 주소로 내원하였고 연구개 우측에서 종양이 관찰되었다. 검사 결과 점표피암으로 진단되었기 때문에 종양절제술을 시행하고 연구개 결손부에 폐쇄장치를 제작하기로 하였다.

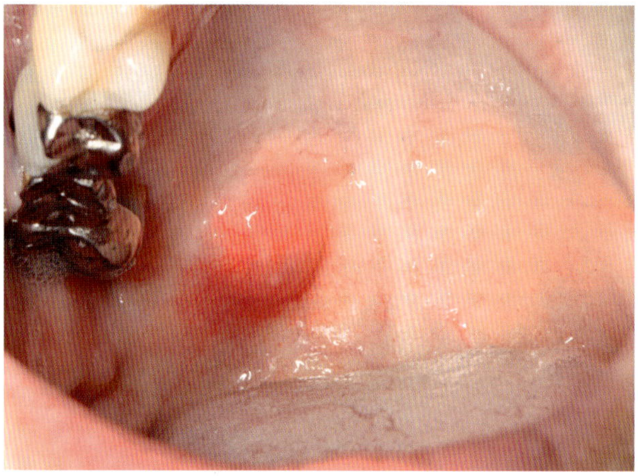

술 전의 구강 내. 연구개 우측에서 단단한 종양을 확인하였다. 점표피암으로 진단하고 종양절제술을 시행하였다.

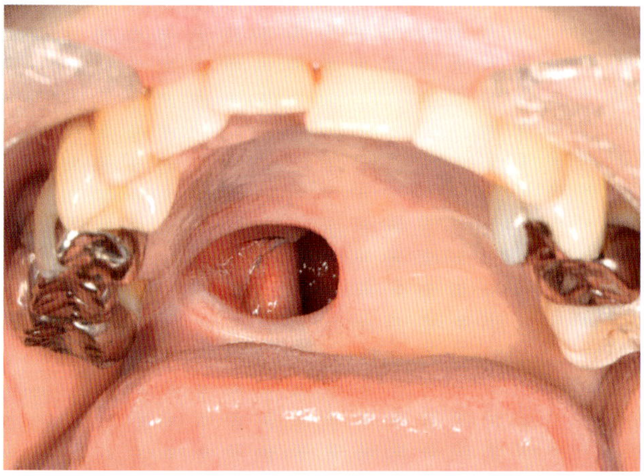

종양절제술 후의 구강 내(술 후 5년, 장치제작은 술 후 2개월 경과된 사진).

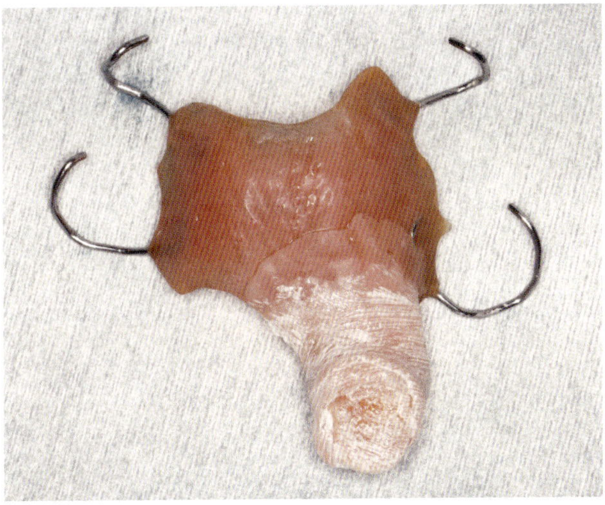

구강 내 검사, 정밀 인상의 채득, 작업모형 제작, 경질레진 주입을 통해 제작된 구개상형색전자. 14~16번, 24~26번 치아에 클래스프를 걸어 유지하는 설계이다. 폐쇄부는 의치적합시험재(P.I.P페이스트나 덴스팟[쇼와약품화공] 등)를 이용해 시적 시에 장치와 구강점막과의 적합이 좋지 못한 부위를 확인하고 조정한다.

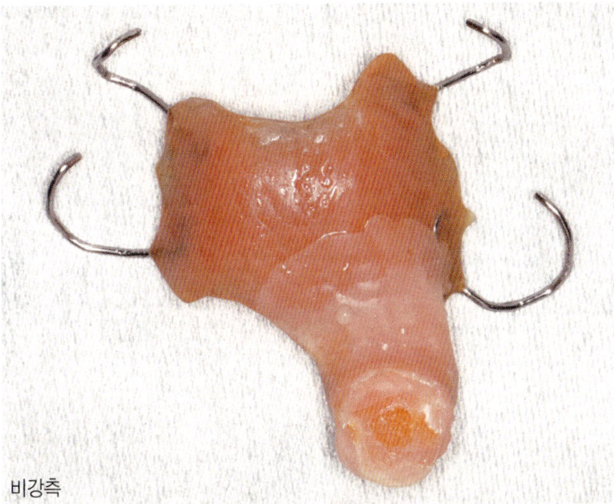

비강측

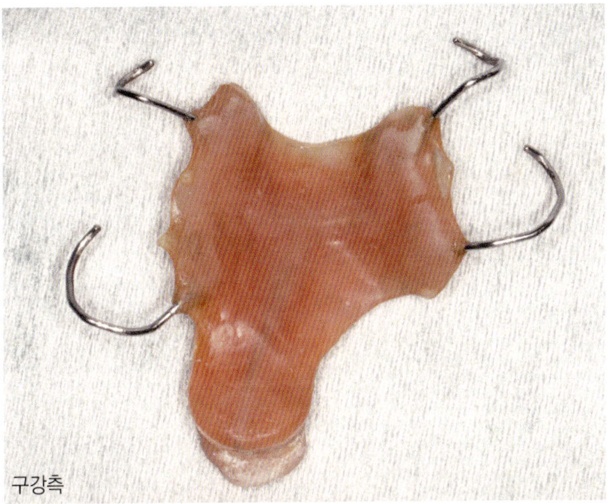

구강측

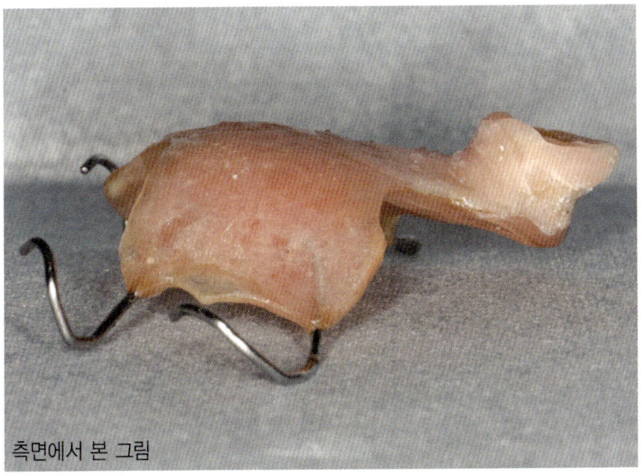

측면에서 본 그림

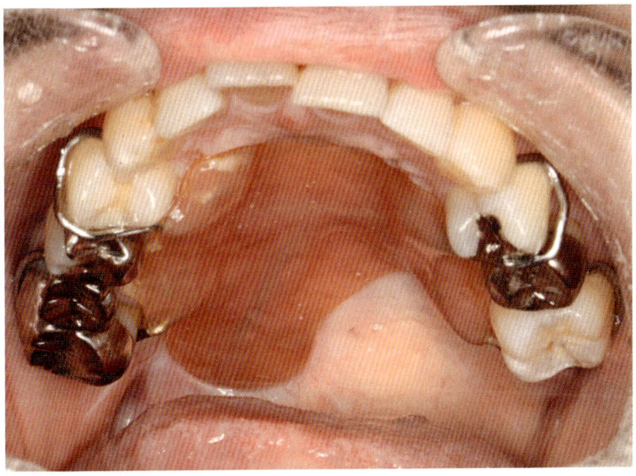

완성된 장치와 장치 장착 시의 구강 내. 연하장애와 구음장애가 개선되었다.

환자에게 이렇게 설명합시다.

"사용에 익숙해지기까지 시간이 필요할 수 있습니다."

악의치의 경우 장치에 익숙해질 때까지 시간이 필요하고 그때까지는 음식을 잘게 썰어서 건측으로 저작하는 것이 좋다고 설명한다.

"구강 내의 수분이 비강으로 새어 나오는 경우가 있습니다."

폐쇄부가 결손부와 적합되어 있더라도 모세관 현상(세세한 관상물체의 내면에 있는 액체가 표면장력에 의해 당겨져서 상승하는 물리현상) 등으로 구강 내에 있는 수분이 비강으로 삼출되는 것을 막지 못하는 경우가 있다. 환자에게는 우선 미리 구강 내의 수분이 코로 새어 나올 수 있음을 설명해 둔다.

"세척은 의치와 마찬가지로 하시면 됩니다."

폐쇄부는 코에서 나오는 분비물이나 가래 등으로 오염되기 쉬우므로 깨어있을 때나 식후는 물론이고 생각날 때마다 의치용 칫솔을 이용하여 전체를 닦도록 전달한다.
연질이장재를 사용하는 경우에는 세정제에 의해 기능이 떨어지는 경우가 있으므로 사용 약제에 대해서는 치과의사에게 상담하도록 설명한다.

"취침 시에는 원칙적으로 빼고 주무십시오."

취침 시에는 원칙적으로 빼도록 한다. 다만 비강과 구강이 통하여 구강 내의 보습이 어려워져 점막이 건조한 상태가 되고 문제가 발생하면 수면 시에도 장착하도록 설명한다. 취침 중에 장착한 경우에는 기상하자마자 세정하도록 교육한다. 사용하지 않을 때에는 의치와 마찬가지로 물에 담그는 등 습윤한 환경에서 보관하여 건조를 막는다.

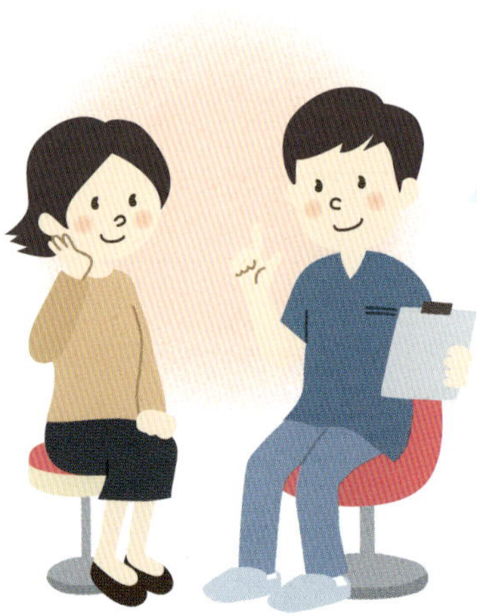

"항상 입이나 결손부의 적합을 양호하게 유지하기 위해 정기검진이 필요합니다."

장치 장착 후에도 결손부의 점막의 변화 등을 확인하면서 폐쇄부를 조정할 필요가 있기 때문에 정기적인 경과관찰과 유지관리가 필요하다는 것을 이해시킨다.

구강 내 장치(폐쇄장치)의 사용 시 주의사항

구강 내 장치를 오랫동안 안전하게 사용하기 위해 아래의 사항에 유의하여 사용합시다.

1. 사용방법·사용시간

- 금속부분(클래스프)을 치아에 걸어서 이용합니다. 장착에 익숙해지기까지는 시간이 걸립니다.
- 치아로 물어서 장착하거나 혀로 꺼내지 말고 손가락을 이용해 착탈하십시오.
- 식사하기 힘들 때에는 장치에 익숙해질 때까지 음식을 잘게 썰어서 드시거나 본인의 치아가 있는 쪽으로 씹어서 드십시오.
- 장치를 장착하고 있더라도 구강 내의 액체가 코로 들어가는 경우가 있으니 주의하여 드십시오.
- 취침 시에는 기본적으로 장치를 빼고 주무셔야 하지만 호흡으로 구강 내가 건조한 경우에는 취침 중에 장착하더라도 괜찮습니다.

2. 세정·보관방법

- 매일 취침 전에 의치용 칫솔로 세정하고 물로 헹궈주십시오. 세균이 번식하지 않도록 청결한 상태를 유지하십시오.
- 낮 시간에 장착하고 있을 때라도 생각날 때마다 의치용 칫솔로 세정해주십시오.
- 약제로 세정하고 싶으면 의치세정제를 사용합니다. 하지만 장치에 사용한 재료에 따라서 부적절한 경우가 있으므로 치과의사에게 상담하여 사용하십시오.
- 장치를 빼고 있을 때에는 전용 케이스에 안에 물을 넣은 상태로 보관해 주십시오. 의치용 세정제를 사용하더라도 괜찮습니다. 장치가 건조되면 서서히 변형되므로 주의하십시오.

3. 문제발생·통원에 관한 사항

- 장치 장착 후에 경과를 관찰하고 장치를 조정하기 위해 정기적으로 검진해야 합니다. 문제가 생긴 경우에는 내원하여 치과의사와 상담해주십시오.
- 장기간 사용하면서 장치가 입에 맞지 않게 되거나 점막에 장치가 직접 닿으면서 사용 시 통증이 생기는 경우가 있습니다. 위화감과 불쾌감이 느껴지고 사용하기 힘들면 치과로 내원하십시오.

이외에도 궁금하거나 불명확한 점이 있으면 편하게 연락하세요.

7 구강외과 수술과 관련된 구강 내 장치 (2)

지혈용 스플린트

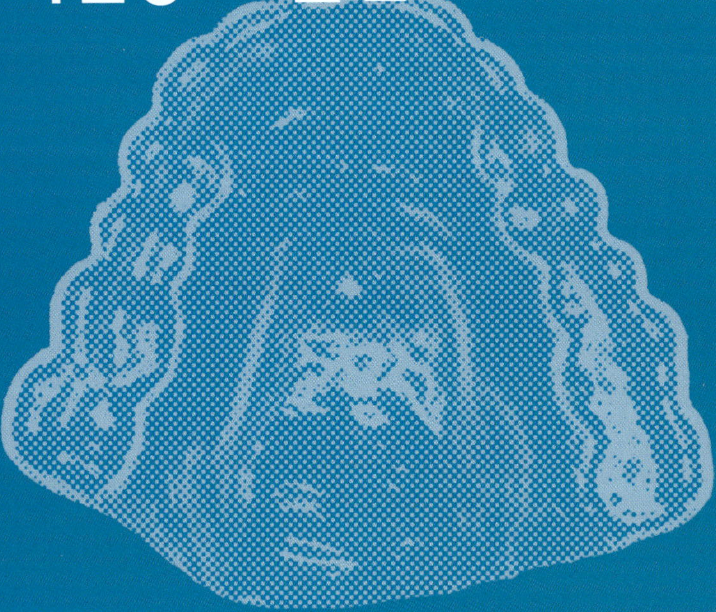

지혈용 스플린트란?

발치 등의 구강외과수술에서 지혈이 곤란한 증례에 대해 창부를 지속적으로 압박·보호하기 위한 장치이다. 구강 내에 생긴 출혈에 대해 기본적으로 국소지혈(손가락이나 거즈 등을 통한 압박지혈, 에피네프린이 첨가된 국소마취제의 국소주사, 산화셀룰로오스나 국소용 트롬빈 등의 국소지혈제의 충전 등)로 대처하지만, 국소지혈로 지혈하기 곤란하거나 지혈이 어려울 것으로 예측되는 경우에는 수술팩이나 지혈용 스플린트를 이용하여 창상부를 피복·고정·압박한다.

최근에는 협심증 등의 허혈성심질환이나 뇌경색 등의 뇌혈관장애의 기왕력이 있거나 항응고요법을 받고 있는 환자가 늘어나고 있다. 이러한 환자에게 발치 등의 외과치료를 시행할 때 항응고제나 항혈소판제제는 원칙적으로 복용하면서 처치하는 것이 추천되고 있으며 이 장치는 그러한 증례에도 유용하다.

제작은 증례나 상황에 따라 PET수지시트를 이용한 열성형(15쪽), 즉시중합레진을 이용한 필적법(16쪽)을 선택한다.

장치의 분류와 특징/적용대상

이 장치는 출혈성요인이나 혈액질환 등을 가지는 환자의 구강외과수술 시 지혈 혹은 수술부위를 보호할 목적으로 사용된다. 국소적으로 즉시중합레진을 쌓아서 창부와 주위를 보호하거나 PET수지를 이용하여 전체 치열과 구개를 덮는 마우스피스형으로 제작한다. 일반 치과진료소에서는 혈우병 등의 혈액질환으로 출혈 경향이 있는 환자가 내원하는 경우가 적기 때문에 항응고제나 항혈소판제제를 투여 받는 환자의 발치에 이용하는 경우가 많을 것으로 생각된다.

또한 구개융기형성술이나 점막이식 등으로 구개부를 수술하는 경우나 발치 시의 상악동천공 증례에 대해 수술부위·누공부위를 보호하기 위해서 사용한다. 하악융기성형술에서 술 후 지속적으로 압박지혈하고 혈종형성을 예방하기 위해 적용하는 경우도 있다.

필적법을 통한 장치는 장착 시 유지를 위해 인접치가 필요하지만 교합면을 피해서 제작하는 것이 가능하기 때문에 교합거상이 없으며 음식을 제한할 필요도 없다.

발치 시의 지혈

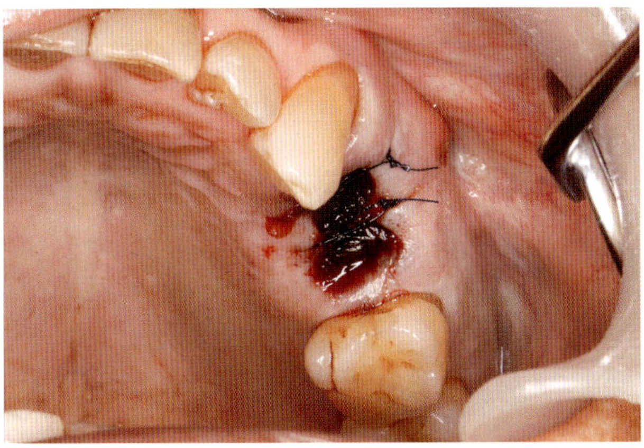

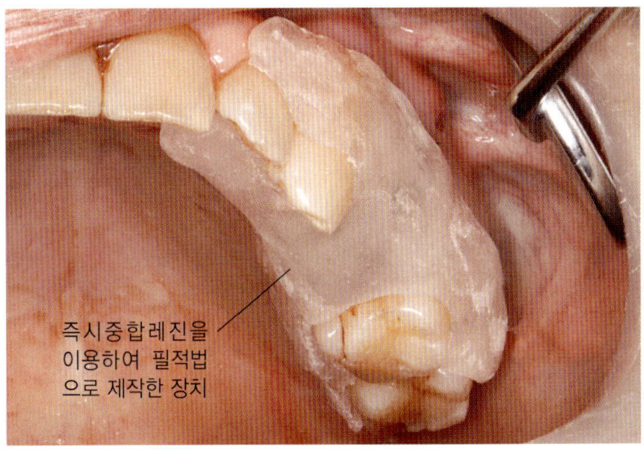

발치 후 압박지혈이나 국소지혈제의 충전 등을 시행하더라도 지혈이 곤란한 증례 혹은 후출혈이 예측되는 증례에 장착함으로써 발치와의 지속적 압박을 꾀한다.

상악 치은암 절제 후의 보호

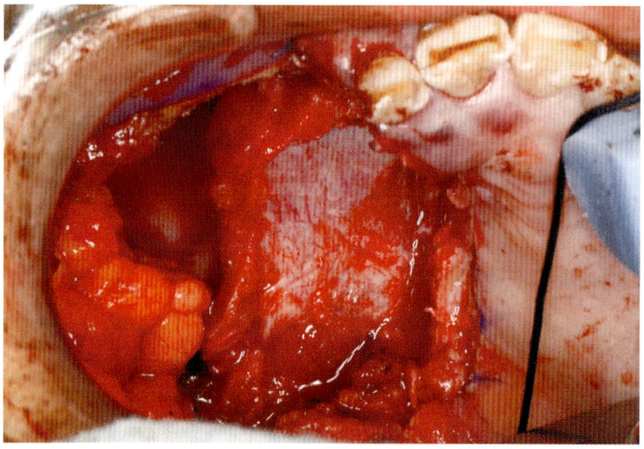

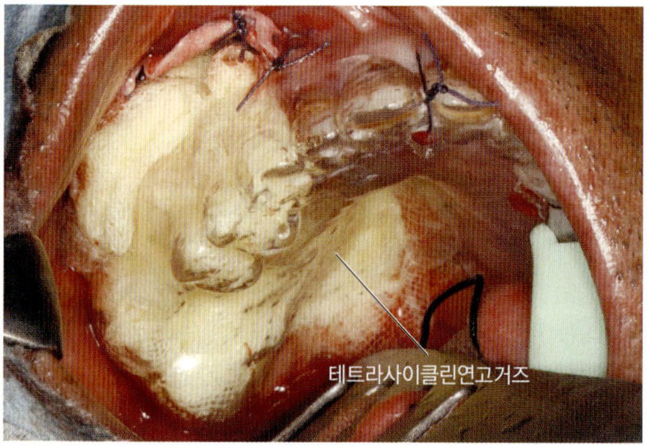

상악 치은암절제술에서는 절제 후의 결손부나 상악동, 비강에 테트라사이클린 등의 항생제연고거즈로 충전하고 보호상 스플린트를 장착하여 지속적으로 압박하거나 수술부의 보호, 구강과 비강·부비강과의 차단을 꾀하는 경우가 있다. 술 전에 작업모형에서 장치를 제작하고 수술 시에 장착한다. 후출혈 등의 이상이 없다면 병원에서 7일에 1회 정도의 간격으로 거즈를 교환하고 폐쇄장치를 완성할 때까지 계속 사용한다.

구개융기성형술 후의 지혈 및 보호

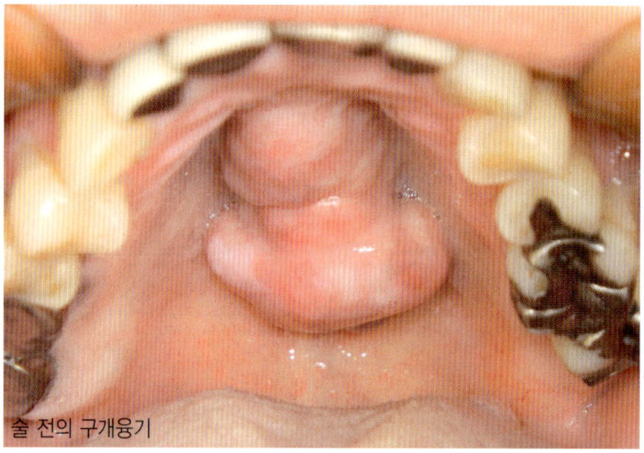

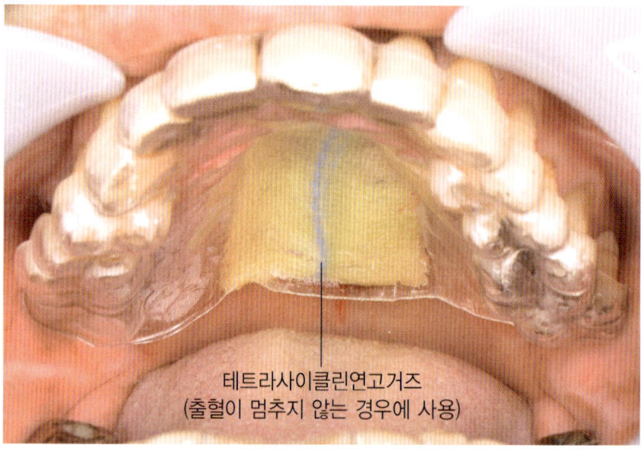

구개융기성형술로 지혈이 곤란한 증례나 후출혈의 위험이 있는 증례에서 수술부의 지속적 압박과 보호를 목적으로 장착한다. 장치 장착만으로 압박이 불충분하면 테트라사이클린 등의 항생제연고거즈를 수술부와 장치 사이에 넣어서 압박한다.

임상에서의 주의사항

■ 응급처치에 사용하는 것이 아니라 가능한 술 전에 준비해야 한다.

술 중에 국소지혈을 시행하더라도 출혈이 멈추지 않는 경우 그 자리에서 인상채득 하여 장치를 제작하는 것도 가능하다. 하지만 가능하면 그런 응급처치는 피해야 하고 술 전에 환자의 기왕력과 수술의 내용을 확인해 지혈용 스플린트의 적용을 검토하여 장치를 준비해야 한다. 술 중의 지혈 상태가 양호하면 사용하지 않는 경우도 있다.

또한 장치를 착용하는 것은 환자에게 부담이 된다. 술 후에 예상치 못한 상황을 초래하지 않도록 장착을 필수로 하지 않는 수술에서도 응급처치가 필요한 상태가 생긴다면 장치를 사용할 가능성이 있음을 미리 환자에게 고지한다.

■ 청결도를 감안하여 장치 제거 시기를 결정한다.

장치 장착 시 거즈가 필요한 경우에는 거즈의 두께로 장치가 변형되어 잔존치에 통증이 생기는 경우가 있기 때문에 장착 후에는 동통의 유무와 수술부위가 확실하게 압박되는지의 여부를 확인한다. 수술 직후의 압박지혈이 목적이라면 술 후 1~2일 정도, 수술부위의 보호가 목적이라면 술 후 7일 정도를 사용기간으로 한다. 수술부위의 상피가 형성되기 시작하고 출혈의 위험성이 사라지면 빠른 시일 내에 제거한다.

또한 장치 장착 중에는 저작하기가 어려워서 연식을 섭취해야 하므로 스플린트의 주위가 음식물이나 플라그로 더러워지기 쉽다. 장착 기간이 불필요하게 길어지지 않도록 수술부위의 상태에 맞춰 제거 시기를 검토한다.

■ 의과–치과 연계가 필요한 경우도 있다.

항혈전제요법 중의 환자의 관혈적 처치에서는 질환이 급변하는 경우도 있기 때문에 술 전에 담당의사에게 병의 상태에 대한 정보를 달라고 요청하고 연계치료를 하는 것이 중요하다. 또한 지혈이 곤란한 경우에는 신속하게 대학병원이나 종합병원의 구강외과에 의뢰한다.

지혈용 스플린트를 사용한 치료의 실제

술 전의 상태

61세 여성 환자. 허혈성심질환 때문에 항응고제를 복용 중이다. 구개의 종창을 주소로 내원하였다.

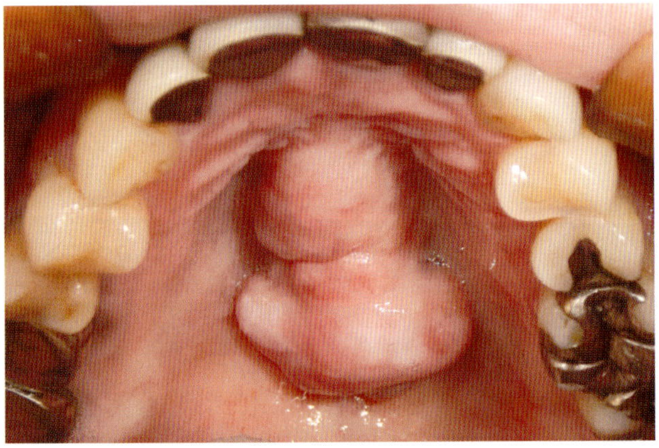

술 전의 구강 내. 구개정중부에 메추리알 크기의 구개융기가 관찰된다. 구개융기의 점막에 백반증이 관찰되어 둘 다 절제하기로 결정하였다. 환자가 항응고제를 복용하고 있어 지혈되지 않을 가능성을 고려하여 지혈용 스플린트를 준비하였다. 환자에게도 그 내용을 이야기하고 술 전에 인상채득을 시행하였다.

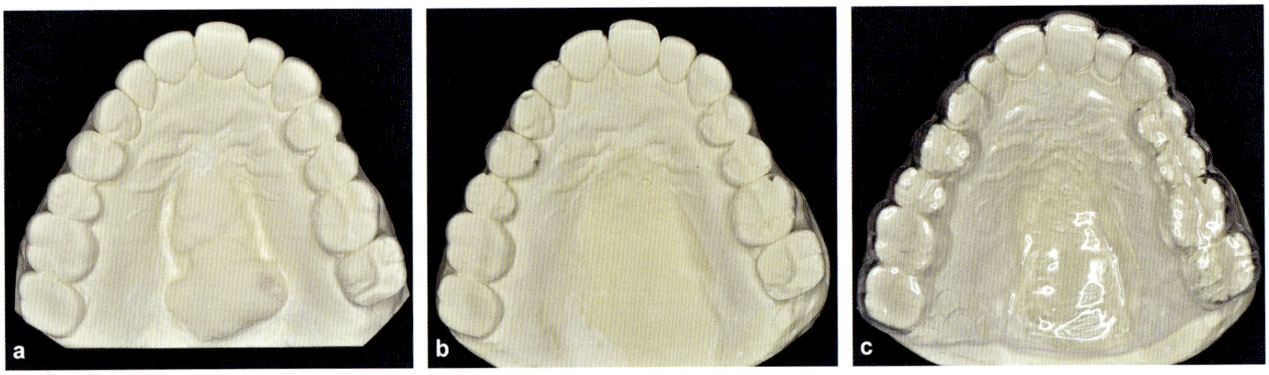

통법(15쪽)에 따라 인상채득(**a**), 작업모형에서 구개융기의 삭제(**b**), 상정되는 술 후의 수술부위의 재현을 시행한 다음 PET수지를 이용해 열성형으로 지혈용 스플린트를 제작하였다(**c**).

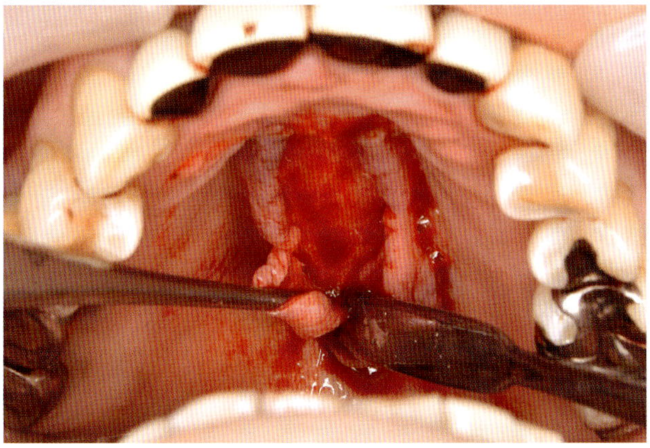

절제술. 피셔버나 골절도를 이용하여 구개융기를 제거하고 백반증이 보이는 점막은 절제하였다.

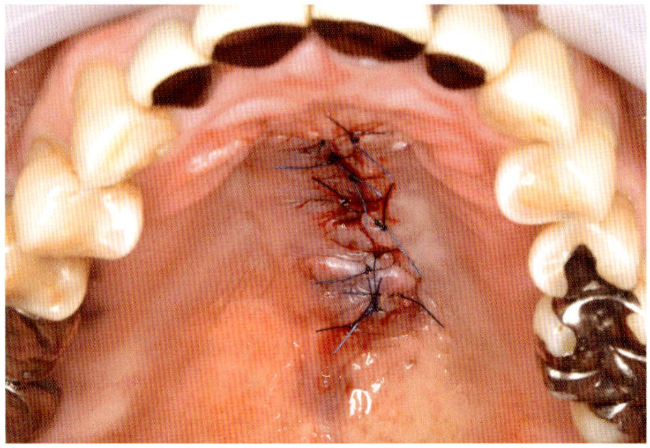

잉여 점막을 트리밍하고 나일론으로 봉합하였지만 출혈이 지속되어 지혈용 스플린트를 사용하였다.

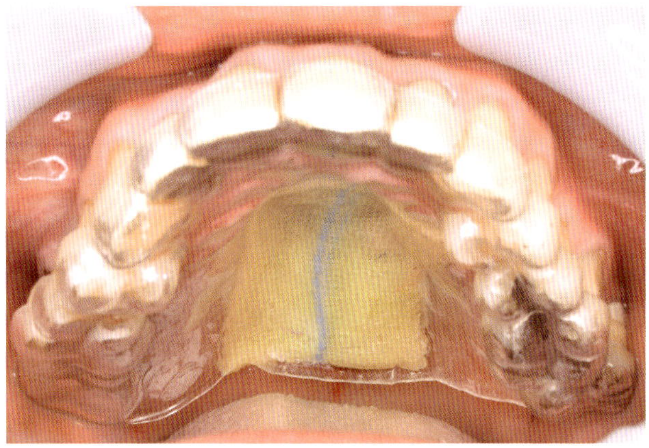

지혈용 스플린트 장착만으로 수술부위가 압박되지 않아 장치물과 수술부위 사이에 항생제연고거즈를 넣어 압박하였다. 잔존치의 통증은 없었으며 수술부위가 확실히 압박되는 것을 확인하였다. 술 후 3일째에 후출혈이 없음을 확인하고 거즈와 장치물을 제거하였다.

환자에게 이렇게 설명합시다.

"이 장치는 지혈하기 위해 수술부위에 끼우는 장치입니다. 술 후의 상황에 따라서 당분간 장착해야 합니다."

장기간의 장치 장착은 환자에게 부담과 불쾌감을 주는 경우가 많기 때문에 술 전에 장치의 역할과 필요성, 장착 예정기간 등에 대해 적절하게 설명하여 납득시킨다.
예를 들어 장치 장착의 필요성에 대해 "수술 시나 술 후에 지혈되지 않을 가능성이 있어서 장착하여 지속적으로 지혈할 수 있는 장치를 만듭니다"라고 말할 수 있다. 술 중에도 "지금 지혈이 잘되지 않으므로 지혈을 위한 장치를 끼우겠습니다"와 같이 설명한다. 이것은 술 중에 예상치 못한 출혈에 의해 응급처치로 즉시 장치를 제작하는 경우에도 마찬가지이다.

"장치를 장착한 경우 식사 시 이런 점에 주의할 필요가 있습니다."

PET수지를 이용한 마우스피스형 장치를 장착하면 치아가 덮이기 때문에 음식을 끊어서 먹기가 어렵다. 따라서 죽이나 두부 등 씹지 않고서 섭취할 수 있는 연식을 추천하면 좋다. 술 후라도 괜찮으니 장치를 장착하게 되면 어떤 식사 메뉴가 괜찮은지 설명한다.

"턱이나 턱관절이 아플 수 있습니다."

PET수지를 이용한 마우스피스형 장치는 수술부위 이외에도 치아가 시트로 덮이기 때문에 사용 중에는 교합거상이 되어서 턱관절 증상이 생길 가능성이 있다. 또한 다른 턱관절의 통증이나 잡음, 교근이나 측두근 부위의 근통 등의 증상이 생길 가능성이 있기 때문에 사전에 설명하여 불편감이 지속된다면 검사받으러 내원하라고 전달하는 것이 중요하다.

"더러워지기 쉬우니 틀니처럼 관리하세요."

환자 스스로 착탈할 수 있는 장치는 의치와 같은 방법으로 관리하도록 설명한다(146, 147쪽 참조).
즉시중합레진을 축성한 것 등 환자가 스스로 착탈하기 힘든 장치는 소독 기능이 있는 가글약을 처방하여 깨끗하게 하고 칫솔이나 워터픽 등으로 치아와 장치 사이를 청결하게 하도록 구강 내 세정 방법을 설명한다.

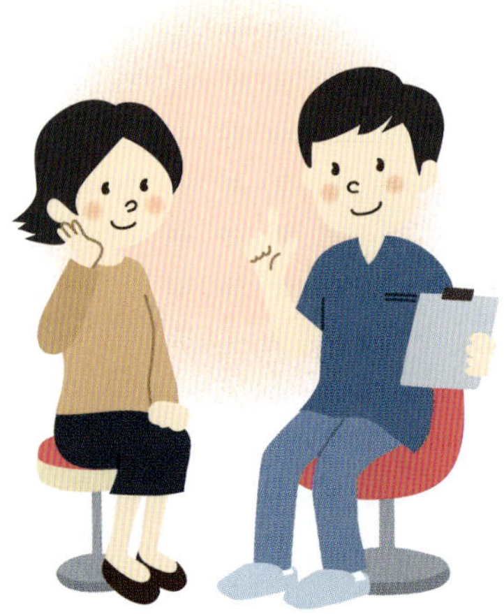

8

임플란트 치료용 구강 내 장치

임플란트 치료용 템플레이트(template): 가이드장치

임플란트 치료의 예측성을 높이고 최종목표인 기능성·심미성의 회복을 실현하기 위해서 치열, 악골·치조골의 경조직, 치은·구강점막과 같은 연조직의 환경을 정비하는 초기치료 그리고 구강외과적·보철적 진단을 종합하여 세우는 포괄적인 치료계획이 중요해진다.

임플란트 치료에서는 진단용 왁스업으로 얻은 상부구조형태에 기초하여 방사선영상진단으로 식립부위의 골형태를 파악한다. 여기서 방사선 촬영 시에 진단용 템플레이트가 이용된다.

한편 시술 시 식립위치·식립방향의 지표가 되는 가이드장치는 진단용 왁스업 및 진단용 템플레이트와 CT 영상에서 얻은 입체적 정보를 기초로 제작한다.

최근 치과기공의 디지털화가 진행되어 치과의원에서 이런 템플레이트를 제작할 기회는 점점 줄어들 것으로 예상되나 일부 in-house CAD/CAM 시스템에서 소수치 결손 증례 등을 대상으로 제작될 가능성이 남아 있다.

임플란트 치료용 템플레이트: 가이드장치

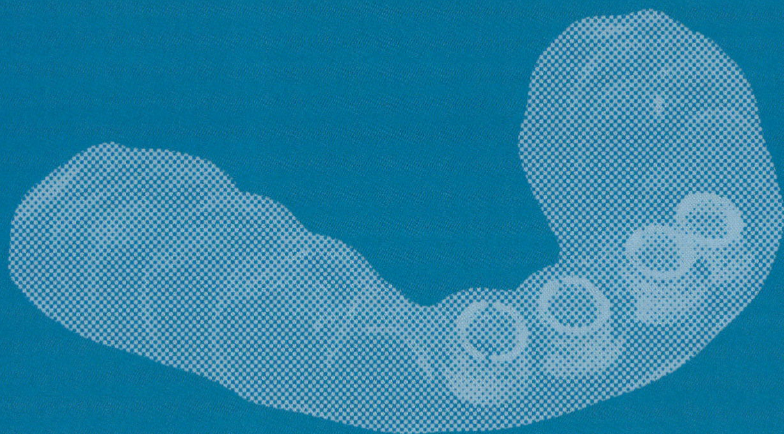

임플란트 치료용 템플레이트란?

임플란트 치료에서 템플레이트(template)는 주로 아래의 두 가지 목적에 따라 사용된다.

첫 번째는 진단용 템플레이트로 술 전의 방사선검사에 이용한다. 임플란트 치료에서는 진단용 왁스업, 즉 제작을 예정하는 상부구조의 정보를 포함하는 영상을 이용하여 진단하고 적절하게 수술계획을 세우는 것이 중요하다. 이 장치를 장착한 방사선검사에서는 영상에 예상되는 상부구조의 정보가 촬영되게 하는 것이 가능하다.

두 번째는 가이드장치이다. 최근 보급되어 있는 임플란트 가이드 수술에서는 악골로 식립부위를 정확하게 형성하거나 임플란트를 정확하게 매입하기 위해 드릴이나 임플란트를 설계한 위치로 이끄는 sleeve가 들어간 가이드를 이용한다. 또한 2차수술에서도 매입한 임플란트의 위치를 확인하기 위해 같은 가이드를 사용하는 것도 가능하다.

임플란트 치료에서 템플레이트는 모두 환자의 구강 내에 장착하지만 이용하는 것은 술자이므로 그 제작방법과 이용방법을 충분히 파악하여 이해하는 것이 중요하다.

장치의 분류와 특징

임플란트 치료에서는 골이나 비강저, 상악동저, 이공, 하악관의 해부학적 위치 관계나 매입 예정 부위를 3차원적으로 진단하기 위해 방사선검사가 필수불가결하다. 이때 방사선 비투과성인 레진이나 알루미늄 튜브를 마커로 한 진단용 플레이트를 장착하고 촬영함으로써 최종적인 상부구조의 이미지나 임플란트의 적절한 식립위치를 검토할 수 있는 기준을 기록할 수 있다. 이런 영상은 매입 예정 부위의 수직적·수평적 골량을 계측하거나 골질검사 등의 정밀검사를 할 때, 치료계획을 입안하거나 동의서를 받는 상황 등에 이용된다. 적절하게 이용하려면 임플란트 식립계획이나 진단용 왁스업 등의 보철치료를 확인하고 방사선사진을 판독할 수 있는 해부학적 지식이 필요하다.

현재 진단용 템플레이트는 치과의원에서도 다양한 방법으로 제작할 수 있지만 임플란트 시스템을 이해하고 있는 치과기공소에 진단용 왁스업과 함께 진단용 템플레이트의 제작방법, 피복범위, 사용하는 방사선 불투과성 소재, 가이드 수술을 시행 여부 등을 상세하게 지시하여 제작을 맡기는 것도 가능하다.

이렇게 만들어진 진단용 템플레이트를 장착하고 CT 촬영을 시행하여 임플란트 식립계획을 세우지만 술식에 상관없이 일반적인 기준에 맞춘 계획이 중요하다. 만약 골량이 부족하다면 골이식을 병용하는 치료계획을 검토한다.

현재 각양각색의 임플란트 시스템이 존재하고 각각의 시스템에 따른 식립계획이 존재한다. 여기에서는 어디까지나 일반적인 기준을 해설하며 시스템에 따라 다른 점도 적지 않게 존재한다.

진단용 템플레이트

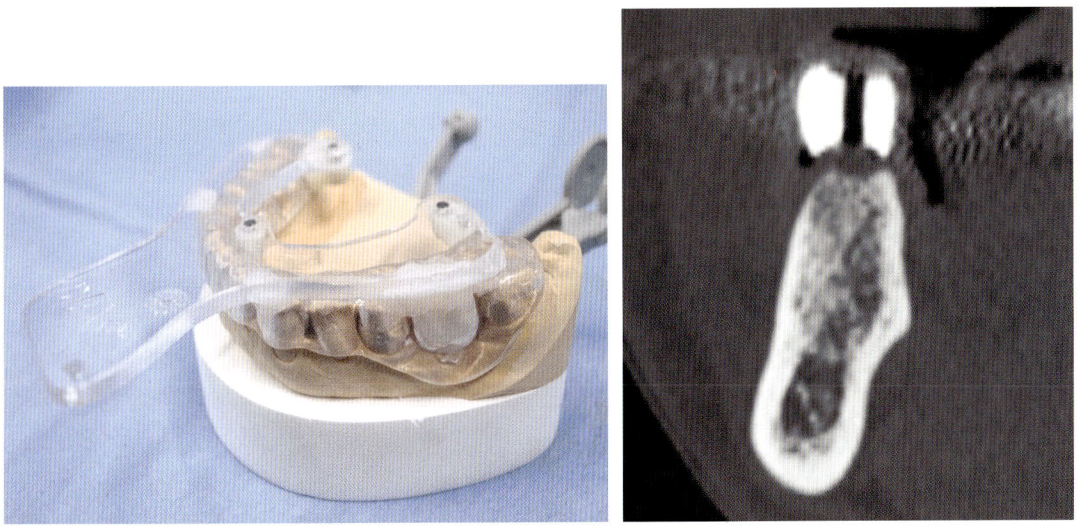

진단용 템플레이트(왼쪽)와 진단을 목적으로 촬영된 CT 영상. 식립 예정부위의 골폭, 골고경, 골형태를 확인한다. 하악이라면 하악관상연부터, 상악이라면 비강저·상악동저부터 골고경을 측정한다. CBCT에서도 대략적으로 골질을 파악할 수 있다.

임플란트의 식립 위치, 크기, 개수(임상 진단의 일반적 기준을 응용)[1,2]

1

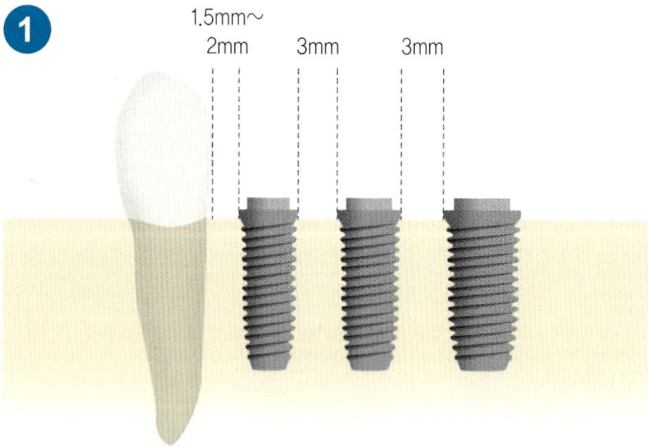

임플란트와 임플란트 사이의 거리는 3mm 이상 떨어뜨린다. 임플란트와 자연치는 2mm 이상(최소 1.5mm) 떨어뜨린다.

2

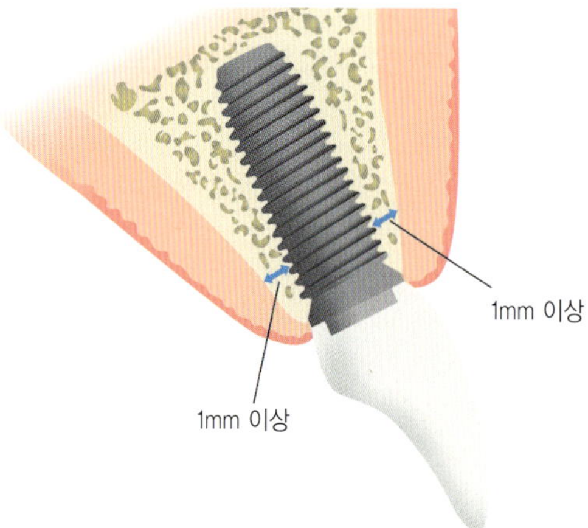

임플란트의 협설측에 1mm 정도의 피질골의 두께를 확보한다. 부족하다면 골이식 처치를 시행하는 등 외과적으로 골폭을 1mm 정도까지 늘린다.

3

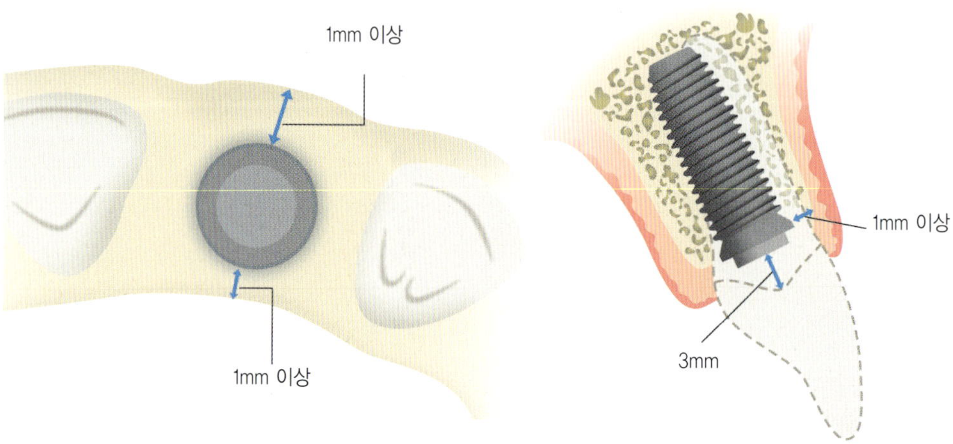

전치부 등 심미적으로 중요한 부위에서 수직적으로는 자연치의 CEJ에서 3mm 근첨측으로, 수평적으로는 협측 라인에서 약 1mm 정도 설측으로 어버트먼트와의 접합부가 위치하도록 설정한다.

4

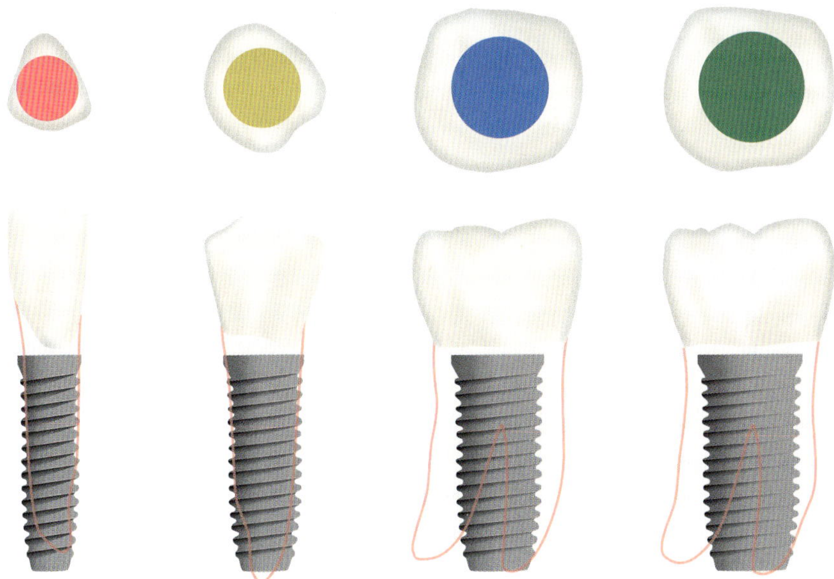

얇은 타입 (직경 3~3.5mm) | 표준 타입 (직경 4mm 전후) | 두꺼운 타입 (직경 5mm 전후) | 매우 두꺼운 타입 (직경 6~6.5mm)

임플란트의 직경이 4mm 전후이고 식립 후 골내 길이가 10mm 이상이라면 기본적으로 모든 부위에 적용할 수 있다. 일반적으로 4mm 이하의 narrow 타입은 강도적으로 불리하여 대구치 부위 등에 사용하면 파절될 위험이 높다. 하지만 표준 타입과 혼합하여 골폭이 없는 부위에 선택적으로 이용하거나 해부학적 제약이 큰 측절치의 1치결손 등에 사용할 때는 유효하다.

수술용 가이드

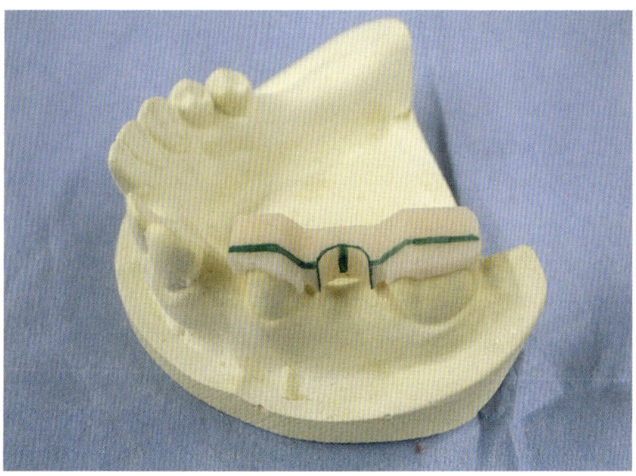

과거의 수술용 가이드. 임플란트의 식립위치·식립방향을 술 중에 구강 내에서 확인하기 위해 사용한다. 진단용 템플레이트와 최종적인 식립계획에 차이가 있는 경우에는 2차원적으로 설계한 식립위치·식립방향이 3차원적으로 반영되도록 수정한다. 이 방법으로 만들어진 수술용 가이드는 어디까지나 참고로만 사용한다.

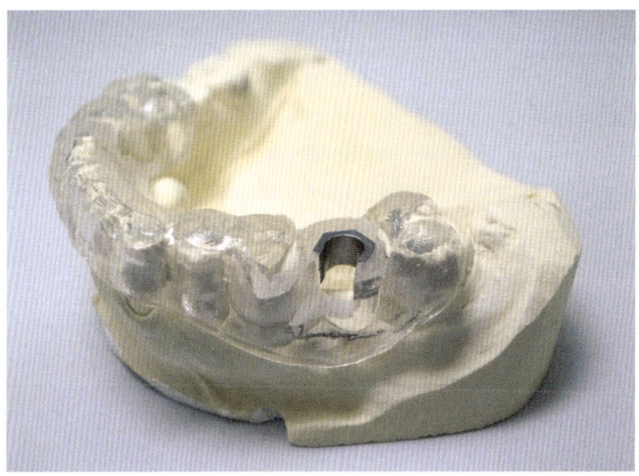

가이드 수술용 템플레이트. 식립수술에 이용하는 임플란트의 식립위치·식립방향 등을 설정하는 장치로 CT 영상을 기본으로 모형상 혹은 컴퓨터 소프트웨어상에서 제작한다. 가이드 수술용 템플레이트는 식립위치와 식립방향뿐만 아니라 깊이도 규정한다.

임플란트 식립수술에서 사전에 결정된 위치에 임플란트를 식립해야 한다. 근원심·협설적인 위치·방향을 술 중에 확인하면서 식립와동을 형성하고 임플란트를 식립해가거나 구강 내에서 식립위치를 표시하기 위한 장치가 수술용 가이드이다.

종래의 수술용 가이드는 진단용 템플레이트를 장착하여 촬영한 CT 등의 방사선사진을 분석하여 식립위치와 식립방향을 검토하여 진단용 템플레이트를 변형하는 형태로 제작한다.

최근에 보급된 가이드 수술에서는 시뮬레이션용 소프트웨어상에서 CT 데이터를 이용해 설계하여 3D 프린터 등으로 제작한다. 가이드 수술을 시행한다면 이용하려는 수술용 가이드를 설계하는 소프트웨어가 필요하다. 복수의 임플란트 시스템에 대응하는 소프트웨어도 있지만 식립하는 임플란트 시스템에 대응하는 가이드 수술용의 버, 드릴, 임플란트를 선택할 필요가 있다.

구강 내 장치를 이용한 임플란트 치료

현재의 임플란트 치료에서는 증례나 시스템에 맞춰 다양한 수기를 이용하여 치료가 진행되고 있다. 종래의 2회법 치료에서는 진단용 왁스업부터 진단용 템플레이트를 제작하여 그것을 장착한 상태에서 CT 촬영을 하였다. 이를 통해 진단용 왁스업의 외형이나 중심이 CT 영상에 묘기되고 이를 토대로 임플란트 식립계획을 검토하였다.

최근에는 치과에서 디지털 기술이 발달함에 따라 가이드 수술이 보급되고 있다. 가이드 수술에서는 진단용 왁스업과 CT 영상을 매칭하여 시뮬레이션 소프트웨어상에서 식립계획을 세우고 수술 시에 드릴을 유도하도록 하는 부위가 있는 수술용 가이드를 3D 프린터 등으로 제작한다.

임플란트 치료(2회법)의 프로토콜

1. 초진 · 문진
2. 자료채득 · 정밀검사
3. 치료계획설계
4. 동의서 수거
5. 발치, 치주치료나 교정치료 등의 전처치
6. 1차수술
7. 골유착을 기다림
8. 2차수술
9. 임시보철물 작성
10. 상부구조제작 · 장착
11. 정기검진

종래형 임플란트 식립수술과 가이드 수술의 비교

	종래형 임플란트 식립수술	가이드 수술
장점	• 개구량이 적은 경우에도 대응하기 쉽다. • 드릴링 시의 발열을 냉각시키기 쉽다. • 경제성이 높다(초기 도입비용·수술용 가이드 제작비용).	• 전용 소프트웨어를 이용하여 계획하여 좀 더 정확하게 진단할 수 있다(진단) • 진단·설계를 시각화할 수 있고, 환자에게 설명하기 쉽다(동의서). • 설계한 식립위치가 수술용 가이드에 정확히 반영된다(제작). • 드릴링 시 흔들림이 적어 식립 정확성이 비교적 높다. • 무절개술식을 선택할 수 있다(외과술식).
단점	• 계획한 식립위치를 수술용 가이드에 정확히 반영하기 어렵다. • 무절개방식은 선택할 수 없다. • 진단용 템플레이트를 제작·장착하여 CT 촬영을 할 필요가 있다.	• 특히 구치부에서 개구량이 커야 한다. • 냉각수가 가이드 내부에 도달하기 어려워 골의 열상에 대한 고려가 특히 필요하다. • 경제성이 낮다(초기 투자비용, 가이드 제작비용). • 계획에 시간이 필요하다. • 종래법보다는 적지만 오차가 조금은 발생한다.

■ 종래형 임플란트 식립수술의 과정

종래형 임플란트 식립수술을 시행하는 경우에는 진단용 왁스업을 기초로 진단용 템플레이트를 제작하여 그것을 장착한 상태로 방사선사진을 촬영한다.

촬영한 CT 영상과 파노라마를 트레이스하여 식립계획을 세운다. 수술용 가이드는 진단용 템플레이트를 변형하거나 진단용 템플레이트를 이용하여 모형에 마킹한 뒤 즉시중합레진 등을 이용하여 제작하는 경우가 많다. 진단용 템플레이트와 식립계획과의 오차를 수정하고 적절한 식립위치와 식립방향을 술 중에 구강 내에서 확인하기 쉽게 하여 제작한다. 하지만 식립계획을 정확히 반영한 수술용 가이드를 제작하는 것은 어렵다.

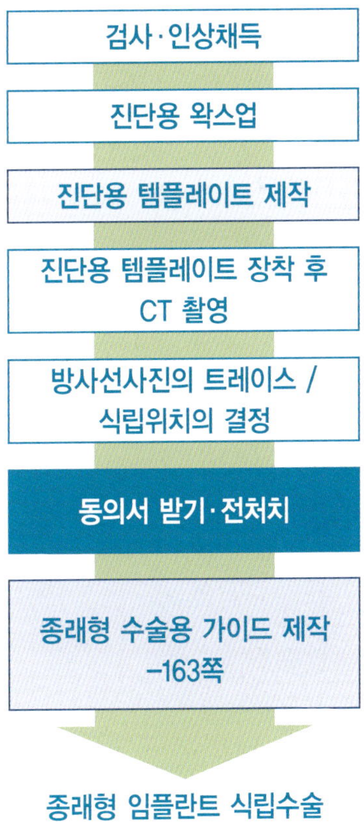

■ 진단용 템플레이트 제작

진단용 템플레이트의 제작 전에 진단용 왁스업을 시행할 필요가 있다. 진단용 왁스업은 치료로 회복해야 하는 치관형태나 치은을 3차원적·보철학적으로 검토하기 위해 제작한다. 이를 바탕으로 진단용 템플레이트를 제작하여 CT나 파노라마방사선 촬영 시에 장착함으로써 방사선영상 진단용 왁스업으로 검토한 치관이나 치은의 형태를 볼 수가 있다. 또한 시뮬레이션 소프트웨어를 사용해 최종상부구조의 3차원적 데이터를 구축하는 것도 가능하다.

다수치 결손이나 무치악 증례의 경우에는 임시의치를

이용하여 심미성이나 립서포트, 교합관계 등의 보철학적 진단을 시행하여 진단용 템플레이트를 제작한다.

치과의원에서 진단용 템플레이트를 제작하는 경우에는 진단용 왁스업 모형을 복수 제작하여 열가역성 투명수지를 압접해서 제작하는 방법과 진단용 왁스업을 흘려 내고 레진으로 치환시키는 방법 등이 있다.

식립을 계획하는 부위의 치관부에 방사선 불투과성 물질(금속 튜브나 바륨함유수지, 스타핑, GP포인트 등)을 넣어서 모형상에서 제작한다.

진단용 템플레이트의 제작 예

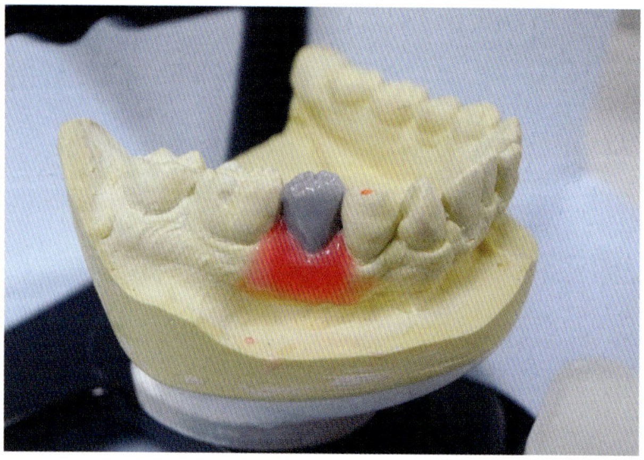

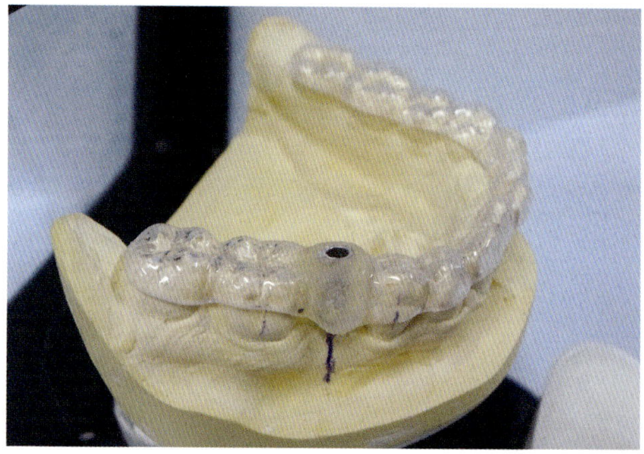

1 결손된 치관부는 인레이왁스, 치조골부위는 파라핀왁스를 이용하여 왁스업을 시행하였다(왼쪽 사진).

2 진단용 왁스업의 duplication을 통해 모형을 제작하여 열가역성 수지 플레이트를 이용해 진단용 템플레이트를 제작하였다.

3 플레이트의 결손치 치관에 해당하는 부위에 구멍을 내어 왁스업을 제거한 연구용 모형으로 되돌린다.

4 파노라마 등을 보고 인접치의 치축을 참고하여 치관 내부에 직경 4mm 정도의 알루미늄 튜브를 설치하였다(오른쪽 사진).

이 진단용 템플레이트를 장착하여 CT를 촬영하면 일반적인 임플란트의 직경에 가까운 4mm의 원주구조의 단면이 영상에 표시된다.

■가이드 수술의 과정

가이드 수술을 하기 위해서 CT 촬영을 하고 시뮬레이션 소프트웨어를 이용하여 식립계획을 세울 필요가 있다. 진단용 왁스업은 모델스캐너를 이용하여 STL 데이터화하여 시뮬레이션 소프트웨어로 옮겨서 CT 영상으로 얻은 데이터와 matching(중합)시킨다. 이를 통해 영상에서 시간적으로 적절한 식립위치를 검토할 수 있게 된다.

또한 잔존치를 참고하여 매칭하는 것이 곤란한 다수치 결손이나 무치악 증례 혹은 금속을 이용한 치관보철물에 의한 artifact의 영향으로 매칭이 곤란한 증례에서는 진단용 왁스업을 통해 진단용 템플레이트를 제작하여 이를 장착한 상태로 CT 촬영을 시행하여 시뮬레이션 소프트웨어상에서 식립계획을 세운다. 진단용 템플레이트 자체의 CT 촬영을 시행하여 DICOM 데이터로 하여 시뮬레이션 소프트웨어로 옮기는 경우도 있다.

가이드 수술은 꾸준히 발전하는 기술이며 매일 새로운 기술이 소개되고 더욱 정확하게 식립하기 위해 시스템이 업데이트된다. 또한 시스템에 따라서 다소의 차이도 있다. 여기에서는 필자가 현재 주로 사용하는 시뮬레이션 소프트웨어 coDiagnostiX(Dental Wings)를 이용한 수술용 가이드 제작방법을 중심으로 설명한다.

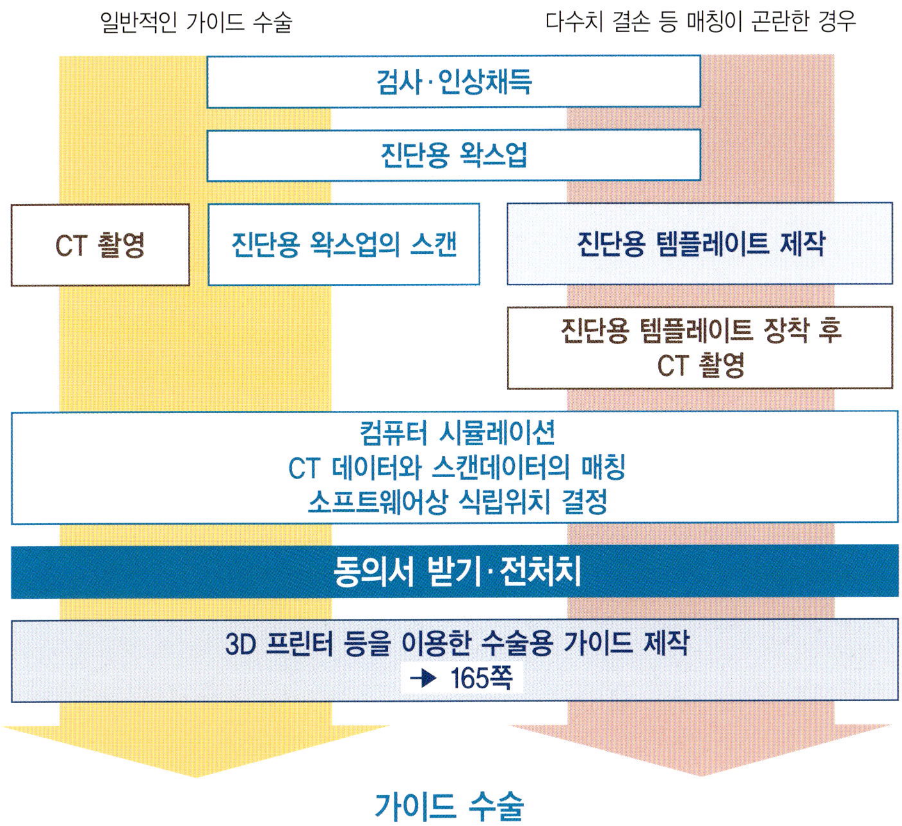
일반적인 가이드 수술
다수치 결손 등 매칭이 곤란한 경우
검사·인상채득
진단용 왁스업
CT 촬영
진단용 왁스업의 스캔
진단용 템플레이트 제작
진단용 템플레이트 장착 후
CT 촬영
컴퓨터 시뮬레이션
CT 데이터와 스캔데이터의 매칭
소프트웨어상 식립위치 결정
동의서 받기·전처치
3D 프린터 등을 이용한 수술용 가이드 제작
→ 165쪽
가이드 수술

제작방법과 설계의 포인트

■ 종래형 수술용 가이드의 제작

환자에게 동의서를 받고 나면 진단용 템플레이트를 변경하여 식립계획을 반영한 수술용 가이드를 제작한다. 종래형 수술용 가이드에서는 식립위치와 식립방향을 확인하기 쉽게 박리하는 점막골막판막과의 위치관계도 고려하도록 한다.

진단용 템플레이트의 식립부위 협측을 제거하여 진단용 템플레이트에 들어가 있는 알루미늄 튜브를 참고하여 계획한 식립위치와 식립방향이 보이도록 수술용 가이드로 변경하였다. 필자는 드릴링이나 식립에 방해되지 않도록 직경 6mm 전후의 반원형의 공간을 부여하도록 하고 있다. 또한 눈으로 확인하기 쉽도록 변연을 마킹해 두었다.

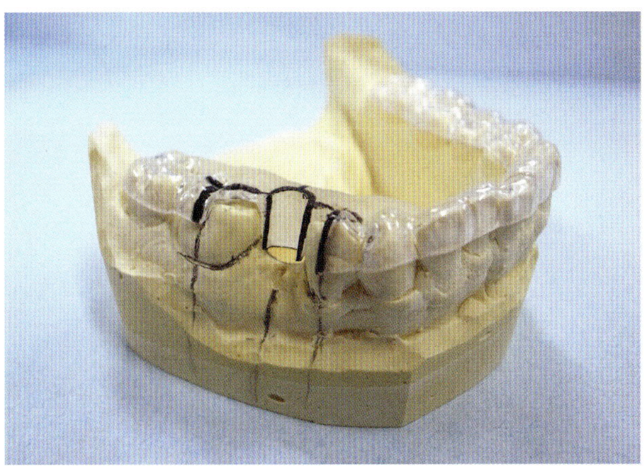

■가이드 수술용 가이드 장치의 제작

환자에게 동의를 얻은 뒤 수술용 가이드를 설계한다. 우선 식립와동형성용 드릴의 가이드가 되는 슬리브를 설정한다. 그리고 골정이나 점막면에서부터의 거리를 고려하여 설치하는 높이를 정한다. 시스템에 따라서 슬리브의 높이를 변경하지 못하는 경우도 있다. 잔존치에서 지지를 얻는 경우에는 적합도를 확인하기 위해 inspection window를 설계한다. 술 중에는 inspection window를 통해 항상 적합을 확인하면서 드릴링을 시행한다. 필자는 식립부위와 가까운 곳뿐만 아니라 좌·우 양측의 전치부와 구치부에 4개 이상이 되도록 설정하여 술자뿐만 아니라 보조자도 확인할 수 있도록 하고 있다.

설계가 완료되면 소프트웨어를 통해 밀링센터에 주문한다. 데이터를 전달하여 치과기공소에 제작을 의뢰하는 것도 가능하다.

치료계획 입안과 가이드 수술용 가이드의 제작 순서

1 검사·작업모형 제작

통법대로 작업모형을 제작한다.

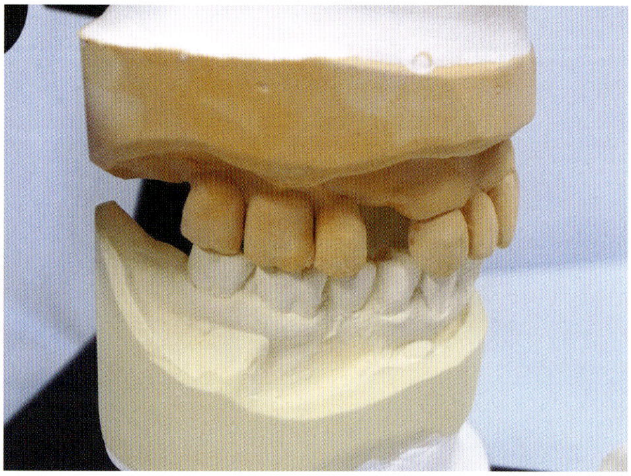

2 진단용 왁스업

최종 보철장치가 되는 상부구조뿐만 아니라 필요에 따라 잔존치의 인접치나 현재 치아의 수정이 필요한 결손부에 맞춰 이상적인 치관형태로 왁스업한다.

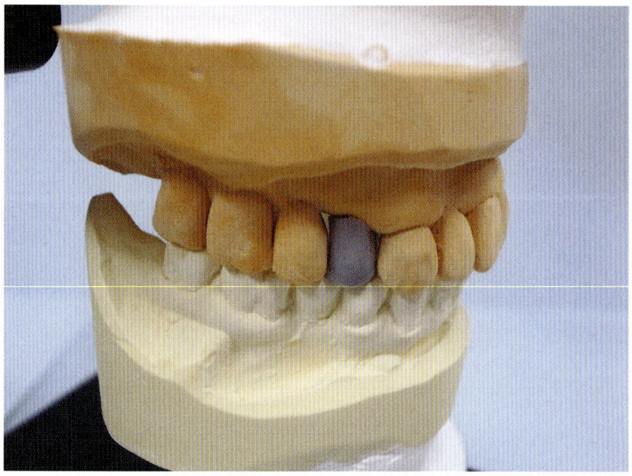

3 시뮬레이션 소프트웨어를 이용한 식립계획의 설정

CT의 axial, coronal, sagittal, panoramic, 3D영상 등을 이용하여 다양한 각도에서 식립계획을 검토한다.

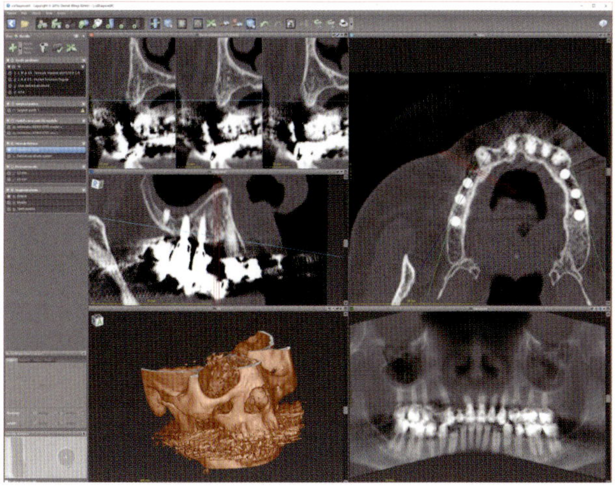

영상은 coDiagnostiX®(dental wings)

4 CT 데이터의 임포트(import)

CT 영상은 DICOM 데이터로 출력하여 시뮬레이션 소프트로 옮긴다. 아래 그림은 3D 모델로 왼쪽 그림의 치열에서 방사상으로 나와 있는 것은 금속에 의한 아티팩트(artifact)이다. 검사에 불필요한 부분과 아티팩트를 제거하여 진단하기 쉬운 3D모델로 가공한다.

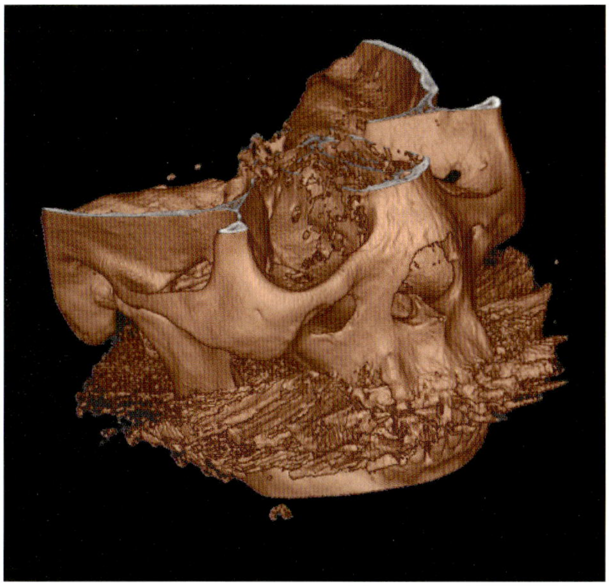

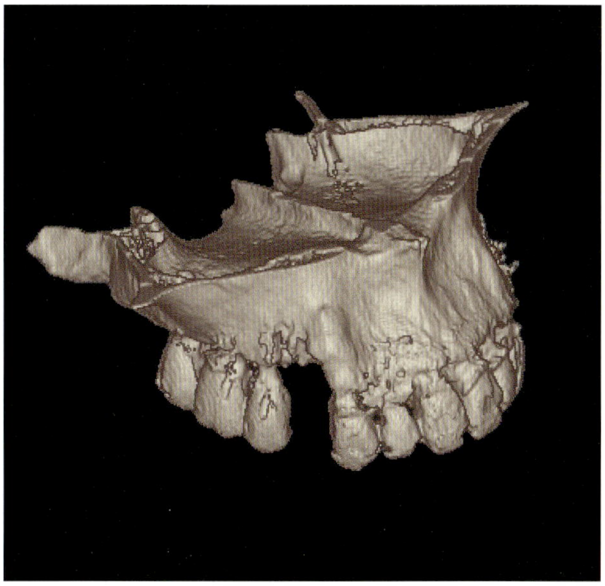

5 모형데이터의 임포트(import)

연구형 모형(왼쪽)과 진단용 왁스업(오른쪽)을 모델스캐너로 스캔하여 STL(3D CAD 소프트용의 파일 포맷 중 하나) 데이터로 보존하고 STL 데이터를 시뮬레이션 소프트웨어로 임포트한다.

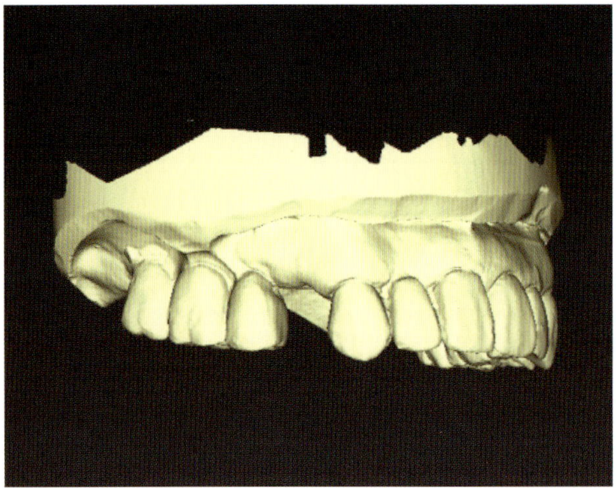

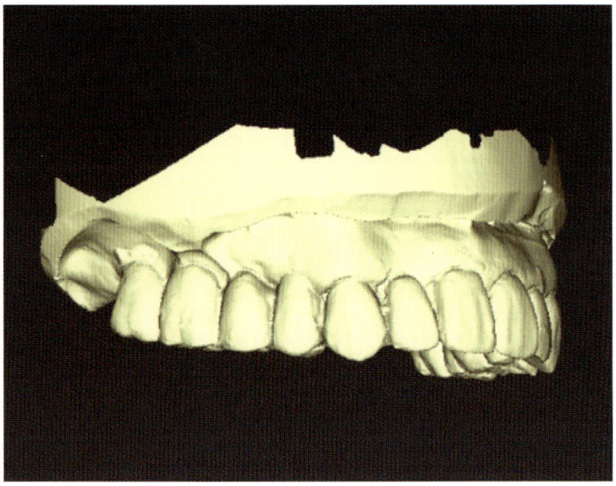

6 CT 데이터와 모형데이터의 매칭

CT 데이터와 임포트한 모형의 STL 데이터를 매칭한다. 오른쪽 그림과 같이 소수치아 결손이라면 인공치아의 디지털 데이터를 배치하여 시뮬레이션 소프트웨어상에서 진단용 왁스업에 준하는 과정을 시행할 수 있다.

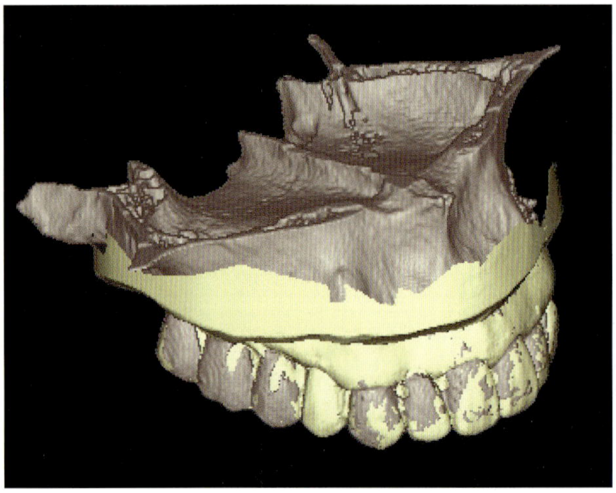

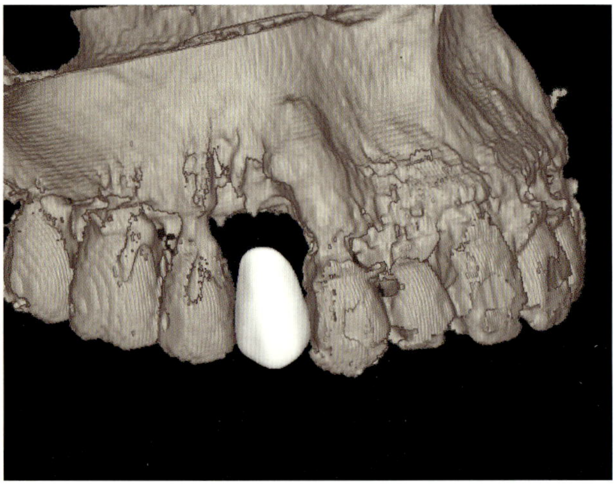

7 임플란트 식립위치의 검토

진단용 왁스업의 매칭을 시행함으로서 CT 영상에 치조골이나 왁스업 한 치관형태를 묘기할 수 있게 된다. 상부구조를 지지하기에 적절한 위치에 임플란트를 식립할 수 있는지, 어버트먼트를 무리 없이 설계할 수 있는지 주의해서 검토한다. 아래 그림은 횡단면 영상으로 연구용 모형과 진단용 왁스업의 외형이 노란 선으로 표시되어 있다. 시뮬레이션 소프트웨어상에서 설계를 표시하면서 치료계획을 설명하면 시각적으로 전달하기 쉽고 동의를 받을 때에도 유용하다.

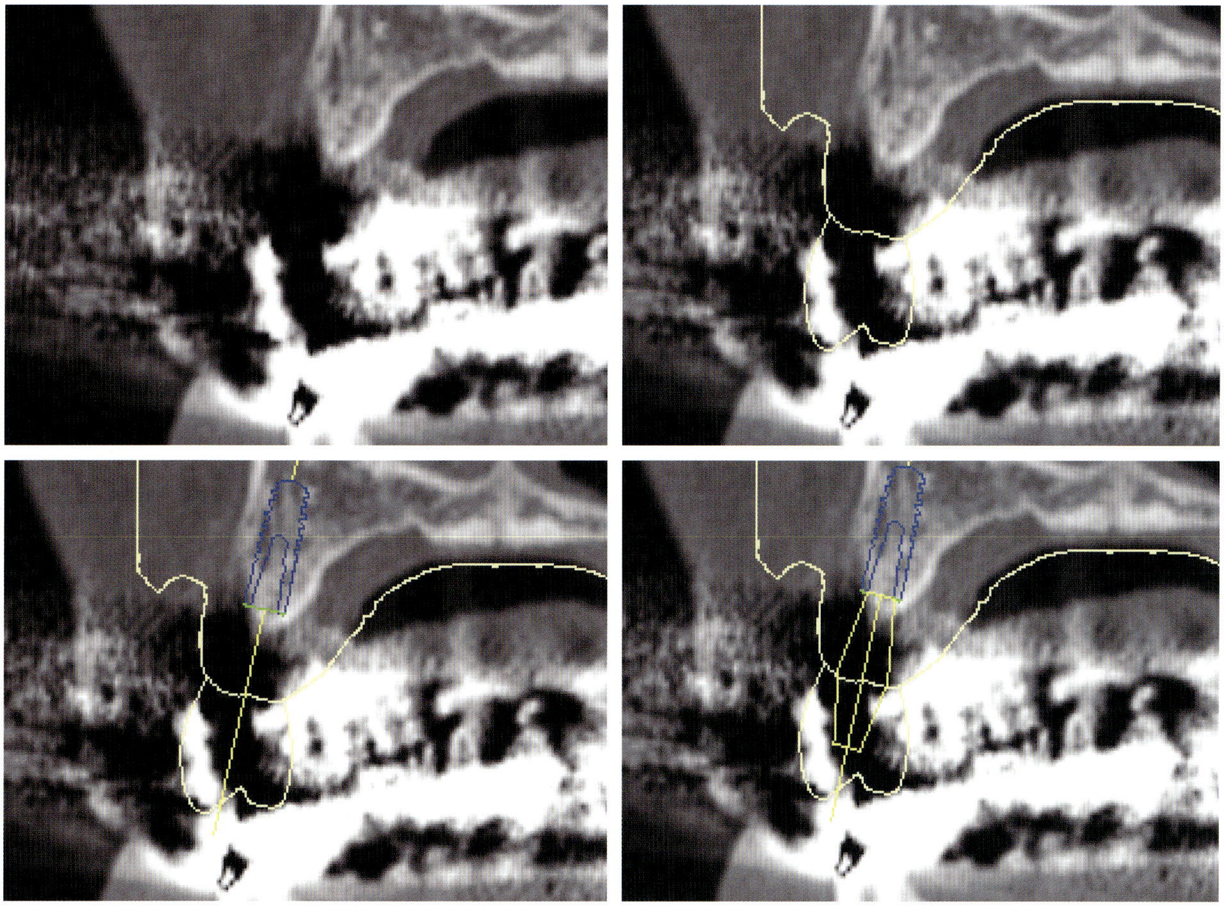

8 수술용 가이드의 제작

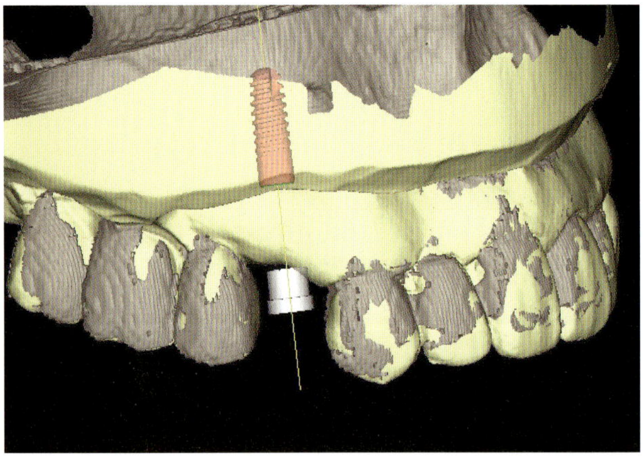

드릴의 위치와 방향, 깊이를 조절하는 슬리브를 배치한다. 무절개수술이라면 점막면, 오픈하는 경우라면 골면과의 간섭이 없도록 설계한다.

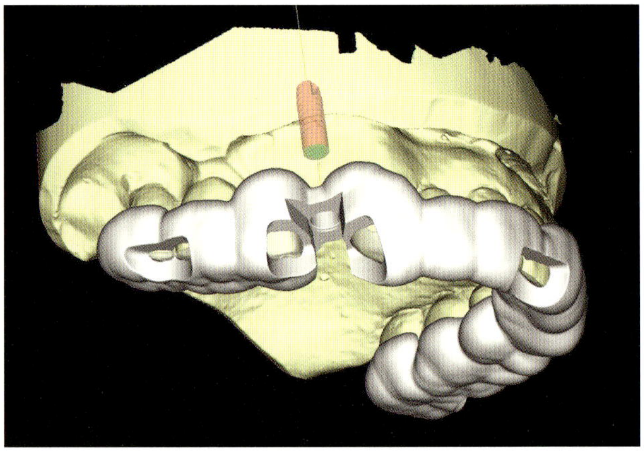

수술용 가이드를 설계한다. 적합을 확인하기 위해 (inspection window(검사창)도 이 단계에서 설계한다.

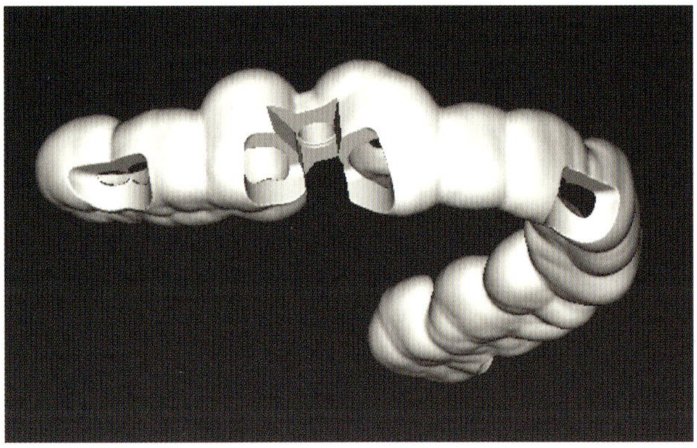

시뮬레이션 소프트웨어에 수술용 가이드를 주문하는 기능이 있어 온라인으로 발주할 수 있다.

9 수술용 가이드의 구강 내 장착

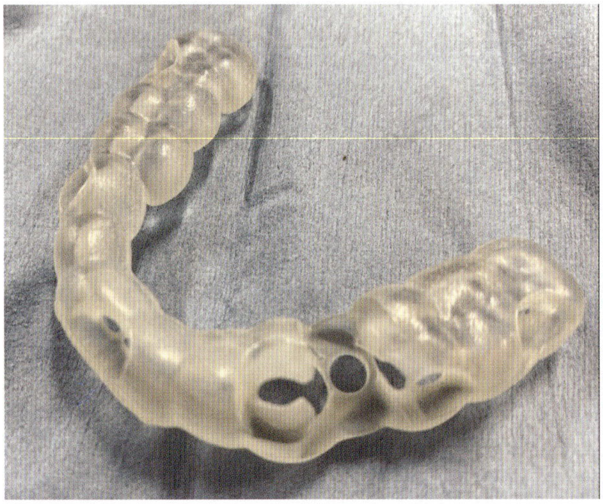

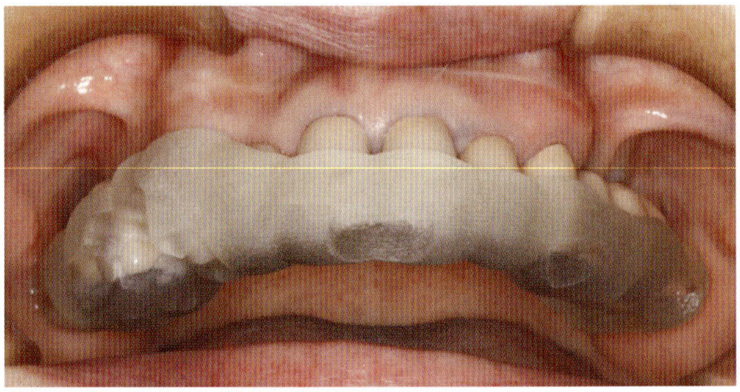

필자는 술 전에 시적하여 적합과 개구량 등을 확인하고 있다.

수술용 가이드를 사용한 가이드 수술

여기에서는 외과적 침습이 적은 무절개수술을 선택한 증례를 소개한다. 무절개수술을 선택할 수 있다는 점이 가이드 수술의 가장 큰 장점이다. 하지만 비록 종래법보다 적기는 해도 가이드 수술에도 적지 않게 오차가 발생하기 때문에[3] 세심하게 주의해야 한다.

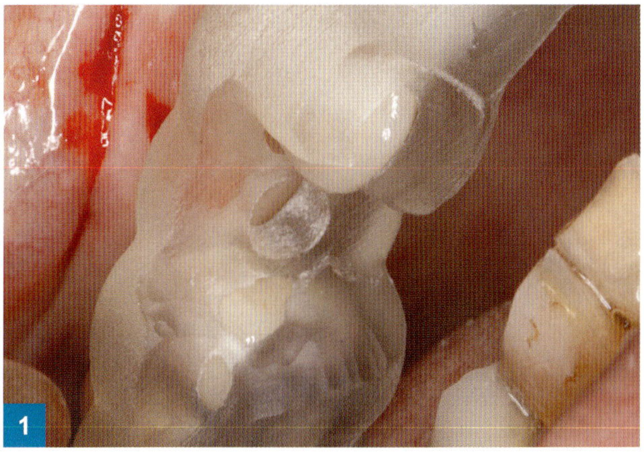

술 중에는 inspection window를 통해 적합이 되어 있는지 확인하면서 처치를 진행한다.

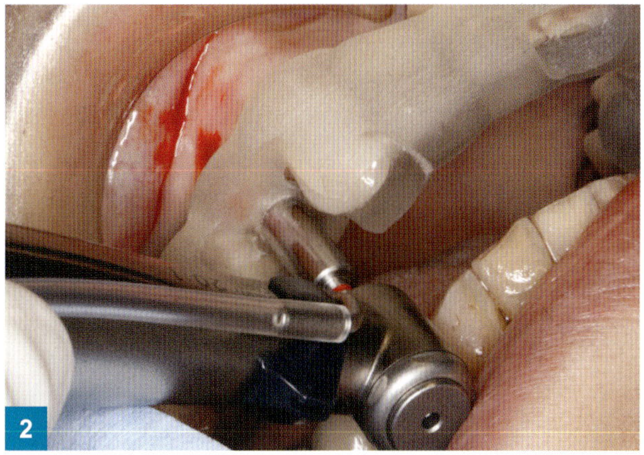

점막 펀치를 이용하여 임플란트 식립 예정부위의 점막을 제거한다.

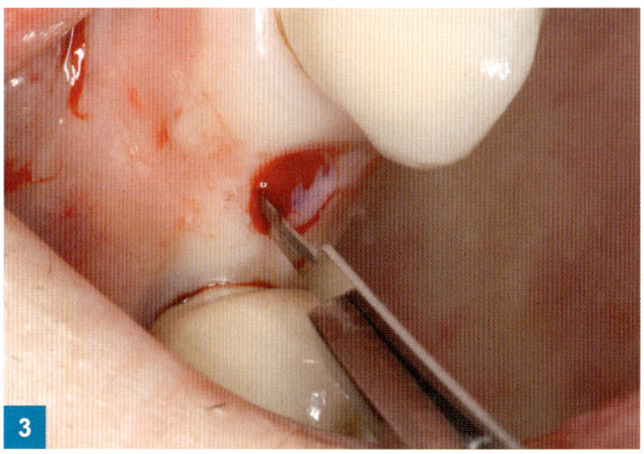

메스를 이용해 골정부근의 점막과 골막을 확실히 제거한다.

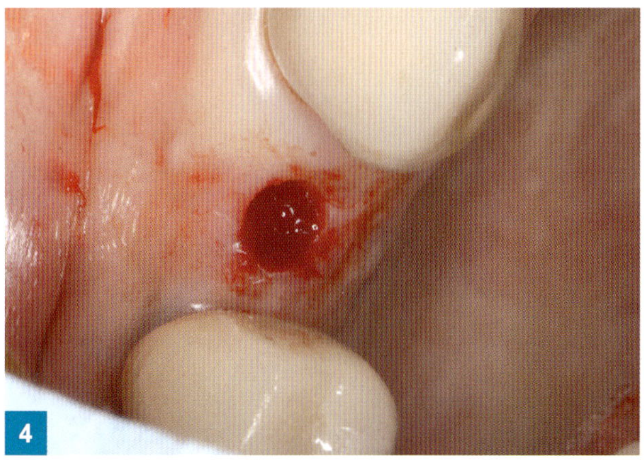

점막에 열린 구멍을 통해 드릴링이 진행된다.

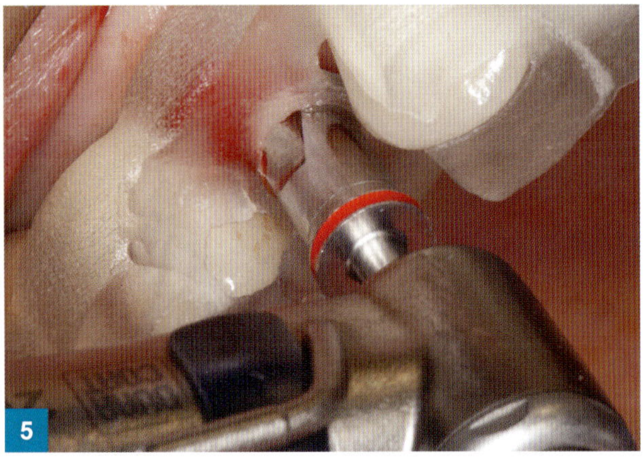

5

수술용 가이드를 장착하여 슬리브를 통해 드릴링을 하여 식립와를 형성한다. 드릴링의 순서는 식립하는 임플란트 제조사의 지시에 따른다.

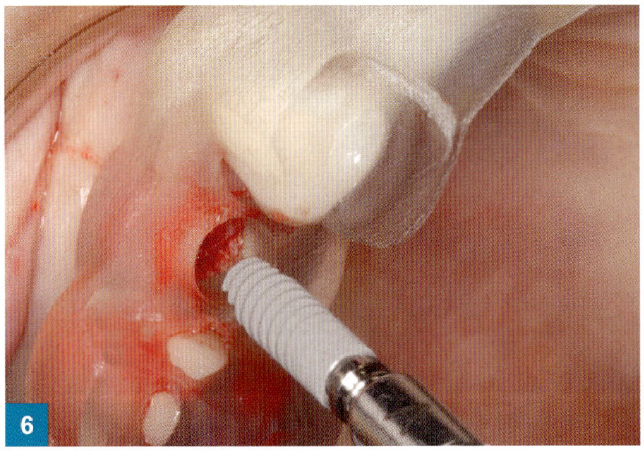

6

슬리브를 통해 임플란트를 식립한다. 슬리브 상연과 어댑터의 표시를 통해 식립 깊이를 조정한다.

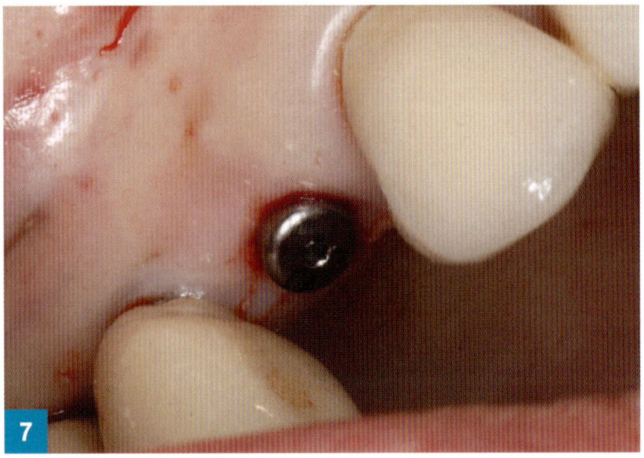

7

힐링 어버트먼트를 장착하여 수술을 완료한 상태이다.

환자에게 이렇게 설명합시다.

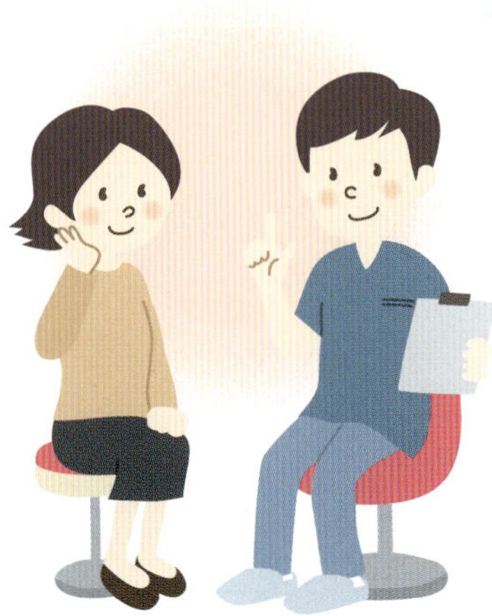

"안전하고 확실하게 식립수술을 하기 위한 장치입니다."

진단용 템플레이트를 사용하는 경우 CT 촬영 시 "나중에 이 자리에 치아를 제작하는 기준을 영상으로 확인하기 위해서 장치를 장착합니다"라고 설명한다.

또한 수술용 가이드는 설계한 식립위치를 수술 중에 알 수 있도록 하는 장치를 준비하여 좀 더 정확하게 수술하기 위한 노력의 일환임을 설명한다.

시뮬레이션 소프트웨어를 이용한 임플란트 치료설계는 동의서를 받을 때 강력한 도구가 되고 말로 설명하는 것보다 훨씬 이해하기 쉽다. 또한 심사숙고하여 검토한 치료계획을 바탕으로 안심하여 치료를 받을 수 있게 된다.

참고문헌

PART1 [1~24 페이지]

1. お茶の水保険診療研究会(編), 東京医科歯科大学歯科同窓会社会医療部(監修). 歯科保険請求 2019. 東京：クインテッセンス出版, 2019.

PART2-1：수면 시에 사용하는 구강 내 장치 [25~49 페이지]

1. 鈴木浩司, 川良美佐雄, 平田亮太郎, 松原由佳, 高橋伸也, 黒木俊一, 小見山 道, 淺野 隆, 飯田 崇, 青野寛史, 平澤正知. マウスガードの除菌・洗浄製剤開発に関する研究. スポーツ歯誌 2010;13(2):92-98.
2. 厚生労働省. 健康づくりのための睡眠指針 2014. https://www.mhlw.go.jp/file/06-Seisakujouhou-10900000-Kenkoukyoku/0000047221.pdf, 2014.
3. 日本睡眠歯科学会. 閉塞性睡眠時無呼吸症に対する口腔内装置に関する診療ガイドライン(2017 年改訂版). https://jadsm.jp/iryo/guideline_pdf/guideline_2017.pdf, 2017.
4. Lobbezoo F, Ahlberg J, Glaros AG, Kato T, Koyano K, Lavigne GJ, de Leeuw R, Manfredini D, Svensson P, Winocur E. Bruxism defined and graded: an international consensus. J Oral Rehabil 2013;40(1):2-4.
5. Okeson JP. The effects of hard and soft occlusal splints on nocturnal bruxism. J Am Dent Assoc 1987;114(6):788-791.
6. 筒井照子, 筒井武男, 田代孝久. 筒井式フローチャートで症例の難易度がわかる スプリントに強くなろう!. 東京：クインテッセンス出版, 2017.
7. American Academy of Sleep Medicine. International classification of sleep disorders 3rd ed. online version, IL: American Academy of Sleep Medicine, 2014.
8. 日本補綴歯科学会医療問題検討委員会. 顎関節症・歯ぎしりに対する口腔内装置(スプリント)の指針. http://hotetsu.com/files/files_249.pdf(2019年10月25日アクセス).
9. 古屋良一. スタビライゼーションスプリント. In: 長谷川成男, 坂東永一(監修). 臨床咬合学事典. 東京：医歯薬出版, 1997;583-586.
10. Rugh JD, 井川雅子(訳). 夜間のブラキシズムに関する見解. The Quintessence 1999:18(3):127-134.
11. 今井俊広, 今井真弓. ナイトガードの有効活用 歯へのメカニカルストレスに対するナイトガードを考察する. The Quintessence 2007;26(5):52-64.
12. 鈴木善貴, 大倉一夫, 重本修伺. 睡眠中の咀嚼筋安静(低緊張)状態における垂直的顎位 —スプリントの最適な咬合挙上量の検討—. 日本顎口腔機能学誌 2010;17(2):113-124.
13. 小澤卓充, 石上惠一. ナイトガード(スプリント)のソフトタイプとハードタイプの使い分けについて教えて下さい。また厚さはどのような基準で決定すべきでしょうか。. 歯科学報 2015;115(3): 260-262.
14. お茶の水保険診療研究会, 東京医科歯科大学歯科同窓会社会医療部 (編). 歯科保険請求 2018. 東京：クインテッセンス出版, 2018.
15. 百村伸一, 赤柴恒人, 麻野井英次, 安藤真一, 苅尾七臣, 塩見利明, 清野精彦, 田村 彰, 陳 和夫, 中元隆明, 成井浩司, 萩原誠久, 山科 章, 安達 仁, 栗山喬之, 篠山重威, 山口 徹, 長田尚彦, 葛西隆敏, 篠邉龍二郎, 佐田 誠, 篠崎 毅, 須賀 幾, 芹澤直紀, 高田佳史, 内藤 亮, 前野健一, 美濃口健治, 吉岡 徹, 友池仁暢, 堀 正二. 循環器領域における睡眠呼吸障害の診断・治療に関するガイドライン. http://www.j-circ.or.jp/guideline/pdf/JCS2010,momomura.d.pdf(2018年1月17日アクセス).
16. 鈴木雅明. 総説 睡眠時無呼吸・いびきへの対応：成人への対応. 2016:29(1):33-39.
17. Tsuiki S, Hiyama S, Ono T, Imamura N, Ishiwata Y, Kuroda T, Lowe AA. Effects of a titratable oral appliance on supine airway size in awake non-apneic individuals. Sleep 2001;24(5):554-560.
18. Tsuiki S, Lowe AA, Almeida FR, Kawahata N, Fleetham JA. Effects of mandibular advancement on airway curvature and obstructive sleep apnoea severity. Eur Respir J 2004;23(2):263-268.
19. 佐々生康宏, 奥野健太郎, 野原幹司, 阪井丘芳, 對木 悟, 井上雄一. 睡眠時無呼吸症候群治療における歯科の役割 第2回 口腔内装置の治療効果予測. 睡眠医療 2009; 3(1): 97-102.
20. Kato T, Mikami A, Sugita H, Muraki H, Okura M, Ohi M, Taniguchi M. Negative association between self-reported jaw symptoms and apnea-hypopnea index in patients with symptoms of obstructive sleep apnea syndrome: a pilot study. Sleep Breath 2013;17(1):373-379.
21. Gagnon Y, Mayer P, Morisson F, Rompré PH, Lavigne GJ. Aggravation of respiratory disturbances by the use of an occlusal splint in apneic patients: a pilot study. Int J Prosthodont 2004;17(4):447-453.
22. Landry-Schönbeck A, de Grandmont P, Rompré PH, Lavigne GJ. Effect of an adjustable mandibular advancement appliance on sleep bruxism: a crossover sleep laboratory study. Int J Prosthodont 2009;22(3):251-259.
23. National Sleep Research Resource. Sleep Heart Health Study. https://sleepdata.org/datasets/shhs(2019 年7月8日アクセス).
24. Young T, Shahar E, Nieto FJ, Redline S, Newman AB, Gottlieb DJ, Walsleben JA, Finn L, Enright P, Samet JM; Sleep Heart Health Study Research Group. Predictors of sleep-disordered breathing in community-dwelling adults: the Sleep Heart Health Study. Arch Intern Med 2002;162(8):893-900.

참고문헌

25. 榊原博樹. 日本人の疫学. In：特集 睡眠時無呼吸症候群の診断と治療. I 総論. 日本内科会誌 2004;93(6):1069-1076.
26. American Academy of Sleep Medicine Task Force. Sleep-related breathing disorders in adults: recommendations for syndrome definition and measurement techniques in clinical research. The Report of an American Academy of Sleep Medicine Task Force.Sleep 1999;22(5):667-689.
27. Balk EM, Moorthy D, Obadan NO, Patel K, Ip S, Chung M, Bannuru RR, Kitsios GD, Sen S, Iovin RC, Gaylor JM, D'Ambrosio C, Lau J. Diagnosis and Treatment of Obstructive Sleep Apnea in Adults [Internet]. Rockville (MD): Agency for Healthcare Research and Quality (US); 2011 Jul. Report No.11-EHC052. AHRQ Comparative Effectiveness Reviews.
28. Qaseem A, Dallas P, Owens DK, Starkey M, Holty JE, Shekelle P; Clinical Guidelines Committee of the American College of Physicians. Diagnosis of obstructive sleep apnea in adults: a clinical practice guideline from theAmerican College of Physicians. Ann Intern Med 2014;161(3):210-220.
29. Young T, Palta M, Dempsey J, Skatrud J, Weber S, Badr S. The occurrence of sleep-disordered breathing among middle-aged adults. N Engl J Med 1993;328(17):1230-1235.

PART2-2：턱관절증 환자에게 사용하는 구강 내 장치 [51~61 페이지]

1. 矢谷博文, 有馬太郎, 石垣尚一, 築山能大(訳). 顎関節症の診断基準(DC/TMD)：評価インストゥルメント(日本語版). https://ubwp.buffalo.edu/rdc-tmdinternational/wp-content/uploads/sites/58/2017/01/DC-TMD-Japanese-Assessment-Instruments_2016_06_11b492.pdf, 2016.
2. 一般社団法人日本顎関節学会(編). 顎関節症治療の指針 2018. http://kokuhoken.net/jstmj/publication/file/guideline/guideline_treatment_tmj_2018.pdf, 2018.
3. 鱒見進一, 皆木省吾(著). 写真でマスターする 顎関節症治療のためのスプリントのつくり方・つかい方. 東京：ヒョーロン, 2011.
4. Klasser GD, Greene CS. Oral appliances in the management of temporomandibular disorders. Oral Surg Oral Med Oral Pathol Oral Radiol Endod 2009;107(2):212-223.

PART2-3：스포츠용 구강 내 장치 [63~74 페이지]

1. 谷 和俊, 竹川政範, 松本 章, 吉田将亜, 近藤英司, 松田光悦. 旭川医科大学歯科口腔外科における小児の口腔顎顔面外傷についての臨床的検討. 小児口外 2010；20(1):37-43.
2. 稗田豊治. 外傷の頻度・原因・受傷状態・年齢別データ. DENTAL DIAMOND 1988;13(2):15-18.
3. Cornwell H. Dental trauma due to sport in the pediatric patient. J Calif Dent Assoc 2005;33(6):457-461.
4. Kinoshita S, Kojima R, Taguchi Y, Noda T. Tooth replantation after traumatic avulsion: a report of ten cases. Dent Traumatol 2002;18(3):153-156.
5. The American Dental Association (ADA). Oral health topics Mouth Guards. https://www.ada.org/en/member-center/oral-health-topics/mouthguards(2019 年 10 月 25 日アクセス)
6. Ranalli DN. Prevention of sports-related traumatic dental injuries. Dent Clin North Am 2000;44(1):35-51.
7. Takeda T, Ishigami K, Handa J, Naitoh K, Kurokawa K, Shibusawa M, Nakajima K, Kawamura S. Does hard insertion and space improve shock absorption ability of mouthguard? Dent Traumatol 2006;22(2):77-82.

PART2-4：치열을 개선시키는 구강 내 장치 [75~90 페이지]

1. 日本矯正歯科学会. アライナー型矯正装置による治療指針. 2017(http://www.jos.gr.jp/medical/file/aligner_pointer.pdf).

PART2-5：'식사'와 '대화'를 돕는 구강 내 장치 [91~104 페이지]

1. 日本老年歯科医学会, 日本補綴歯科学会. 摂食・嚥下障害, 構音障害に対する舌接触補助床(PAP)の診療ガイドライン. 2011(http://hotetsu.com/s/doc/guideline_pap.pdf).
2. Gisel EG, Schwartz S, Haberfellner H. The Innsbruck Sensorimotor Activator and Regulator (ISMAR): construction of an intraoral appliance to facilitate ingestive functions. ASDC J Dent Child 1999;66(3):180-187, 154.

3. 木内延年, 河野正司, 池田圭介, 道見 登, 植田耕一郎. パラトグラム舌運動機能診断法をもとにした舌接触補助床による摂食嚥下障害者の治療. 補綴誌 2003;47(1):135-144.
4. Esposito SJ, Mitsumoto H, Shanks M. Use of palatal lift and palatal augmentation prostheses to improve dysarthria in patients with amyotrophic lateral sclerosis: a case series. J Prosthet Dent 2000;83(1):90-98.
5. 平井敏博, 安斎 隆, 金田 洌, 又井直也, 田中 牧, 池田和博, 内田達郎. 摂取可能食品アンケートを用いた全部床義歯装着者用咀嚼機能判定表の試作. 補綴誌 1988;32(6):1261-1267.
6. 小口和代, 才藤栄一, 水野雅康, 馬場 尊, 奥井美枝, 鈴木美保. 機能的嚥下障害スクリーニングテスト「反復唾液嚥下テスト」(theRepetitiveSalivaSwallowingTest:RSST) の検討 (1) 正常値の検討. リハビリテーション医学 2000;37(6):375-382.
7. 小口和代, 才藤栄一, 馬場 尊, 楠戸正子, 田中ともみ, 小野木啓子. 機能的嚥下障害スクリーニングテスト「反復唾液嚥下テスト」(theRepetitiveSalivaSwallowingTest:RSST) の検討 (2) 妥当性の検討. リハビリテーション医学 2000;37(6):383-388.
8. 山縣健佑, 積田正和, 谷口秀和, 小川恭男. 歯列を含むパラトグラム法. 昭和歯学会誌 1988;8(1):47-56.

PART2-6 : 약의 효과를 돕는 구강 내 장치 [105~136 페이지]

1. Takeuchi H, Senpuku H, Matin K, Kaneko N, Yusa N, Yoshikawa E, Ida H, Imai S, Nisizawa T, Abei Y, Kono Y, Ikemi T, Toyoshima Y, Fukushima K, Hanada N. New dental drug delivery system for removing mutans streptococci from the oral cavity: effect on oral microbial flora. Jpn J Infect Dis. 2000;53(5):211-212.
2. Quirynen M, Mongardini C, de Soete M, Pauwels M, Coucke W, van Eldere J, van Steenberghe D. The rôle of chlorhexidine in the one-stage full-mouth disinfection treatment of patients with advanced adult periodontitis. Long-term clinical and microbiological observations. J Clin Periodontol 2000;27(8):578-589.
3. 鈴木英明, 鈴木義純, 岡田珠美, 神谷直孝, 森 俊幸, 藤田 光, 池見宅司. 過酸化尿素の齲蝕原因菌に対する抗菌効果. 日歯保存誌 2012;55(6):373-380 (ブリーチング扉)
4. 長谷川晴彦, 富山 潔, 熊田秀文, 飯塚純子, 國松雄一, 浜田信城, 向井義晴. ホームブリーチング剤がバイオフィルムの象牙質脱灰病巣形成に及ぼす影響. 日歯保存誌 2016;59(5):410-417.
5. Wennström J, Lindhe J. Effect of hydrogen peroxide on developing plaque and gingivitis in man. J Clin Periodontol 1979;6(2):115-130.
6. 大森かをる. マイルドブリーチでナチュラルな白さに。知りたい！今どきホワイトニング。 nico 2015;55(10):6-23.
7. 山田博仁, 山本昭夫, 笠原悦男. ホワイトニングの実際. 松本歯学 2004;30(2):129-142.
8. 武内博朗, 早川浩生, 花田信弘(監修). 最新 3DS 環境 う蝕ステージ ペリオステージ. 東京：デンタルダイヤモンド, 2009.
9. Takeuchi H, Senpuku H, Matin K, Kaneko N, Yusa N, Yoshikawa E, Ida H, Imai S, Nisizawa T, Abei Y, Kono Y, Ikemi T, Toyoshima Y, Fukushima K, Hanada N. New dental drug delivery system for removing mutans streptococci from the oral cavity: effect on oral microbial flora. Jpn J Infect Dis 2000;53(5):211-212.
10. Mauclaire C, Vanpoulle F, Saint-Georges-Chaumet Y. Physiological correction of lingual dysfunction with the "Tongue Right Positioner": Beneficial effects on the upper airways. Int Orthod 2015;13(3):370-389.

PART2-7 : 구강외과 수술과 관련된 구강 내 장치 [137~154 페이지]

1. 野村隆祥. 上顎の顎補綴 - 栓塞部の構造について―天蓋開放型―. The DENTAL 1984:2:396-403.

PART2-8 : 임플란트 치료용 구강 내 장치 [155~170 페이지]

1. 赤川安正, 松浦正朗, 矢谷博文, 渡邉文彦(編著). よくわかる口腔インプラント学 第3版. 東京：医歯薬出版, 2017.
2. 日本口腔インプラント学会(編). 口腔インプラント治療指針 2016. https://www.shika-implant.org/publication/dl/2016_guide.pdf, 2016.
3. D'haese J, Van De Velde T, Komiyama A, Hultin M, De Bruyn H. Accuracy and complications using computer-designed stereolithographic surgical guides for oral rehabilitation by means of dental implants: a review of the literature. Clin Implant Dent Relat Res 2012;14(3):321-335.

찾아보기

국문

영문

기타